Birgit Frohn · Dr. med. Anke Joas

Ätherische Öle Aromen und Düfte

Natürliche Aromastoffe und ihre Wirkung
auf Körper, Geist und Seele

CORMORAN

Inhalt

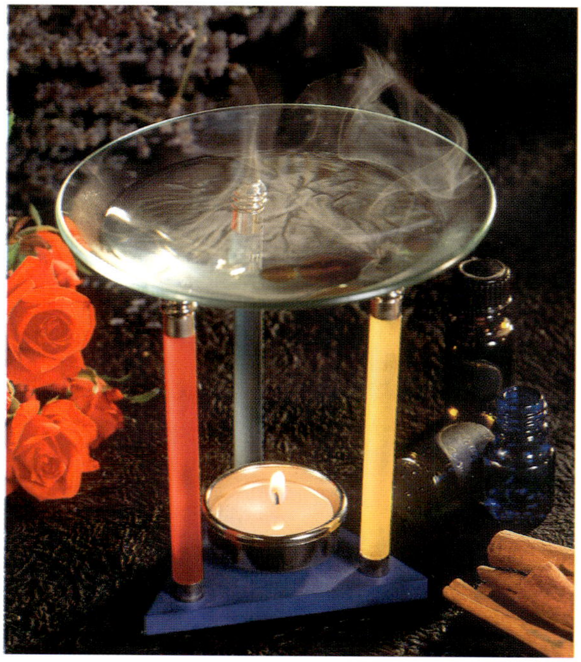

Die Duftlampe ist wohl die üblichste Art, aromatische Substanzen einzusetzen.

Eine Vielzahl von Pflanzen liefert ätherische Öle. Die Essenzen aus der Mimosenblüte gehören zu den wirkungsvollsten.

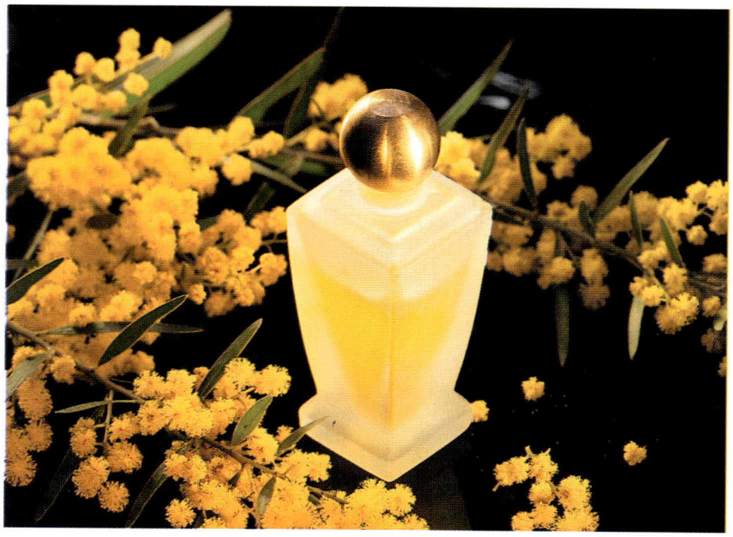

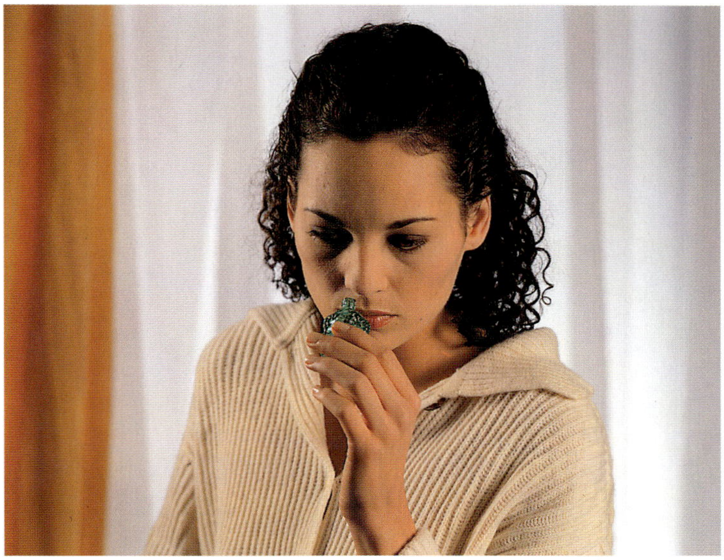

Das Heilen mit Gerüchen ist eine durchaus wirkungsvolle Medizin – preiswert und frei von Nebenwirkungen.

Aromatische Öle und Düfte

Eine Reise, immer der Nase nach

Der Geruchssinn ist der – entwicklungsgeschichtlich gesehen – älteste und mit der wichtigste unserer Sinne. Nicht von ungefähr kann der Umgang des Menschen mit der Welt der Düfte auf eine lange Tradition zurückblicken – seit 6000 Jahren steht der Mensch im Bann der Aromen und Duftstoffe. Unser Riechvermögen ist der Schlüssel, um die nächste Umgebung nicht nur optisch, sondern auch olfaktorisch zu begreifen. Es lässt uns vertraute oder geliebte Personen wieder erkennen, erinnert uns an bestimmte Situationen und Orte und entscheidet über Sympathie oder Antipathie.

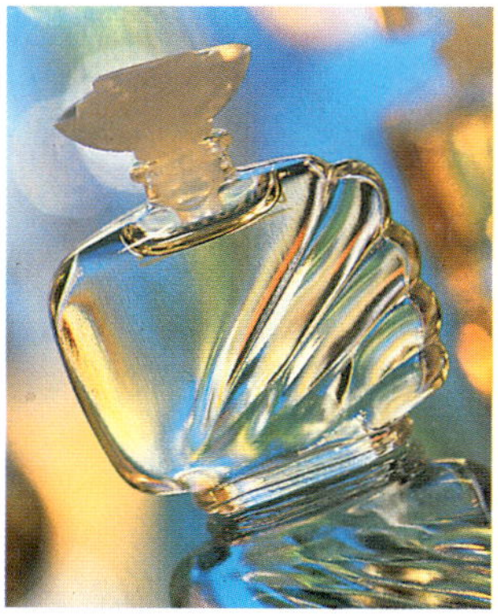

Duftstoffe sind weit mehr als nur Parfümgrundlage.

Dem Italiener Mauritius Frangipani haben wir Parfüm in der uns heute bekannten Form zu verdanken, denn er entdeckte Mitte des 16. Jahrhunderts, dass Duftstoffe in Alkohol löslich sind.

Doch damit nicht genug: Unser Riechorgan weckt den Appetit, ebnet den Weg zu kulinarischen Genüssen und informiert uns über die Qualität einer bestimmten Speise. Und nicht zuletzt: Der Geruchssinn ermöglicht es uns, Zugang zu der stärksten Kraft der Pflanzen, zu den ätherischen Ölen, zu finden und sie nutzbar zu machen.

Der Gebrauch von Balsamen, Ölen, Würzkräutern, Weihrauch oder Myrrhe lässt sich zurück bis zu den Anfängen der menschlichen Kultur dokumentieren. Ob im Land am Nil oder später im antiken Hellas, ob im Reich Alexanders des Großen oder später an den Höfen der Renaissance – der Siegeszug der Wohlgerüche ging unaufhaltsam durch die Geschichte. Ihre Bedeutung wurde noch gesteigert, als es schließlich gelang, mittels Wasserdampf, starker Pressen, Fett und Alkohol die duftende Seele von Blüten, Kräutern und Hölzern zu gewinnen. Den Höhepunkt der olfaktorischen Historie bildete jedoch die »Fesselung« von Gerüchen im Parfüm, eine Methode, mit der man ihren Duft für Jahrzehnte zu bannen vermochte.

Der Segen des Parfüms

Welche Bedeutung dieser Entdeckung bis zum heutigen Tag zukommt, hat Patrick Süskind in seinem Roman »Das Parfüm« sehr eindruckvoll geschildert: »Indem Frangipani den Duft auf eine flüchtige Flüssigkeit übertrug, hatte er ihn von der Materie befreit … Vergleichbar nur den größten Errungenschaften des Menschengeschlechts wie der Erfindung der Schrift durch die Assyrer, den Ideen des Plato und der Verwandlung von Trauben in Wein durch die Griechen. Eine wahrhaft promethische Tat.«

Zugleich mit der Kultivierung der Essenzen und Öle, der Entwicklung des Duftes in seiner vollendetsten Form wurde auch ein neuer Berufsstand geboren: die Parfümeure. Die Duftkompositeure mussten nicht nur über außerordentliche handwerkliche Fähigkeiten, eingehende botanische Kenntnisse und einen guten Geschmack verfügen, sie sahen sich auch quer durch die Epochen mit sehr schnell wechselnden Geruchsvorlieben konfrontiert. Die erklärte Passion zu den Düften trieb zum Teil kuriose Blüten: Sei es duftender Siegellack, parfümierte Handschuhe und Haarbänder, nach Rosenöl duftende Liebestinte oder gar moschusbedampfte Tapeten, die ein Zimmer über mehr als drei Generationen hinweg mit ihrem Duft erfüllen konnten – keine Möglichkeit wurde ausgelassen, um die Welt angenehm duftend zu gestalten. Selbst Springbrunnenwasser versetzten die Duftfetischisten der vergangenen Jahrhunderte mit Parfüm.

Erlebter Zauber

Bis heute ist das alte Wissen um die duftende Seele der Pflanzen von einer geheimnisvollen Faszination umgeben: Düfte sind mächtige Zauberer. Am deutlichsten spüren Sie das, wenn Sie den Zauber der Aromen an sich selbst erleben – wenn Sie etwa Ihre Räume durch eine Duftlampe in einen blühenden Sommergarten verwandeln, Ihre Gefühle und die Ihrer Lieben durch bestimmte Essenzen verändern, besänftigen oder anregen, und wenn Sie sich mit einer Aromamassage verwöhnen und dabei die Lasten des Alltags einfach wegstreichen. Das Faszinierende an den ätherischen Ölen wird Ihnen auch dann verständlich werden, wenn Sie nach einem Aromabad als völlig anderer Mensch der Wanne entsteigen.

Ätherische Öle und Aromen schenken mehr Lebensqualität, denn mit ihnen kann man nicht nur auf ganz sanfte und sinnliche Art für sein Wohlergehen sorgen, sondern auch Befindlichkeitsstörungen, Alltagsbeschwerden und seelische Schmerzen wie Sorgen und Ängste lindern. Dieses Buch möchte Ihnen zeigen, wie. Es möchte Ihnen ein Begleiter bei Ihren Riecherlebnissen und dabei behilflich sein, die Kraft der pflanzlichen Duftstoffe in ihrer ganzen Vielfalt zu nutzen. Denn um in den vollen Genuss der reichhaltigen Palette der aromatischen Essenzen zu kommen, bedarf es der Berücksichtigung einiger weniger Dinge. Dann werden Ihnen die »duftenden Zauberer« in jeder Lebenslage eine große Hilfe und Bereicherung sein.

Lassen Sie sich an der Hand nehmen und auf eine Reise durch die faszinierende Welt der Gerüche entführen, lassen Sie sich von ihrer Vielfalt verzaubern. Sie müssen sich dazu nicht vorbereiten und sich auch keine Kenntnisse über fremde Sitten und Gebräuche aneignen, denn Ihre wichtigste Reiseausrüstung haben Sie bereits: Der Weg geht stets der Nase nach.

Die Anwendungen von ätherischen Ölen können Schmerzen lindern, Verspannungen lösen und vor allem die Seele pflegen.

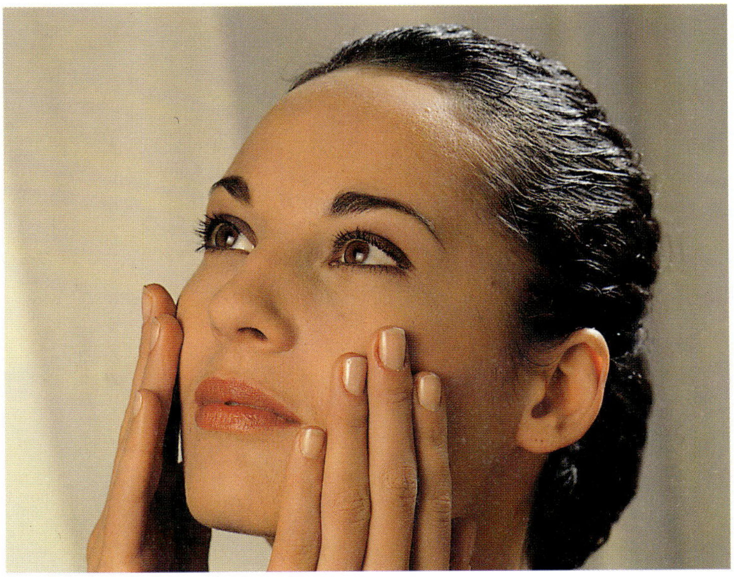

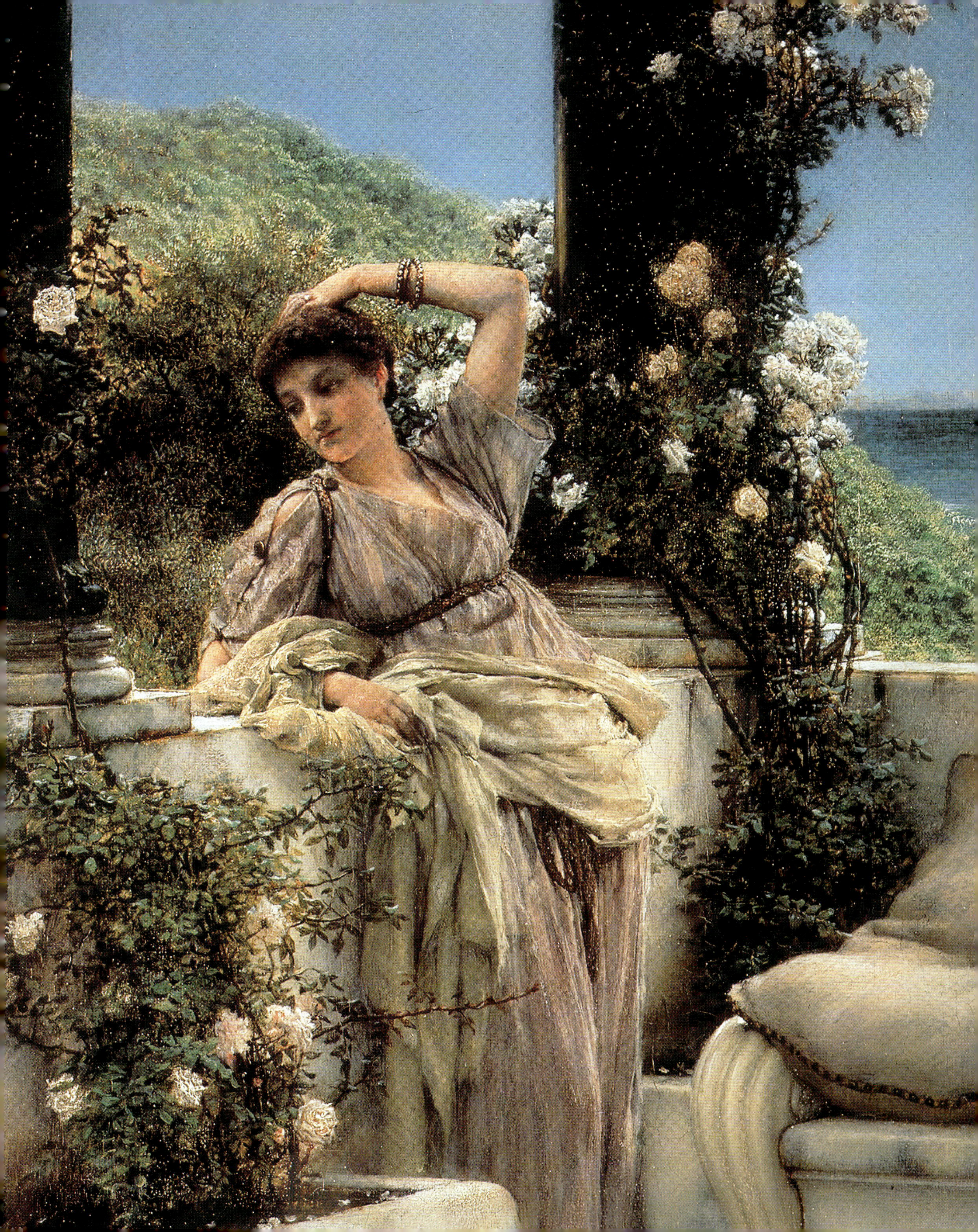

1

Die Welt der Düfte

Düfte sind mächtige Zauberer. Sie vertreiben eine böse Stimmung genauso wie körperliche Beschwerden. Sie dringen in unser Unbewusstes ein und stehen in geheimnisvollem Zusammenhang mit der phantastischen Welt der Bilder, Erinnerungen und Gefühle, die wir ganz oft mit einem bestimmten Geruch oder einem speziellen Duft verbinden. Doch nicht nur auf seelischer Ebene wirken die Aromen und ätherischen Stoffe, auch unser gesellschaftliches Leben wird stark von ihnen bestimmt. So entscheidet unser Geruchssinn über Gefühle wie Ekel, Geschmack, Sympathie und Abneigung. Wen nimmt es da wunder, dass Düfte seit Menschengedenken erforscht, zu Heilzwecken wie zur Verschönerung genutzt werden?

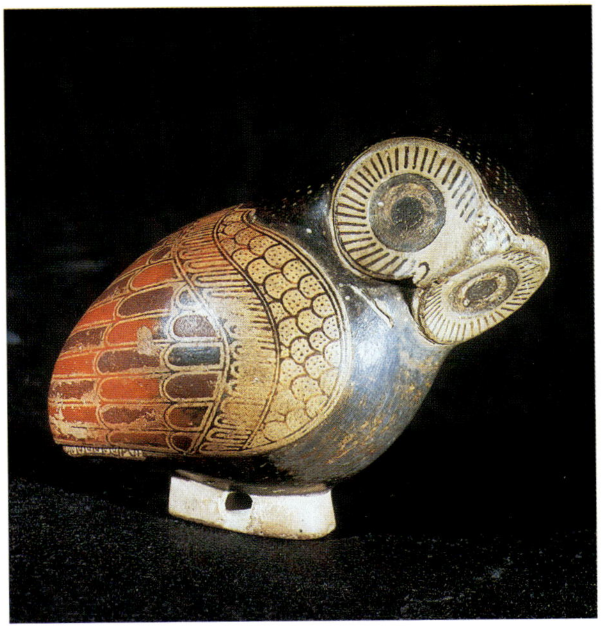

Oben: Kosmetika waren immer ein Luxusgut – wie dieser korinthische Parfümbehälter aus dem 7. Jh. v. Chr. beweist. Links: »Die Rose der Rosen«, Gemälde von Lawrence Alma-Tadema (1876–1912).

Medizin, Luxusgut und Zaubermittel

Aromaöle und ihre Nutzung

Als Heilmittel sind die Aromen und ihre Grundstoffe, die ätherischen Öle, seit Jahrtausenden bekannt. Etwa genauso lang werden die Gewürzpflanzen und Kräuter, aus denen diese zarten und flüchtigen, aber auf Körper und Gemüt enorm wirksamen Düfte gewonnen werden, zu kosmetischen Zwecken gehandelt. Angesichts zunehmender Ratlosigkeit und wachsenden Misstrauens gegenüber den Errungenschaften der modernen Medizin, die von vielen Menschen als naturfern und als zu einseitig auf den Körper ausgerichtet empfunden wird, erleben Pflanzen und Kräuter mit klangvollen Namen wie Sandelholz, Ylang-Ylang, Vetiver oder Jasmin eine Renaissance.

Aromaöle haben eine lange Tradition als Heil- und Pflegemittel.

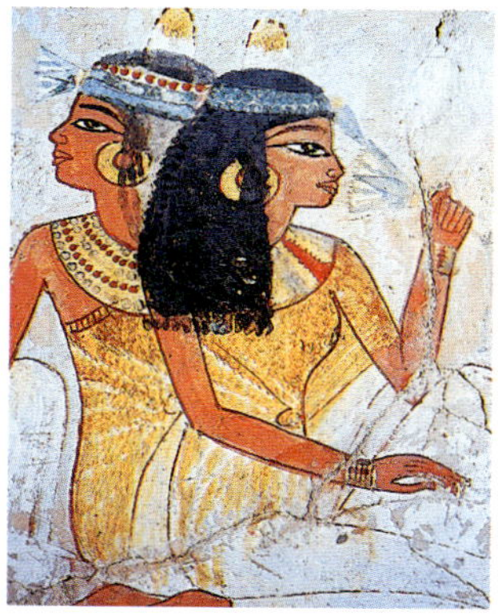

Im alten Ägypten ein Muss: Ätherische Öle.

Eine kleine Geschichte des Wohlgeruchs

Bereits um 2000 v. Chr. traten Düfte in Form von pflegenden Salben und Ölen im alten Ägypten ihren Siegeszug an. Die wohlriechenden Aromen kamen zunächst allerdings nur den Verstorbenen zugute. Vor ihrem Weg ins Totenreich kamen die Mitglieder des ägyptischen Adels noch in den Genuss von duftender Myrrhe oder Eichenmoos, damit sie ihre Wiedergeburt wohlbehalten erleben konnten. Auch duftende Salbentöpfe wurden als Hautpflegevorrat im Sarkophag mitgegeben.

RELIGIÖSE RITEN

Auch um sich die Götter gewogen zu machen, kredenzte man als Opfergaben kostbare Parfüms, duftenden Weihrauch, Balsam und Öle. Die Priester avancierten während dieser Epoche zu Duftkundigen erster Güte. Sie wussten nicht nur um die geheimnisvolle konservierende Wirkung bestimmter pflanzlicher Stoffe, sondern setzten sie auch als bewusstseinserweiternde Mittel bei kultischen Zeremonien ein. Von den alten Chinesen und Indern ist bekannt, dass sie bereits Jahrtausende vor Christi Geburt ätherische Öle aus der Rose oder der Kalmuspflanze gewannen und diese zu medizinischen und kosmetischen Zwecken zu nutzen wussten. Griechen und Römer übernahmen vieles aus dem reichen Wissen der Ägypter in Medizin, Pharmazie und Parfümerie, so auch einen Teil ihrer religiösen Rituale mit dem Verbrennen von kostbarem Weihrauch. Berühmte Ärzte wie etwa Hippokrates setzten die ätherischen Stoffe der Pflanzen denn auch auf vielfältige Weise in der Krankenpflege ein. Als Duftspender in hochherrschaftlichen Räumen waren die ätherischen Öle schließlich besonders im alten Rom beliebt. So fanden sie ihren Weg auch in die Thermen, die sich mit Rosen-, Iris- oder Narzissenextrakten in schwüle Horte für ausgefallene Sinnesfreuden verwandelten. Bäder und Massagen mit duftenden Körperölen gehörten für den eleganten Menschen der Antike zum täglichen Körperpflegeritual.

ARABER UND CHRISTENTUM

Mit dem Aufstieg des Christentums während des Niedergangs des Römischen Reichs versiegte die sinnenfrohe Duftkultur zunächst. Doch zum Glück trat im 10. Jahrhundert an dieser Stelle der Geschichte die arabische Welt auf den Plan.
Durch seine weit gefächerten Handelsverbindungen stand Felix Arabia, dem glücklichen Arabien, eine reiche Auswahl an aromatischen Essenzen und wertvollen Gewürzen zur Verfügung. Während Nordeuropa im finsteren Mittelalter versank, verfeinerte der Islam die Errungenschaften der griechisch-römischen Welt und zeigte sich aufgeschlossen gegenüber den Annehmlichkeiten des Lebens, zu denen nach einem Diktum des Propheten Mohammed neben der Liebe zu Frauen und Kindern auch die Düfte gehörten. Dem arabischen Gelehrten und Mediziner Ibn Sina gelang es nach Jahrhunderten als Erstem wieder, aus einer Pflanze ein duftendes Öl, nämlich Rosenwasser, zu destillieren.

Außereuropäische Kulturen hatten mit der sinnlichen Komponente der Düfte oft weniger Probleme als das prüde Europa.

EINE KUNST WIRD WIEDER ENTDECKT

Auf dieselbe Weise wurden in der Folge auch aus anderen Pflanzen Extrakte gewonnen, die man zu Heilzwecken und zur Herstellung von kostbaren Duftstoffen verwendete. Zur Zeit der Kreuzzüge kam das im Orient so geschätzte Rosenwasser auch nach Europa, wo Ende des 12. Jahrhunderts vor allem in Italien die ersten Parfümeure tätig wurden.
Es sollte aber noch bis zum 16. Jahrhundert, bis zur Herrschaft der mächtigen Katharina von Medici, dauern, bevor die aus Arabien importierte Kunst der Parfümherstellung auch am französischen Hof Furore machte. Auch wenn sich die Königin der pflanzlichen Extrakte zu verderbli-

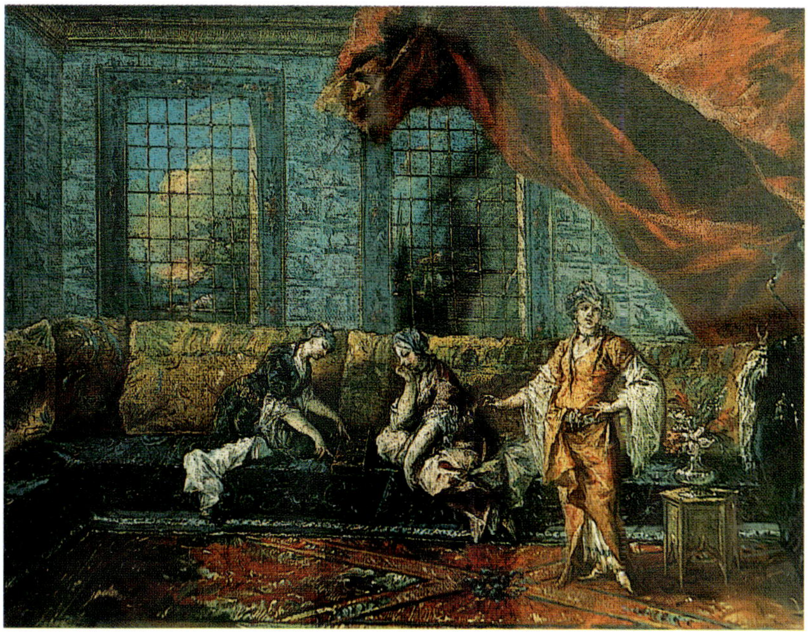

So stellte sich Europa die Welt der Araber vor: Haremsszene von Francesco Guardi, 1742/43.

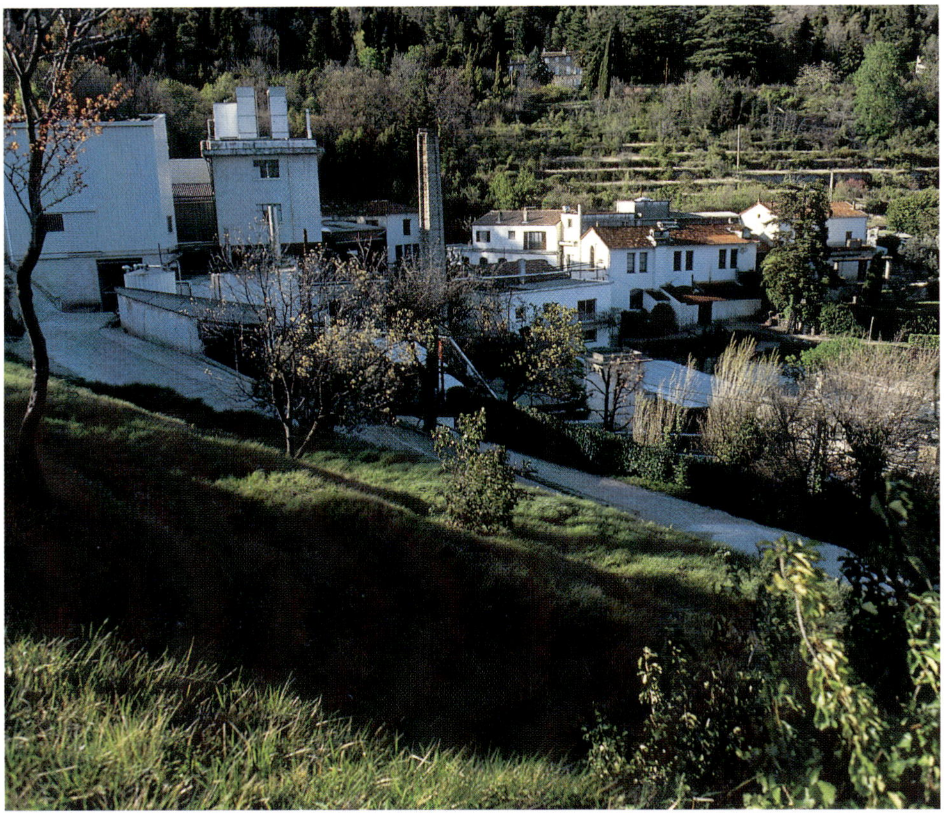

Die südfranzösische Stadt Grasse ist seit dem 16. Jahrhundert die Weltmetropole der Parfümhersteller. Noch heute liegt über dem ganzen Tal betörender Blütenduft.

cheren Zwecken wie der Herstellung von Giften bediente, gedieh doch der Ort Grasse in der Provence unter ihrem Einfluss zum Zentrum einer neuen Duftindustrie. Rund um die Stadt breiteten sich nun betörend duftende Felder mit Lavendel, Jasmin oder Tuberose aus. Hier gelang erstmals die Destillation eines der bis heute beliebtesten ätherischen Öle, der Lavendelessenz. Hauptabnehmer der edlen Düfte war – wie könnte es anders sein – der Königshof, an dem bis zum Ende des 18. Jahrhunderts stark riechende Parfümmischungen in Mode waren. Grasse ist übrigens bis heute das wichtigste Zentrum der Destillation ätherischer Öle.

»Die Produkte werden äußerlich gebraucht, aber ihre durchdringende Wirkung ist so stark, dass sie auch die Organe erreicht, die tief unter der Oberfläche ... liegen ...«
RENÉ MAURICE GATTEFOSSÉ

PARACELSUS UND DIE ÖLE

Parallel zu den französischen Duftexperimenten begann man, auch jenseits der Alpen mit destillierten Pflanzenextrakten zu arbeiten. Einen Namen machte sich dabei der berühmte Arzt Paracelsus, der den verstärkten medizinischen Gebrauch der ätherischen Öle anregte. Zu seiner Zeit (1493–1541) waren knapp 80 ätherische Öle bekannt, die zur Behandlung verschiedener Leiden, aber auch als Zaubermittel zur Steigerung der Liebeslust verwendet wurden. So behielten die duftenden pflanzlichen Substanzen ihren festen Platz in der Heilkunde, bis sie im 19. Jahrhundert von synthetisch und damit günstiger im Labor herzustellenden Arzneien verdrängt wurden.

DAS 20. JAHRHUNDERT

Anfang des 20. Jahrhunderts tauchten Pflanzenextrakte in verschiedenen Behandlungsansätzen wieder auf. Auf dem Weg zu einer natürlichen Medizin auf der Basis von Pflanzen widmeten sich immer mehr europäische Ärzte und Homöopathen der sogenannten Aromatherapie, deren Essenzen ohne schädliche Nebenwirkungen beim Patienten eingesetzt werden konnten. Auf diesem Gebiet machte sich besonders der französische Chemiker René Maurice Gattefossé einen Namen, der die enorme Wirksamkeit der ätherischen Öle auf den ganzen Körper nachwies. Er gilt mit seinem Werk »Praxis der Aromatherapie« als Vater dieser ganzheitlich auf Körper und Seele ausgerichteten Behandlungsart. Als Pionier der Aromatherapie vor allem in Hinblick auf die Schönheitsbehandlung und verschiedene Massagetechniken galt die Biochemikerin Marguerite Maury, die auf Gattefossé' Arbeiten aufbaute. Heute beschäftigen sich in Europa ein Lehrstuhl an der Mailänder Universität sowie Ärzte, Heilpraktiker und Aromatherapeuten in Frankreich, England und Deutschland mit ätherischen Ölen und ihrer Wirkung auf Körper und Seele.

Die Natur der ätherischen Öle

Wohlriechend sind sie und in höchstem Grade flüchtig. Sobald sie mit Luft in Verbindung geraten, verdunsten sie. So nimmt man die ätherischen Öle zunächst auch nur wie einen duftenden Hauch wahr. Nicht umsonst verstanden die alten Griechen unter dem Äther die »hell strahlende obere Himmelsluft«, in der ihre Götter wohnten. Bei uns hat sich der Begriff »ätherisch« noch als Synonym für »durchgeistigt« und »zart« erhalten. Und nicht nur in dieser Hinsicht unterscheiden sich die ätherischen Öle von den fetten Ölen.

FLÜCHTIGE SUBSTANZEN

Auch von der Konsistenz her betrachtet, sind sie eher dem Wasser ähnlich als dem Öl. Chemisch gesprochen bestehen sie aus Alkohol, Estern, Ketonen, Phenolen, Aldehyden und Terpenen. Ihre wohlriechenden Stoffe stammen aus den sogenannten Chloroplasten der Blätter. Hier verbinden sie sich mit Glukose, woraus Glykoside entstehen, die das gesamte Pflanzengewebe von den Blüten über die Samen bis hin zu den Schalen der Früchte, der Rinde, den Blättern und Wurzeln durchziehen. Man kann sich die Öle auch vorstellen wie winzige Tröpfchen, die durch winzige Ölkanäle die ganze Pflanze durchdringen. Bis heute ist es noch keinem Wissenschaftler gelungen, ein ätherisches Öl synthetisch im Labor nachzubilden, das dieselbe Wirkungsweise wie ein reines hat.

Ätherische Öle sind meist farblos und hell. Unter den farbigen fallen das rote Benzoeöl, das grüne Rosenöl, das gelbe Zitronenöl und das blaue Kamillenöl auf. Alle Öle sind in Alkohol, Äther, Fetten, Honig und in anderen Ölen sowie teilweise in Wasser löslich.

DER GEIST DER PFLANZE

Die meisten von uns kennen ätherische Öle von den Gewürzpflanzen, die heute in der Küche verwendet werden. Dazu gehören Thymian, Oregano, Ysop, Rosmarin

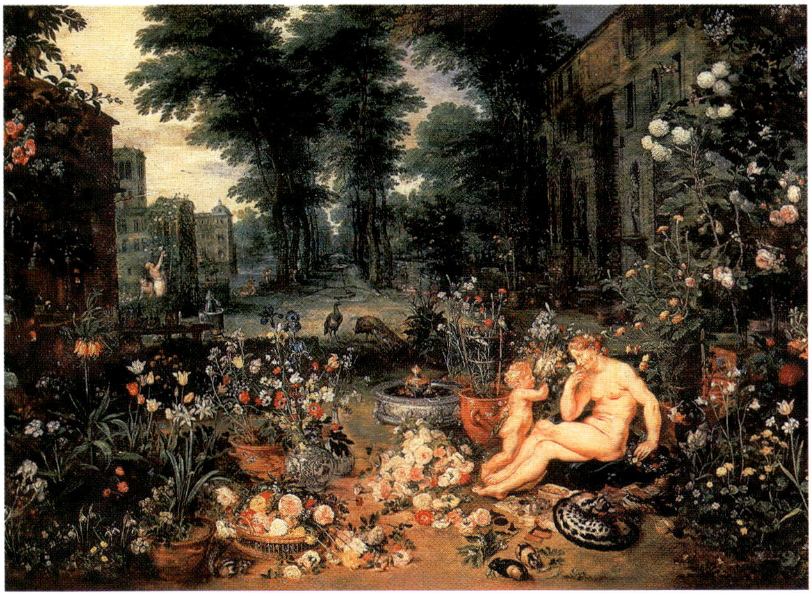

Guter Geruch und schöne Frauen gehörten für die Kunst immer zusammen.

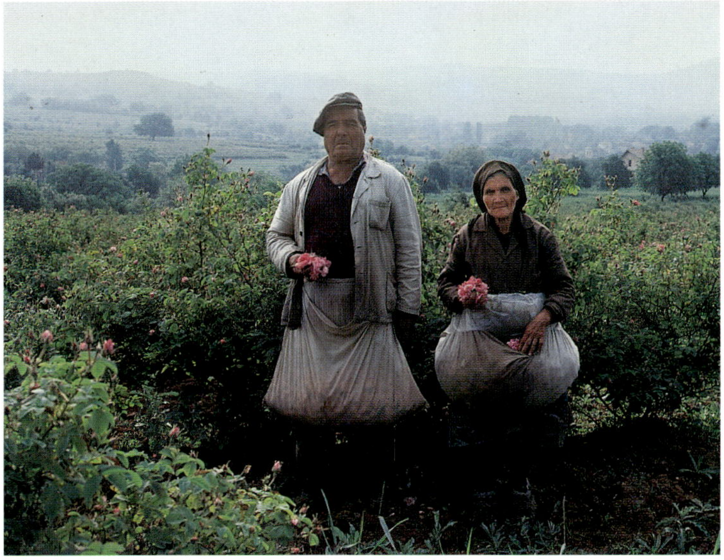

Noch heute ist bei der Parfümproduktion hauptsächlich Handarbeit gefragt: Rosenpflücker bei der Ernte.

u.v.a.m. In vielen Kulturen, von den alten Ägyptern über die Griechen bis hin zu den Germanen, waren einige der duftenden Kräuter heilig und wurden bei religiösen Ritualen genutzt.

MIT PFLANZEN GEGEN VIREN

Seit dem 20. Jahrhundert setzt man ätherische Öle vor allem in der Lebensmittelindustrie als natürliche Aromastoffe ein, in der Kosmetikindustrie aufgrund ihres Wohlgeruchs und ihrer hautpflegenden Wirkstoffe und in der Medizin als therapeutische Mittel. Hier schätzt man die Essenzen als Inhalationsstoffe und zu antiseptischen oder antiviralen Cremes verarbeitet, die zwar Krankheitserreger angreifen, aber das Körpergewebe unbeschädigt lassen. Das heilige oder spirituelle Element, das unsere Vorfahren an den duftenden Substanzen so schätzten, schien neben dem praktischen Nutzwert verblasst zu sein. Erst die Aromatherapie förderte diese Anschauungsweise wieder zutage. Ätherische Öle werden hier gemeinhin als Essenzen bezeichnet, also als das Wesentliche der Pflanze. Sie enthalten in ihrer Struktur und in ihrem Duft alle charakteristischen Merkmale der ganzen Pflanze, der sie entstammen. Aus diesem Grund sagt man ihnen auch nach, sie besäßen den Geist einer Pflanze.

Von allen uns bekannten aromatischen Pflanzen wird lediglich ein Drittel in der Heilkunde genutzt.

GANZHEITLICHE WIRKUNG

Schließt man sich dieser Ansicht an, so begreift man auch die ganzheitliche Wirkungsweise der Essenzen. Sie entfalten sich nicht nur direkt auf oder in dem Körper, sondern auch auf einer weit subtileren Ebene. Durch ihren eigentümlichen und den für jede Pflanze typischen und unverwechselbaren Duft werden bei jeder Anwendung der Geist und das Gemüt des Menschen, der sich mit ätherischen Ölen behandelt oder sich damit pflegt, mit einbezogen.

ANBAU UND ERNTE

Duftpflanzen, aus denen ätherische Öle gewonnen werden, benötigen viel Licht und Wärme. Daher gedeihen sie besonders gut in wärmeren Klimazonen, wie etwa in der provenzalischen Duftstadt Grasse, auf Sri Lanka, in Bulgarien, China oder Marokko. Auch der Boden und der Grad der Umweltbelastung sowie die Art und Weise von Ernte, Lagerung und Verarbeitung, die ganz bestimmten Richtlinien zu folgen haben, spielen für die Qualität eines ätherischen Öls eine wichtige Rolle. Hinzu kommt: Solange die ätherischen Öle in den Pflanzenzellen stecken, verändern sie ständig ihre Zusammensetzung. Die Konzentration und die chemische Zusammensetzung der pflanzlichen Essenz hängen stark von der jeweiligen Tages- und Jahreszeit ab, zu der die Duftpflanze geerntet wird. Jasmin entfaltet seine höchste Duftkonzentration beispielsweise bei Sonnenuntergang, und Ylang-Ylang liefert am meisten Öl in den Sommermonaten Mai und Juni. Daher sollten die Pflanzen, aus denen ätherische Öle gewonnen werden, zu einer bestimmten Jahreszeit, bei ganz bestimmtem Wetter und idealerweise auch zu einer bestimmten Stunde gepflückt werden. Von all diesen Faktoren hängt die Qualität eines Öls im Wesentlichen ab.

Herstellungsarten

DIE EXPRESSION

Das Ausdrücken oder die Expression ist auf die Pflanzen aus der Familie der Zitrusfrüchte beschränkt. Dazu gehören neben Zitrone und Orange auch Bergamotte und Tangerine. Früher wurden dazu die Schalen der Früchte mit der Hand zerdrückt. Die austretende Flüssigkeit sog man mit Schwämmen auf und drückte sie anschließend wieder aus, was auch Ecuelle-Verfahren genannt wird. Heute wird die Expression von Maschinen übernommen.

DIE EXTRAKTION

Dieser Prozess ist recht kompliziert und verlangt einen großen technischen Aufwand. Grundsätzlich werden die Blüten mit einem Lösungsmittel, meist Petroleumäther, bedeckt. Das zieht die Essenz aus den Pflanzenteilen.

Das Lösungsmittel wird anschließend verdampft, die Essenz und Pflanzenwachse bleiben zurück. Danach wird die Masse mit erwärmtem Alkohol ge-

Bei der Destillationsmethode werden die Pflanzenteile in einem fest verschlossenen Kessel heißem Wasserdampf ausgesetzt. Modernste Geräte ergänzen uraltes Wissen und traditionelle Herstellungsverfahren.

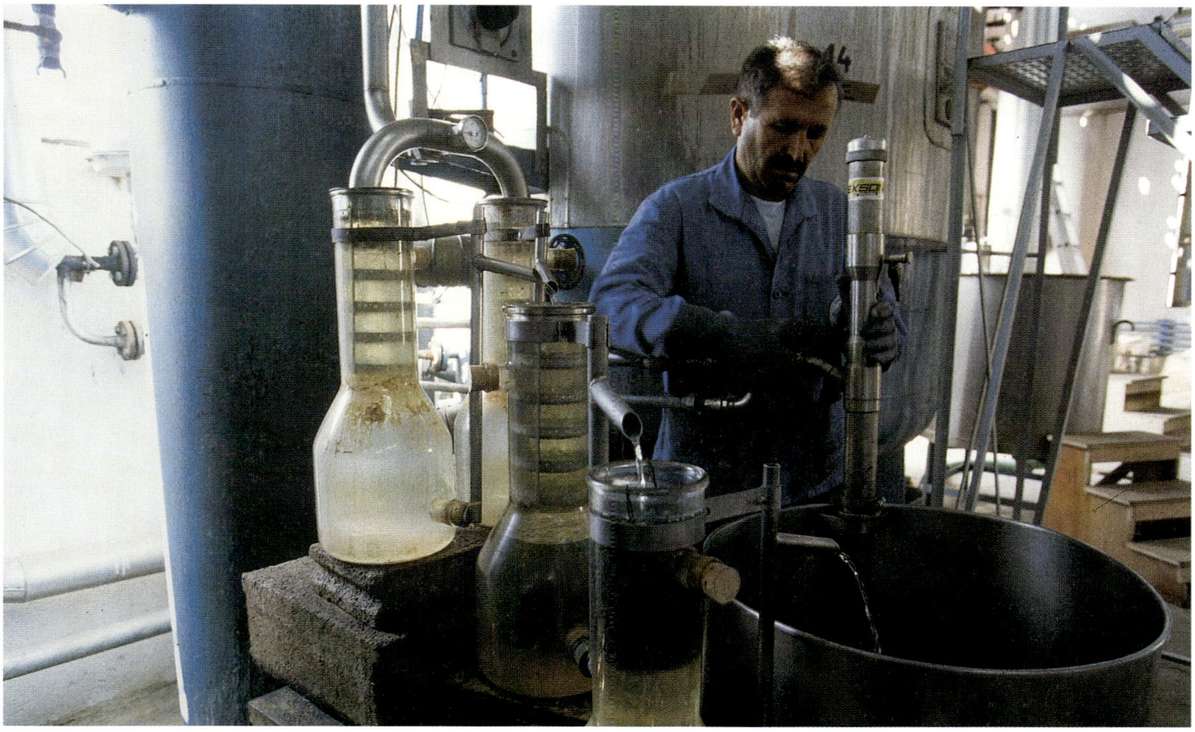

waschen. Nach diesem Herstellungsschritt hat man ein sogenanntes Absolue, die konzentrierteste Form eines natürlichen Parfüms, erhalten. Die so gewonnenen, hoch konzentrierten Öle eignen sich besonders für die Herstellung von Kosmetika. Zu therapeutischen Zwecken sind sie dagegen weniger empfehlenswert, da möglicherweise Rückstände des Lösungsmittels in ihnen enthalten sind.

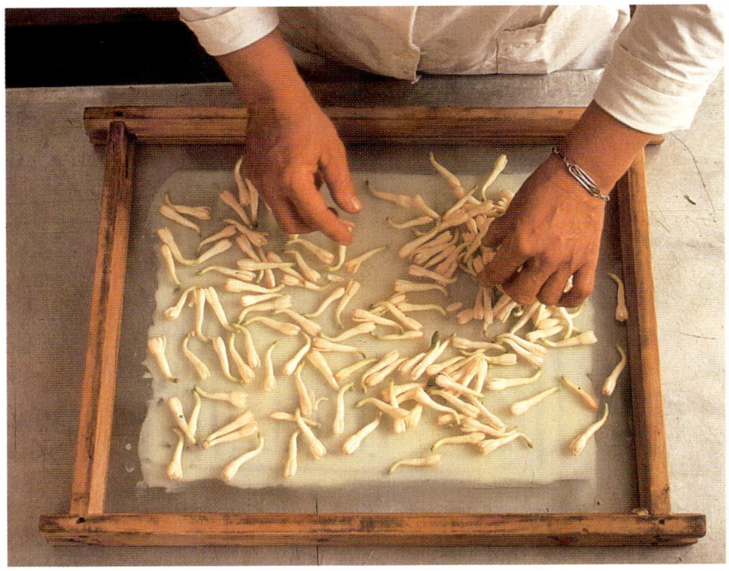

Blüten auf Fett: Die Enfleurage ist die älteste und die zeitaufwendigste Produktionsform für Blütenessenzen.

DIE ENFLEURAGE

Die älteste aller Gewinnungsmethoden von pflanzlichen Essenzen ist die Enfleurage. Dazu legt man die Blüten auf eine Glasplatte, die beidseitig mit leicht erwärmtem raffinierten Fett aus Speck oder Rindertalg beschichtet ist. Die Glasplatten ruhen in Holzrahmen, die man übereinander stapeln kann. Auf diese Weise lagern die Blütenblätter immer zwischen zwei Fettschichten. Das Fett nimmt die ätherischen Öle auf, nach einer gewissen Zeit wird eine weitere Schicht Blütenblätter aufgetragen.

Achten Sie beim Kauf von ätherischen Ölen unbedingt darauf, dass sie nicht aus Billiganbau stammen, bei dem häufig Kunstdünger und Pestizide verwendet werden. Einige Firmen stellen Essenzen ausschließlich aus biologisch verträglich angebauten Pflanzen her.

Dieser Vorgang wird so oft wiederholt, bis das Fett mit ätherischen Ölen gesättigt ist. Durch Spülungen mit Alkohol erhält man aus der sogenannten Pomade, die – quasi als willkommenes Abfallprodukt – häufig als Salbe oder Parfüm verwendet wurde, die Enfleurage Absolue, eine reine Pflanzenessenz. Heute wird dieses arbeitsintensive Verfahren nur noch in Grasse eingesetzt. Hier werden die kostbaren Öle aus Jasmin-, Orangen- und Rosenblüten gewonnen.

DIE MAZERATION

Ähnlich wie die Enfleurage verläuft die ebenfalls nur noch selten genutzte Mazeration. Im ersten Arbeitsschritt werden die Blüten und Blätter der Pflanzen zerstampft. Anschließend legt man sie in warmes Öl oder raffiniertes Fett, die das ätherische Pflanzenöl aufnehmen. Die Blüten und Blätter werden dann vorsichtig herausgefiltert. Die übrig bleibende Substanz erwärmt man und legt wieder Blüten und Blätter hinein. Dieses Verfahren wiederholt man, bis das Trägerfett gesättigt ist.
Handelt es sich um ein Trägeröl, so kann man die gewonnene Substanz gleich weiterverwenden. Hat man bei der Herstellung hingegen ein anderes Fett verwendet, fährt man fort wie bei der Enfleurage.

DIE DESTILLATION

Die gebräuchlichste und trotz ihres hohen Alters modernste Methode zur Gewinnung von Pflanzenessenzen ist die Destillation. Hierzu werden nur Pflanzen verwendet, deren Öle durch die Einwirkung von Hitze nicht beschädigt werden und die – wie die meisten – nicht wasserlöslich sind. Während früher vor allem mit Wasser destilliert wurde, wird heute Wasserdampf eingesetzt. Dabei wird der Wasserdampf unter hohem Druck durch ein mit Blüten und Pflanzenteilen gefülltes Röhrensystem in einen Destillierapparat geleitet. Durch ein Kühlrohr strömt der Dampf, der die Ölteilchen aufgenommen hat, in einen weiteren Behälter. Das ätherische Öl setzt sich hier entweder auf dem Wasser ab, oder es sinkt nach unten. Das Wasser, das in dem Destillierkreislauf verbleibt, nimmt ebenfalls das Aroma der Pflanzen an. Wir kennen dieses Nebenprodukt als Rosen- oder Orangenblütenwasser.

Die Nase entscheidet

Der Vater der Aromatherapie, René Maurice Gattefossé, erklärt in seiner »Praxis der Aromatherapie« sehr genau die Übertragungsprozesse von ätherischen Ölen über die Haut in unser Körperinneres. Körper- und Massageöle, Inhalationen, Einreibungen und Bäder sind nur einige der Anwendungsmöglichkeiten, bei denen die Haut als unser größtes Sinnesorgan in Anspruch genommen wird.

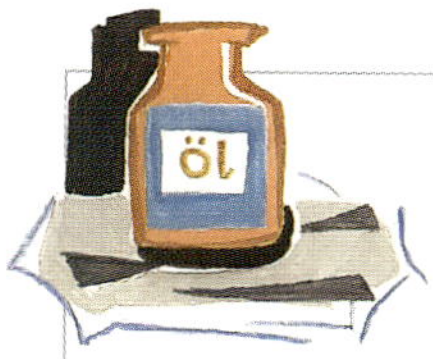

PREISUNTERSCHIEDE

1 Die ätherischen Öle werden aus verschiedenen Pflanzenbestandteilen gewonnen. Neroli und Jasmin z. B. gewinnt man aus den Blüten, Geranie und Patschuli aus Blättern und Stängeln, Lavendel und Rose aus Blättern und Blüten, Bergamotte und Orange aus den Fruchtschalen, Wacholder aus der Frucht, Sandelholz aus dem Holz, Weihrauch sowie Vetiver aus den Wurzeln. Einige spezielle Öle wie Benzoeöl werden aus dem Harz der Pflanzen gewonnen.

2 Jeder der genannten Pflanzenteile wird unterschiedlich stark von Ölkanälen oder -drüsen durchzogen. Deswegen ist die Ausbeute an ätherischen Substanzen sehr unterschiedlich: Kann man aus 100 kg Eukalyptus immerhin 10 l ätherisches Öl gewinnen, erhält man aus derselben Menge Lavendel noch 3 l und aus derselben Menge bestimmter Rosensorten gerade noch 1/2 l Essenz. Zieht man das in Betracht, begreift man die Preisunterschiede bei ätherischen Ölen.

Aufgrund ihrer oft antiseptischen und antiviralen Wirkung verwendet man die Öle häufig bei Haut- und Schleimhauterkrankungen. Setzt man zusätzlich verschiedene Massagetechniken ein, können über die Haut auch Störungen und Erkrankungen tiefer gelegener Körperorgane geheilt werden. Darüber hinaus können die Wirkstoffe der ätherischen Öle bei regelmäßiger Anwen-

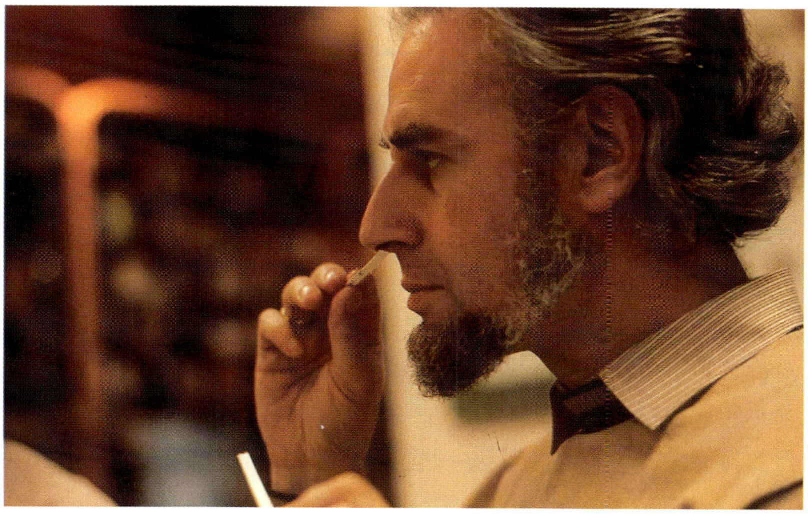

Parfümtester sind – ähnlich wie Weinverkoster – hochspezialisierte Fachleute.

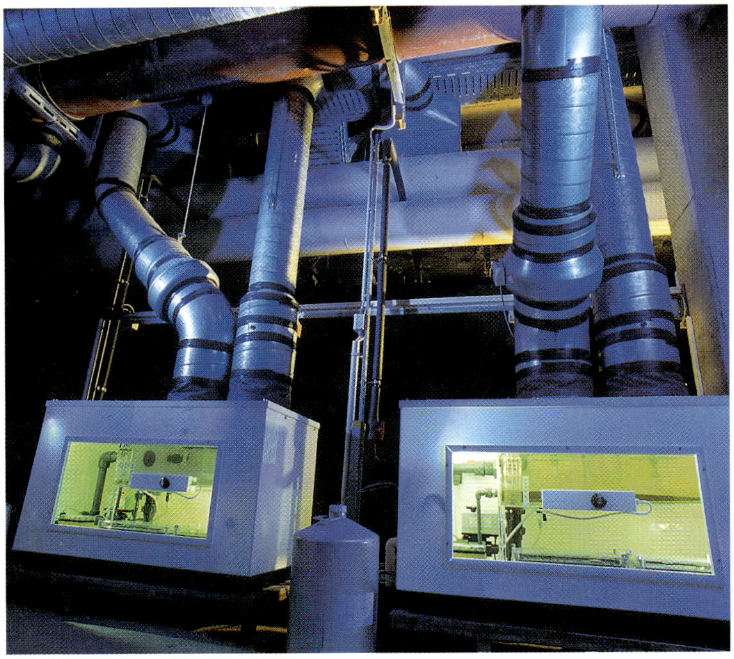

Düfte wirken direkt aufs Gehirn. Kaufhäuser beduften z. T. schon ihre Klimaanlagen, um die Kauffreude ihrer Kunden zu fördern.

dung auch die Struktur der Haut nachweislich verbessern, weshalb sie ein ausgezeichnetes Schönheitsmittel darstellen. Gattefossé betont: »Ob direkt auf der Haut oder über die Schleimhäute – sie zeigen eine starke Wirkung, es kommt zu einer bemerkenswerten Straffung der Haut, sie regen den Metabolismus (Stoffwechsel) der Hautzellen an und entfalten eine verjüngende Kraft.«

> ***»Von allen Sinnen ist der Geruchssinn derjenige, den man haben muss, wenn man mit anständigen Leuten zusammenleben will.«***
> **COCO CHANEL**

ZUERST IST DER GERUCH BETROFFEN

Das zweite Sinnesorgan, das an der Aufnahme der Düfte wesentlich beteiligt ist, ist längst nicht so groß, aber ebenso empfindlich wie die Haut: Unsere Nase entscheidet erst einmal spontan, welcher Duft ihr behagt und welcher weniger, und sie beeinflusst auf diese Weise viele wichtige Entscheidungen in unserem Leben. Dazu gehört z. B. der Geruch bestimmter Speisen, die wir mögen oder nicht. Meist kann man davon ausgehen, dass ein Nahrungsmittel, das uns geruchsmäßig nicht behagt, uns auch nicht gut bekommt. Auch bei der Partner- und Freundeswahl spielt die Nase eine wesentliche Rolle. Menschen, die wir nicht riechen können, gehören auch meist nicht zum intimen Bekanntenkreis. Obwohl die Entscheidungen, die unsere Nase hier trifft, von maßgeblicher Natur für unser Leben sind, ist ihr Zustandekommen recht einfach.

DIREKT AN DER SCHALTSTELLE

Unser Riechorgan, das mit etwa zehn Millionen Nervenzellen als blitzschnellen Informationsüberträgern versehen ist, liegt nur wenige Schaltstellen vom emotionalen Zentrum im Gehirn entfernt, dem sogenannten limbischen System. In diesen Hirnregionen entstehen unsere Gefühle, sexuelle Reaktionen, Schmerz- und Wohlbefinden; alle hormonellen Funktionen werden von hier aus gesteuert. Im Gegensatz zu Auge und Ohr, deren Eindrücke 1000fach gefiltert im Gehirn ankommen, wirken Düfte auf relativ direktem Weg.

DAS LIMBISCHE SYSTEM

Dieses System hat auch einen tieferen Sinn. Schließlich waren unsere Urahnen in der freien Wildbahn mehr als wir heutzutage auf ihre Nase angewiesen, wenn es darum ging, Gefahren zu wittern und spontane Schutzmaßnahmen zu ergreifen, ohne erst groß den Verstand und das Bewusstsein zu bemühen.

Zwar ist das limbische System immer noch in weiten Bereichen unerforscht, doch weiß man sicher, dass es eng mit lebenswichtigen Instinkten und tiefsten Bewusstseinsschichten zusammenhängt: Gefühle, Sympathie und Antipathie, Intuition, Kreativität, Gedächtnis, Hunger, Durst, Motivation,

Schlafmuster oder sexuelle Aktivitäten werden alle von hier aus gesteuert. Die Aromatherapie bezieht den Geruchssinn in die Behandlung ein und setzt Düfte bei vielen nervlich bedingten Beschwerden wie Ängsten, Depressionen, Schlafstörungen, verschiedenen Frauenleiden und sexuellen Störungen ein. Vorausgesetzt, dem Patient behagt der Duft – und das ist das Entscheidende –, stellt sich ein Heilungsprozess recht schnell ein.

NICHT NUR FÜR KRANKE

Doch auch als gesunder Mensch kann man von den Düften der Öle in vielfältiger Weise profitieren. Ob es darum geht, die Konzentration und die Arbeitsleistung zu steigern, entspannt in eine Meditation zu versinken oder sich und seinen Partner mit wohlriechenden Substanzen zu verwöhnen, ätherische Öle eröffnen neue Genusswelten und ungekannte Bewusstseinssphären.

Seelische Blockaden können mit ihrer Hilfe gelöst, Stimmungen aufgehellt und das Leben kann von seiner angenehmeren Seite her betrachtet werden – alles Dinge, die letztlich wiederum der Gesundheitsvorsorge dienen. Lassen Sie sich einladen zu einer Reise durch die Welt der Düfte: Folgen Sie Ihrer Nase!

Der Stoff, aus dem die Düfte sind: In Südfrankreich sind ganze Landstriche vom intensiven Violett des Lavendels geprägt. Die Pflanze ist einer der wichtigsten Rohstoffe für die Parfümindustrie.

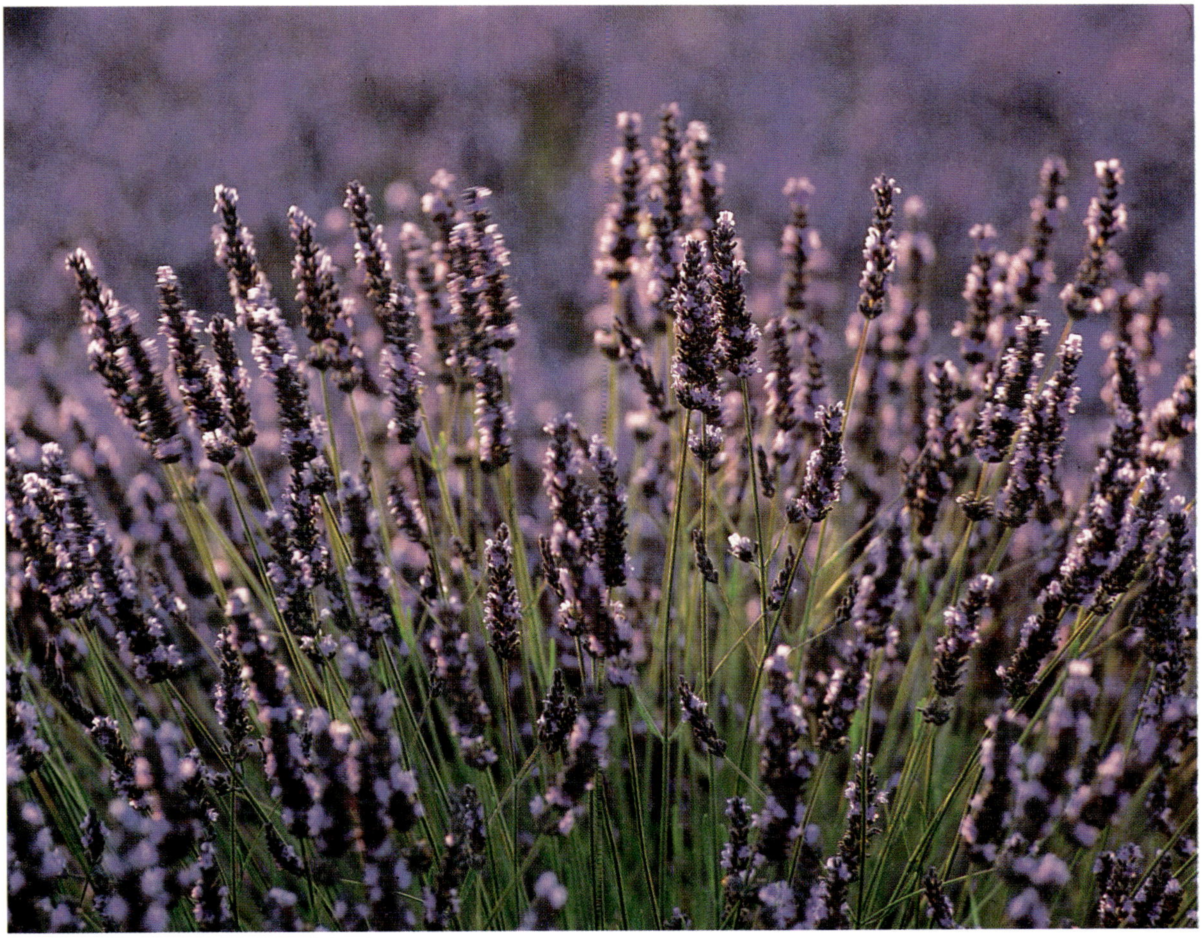

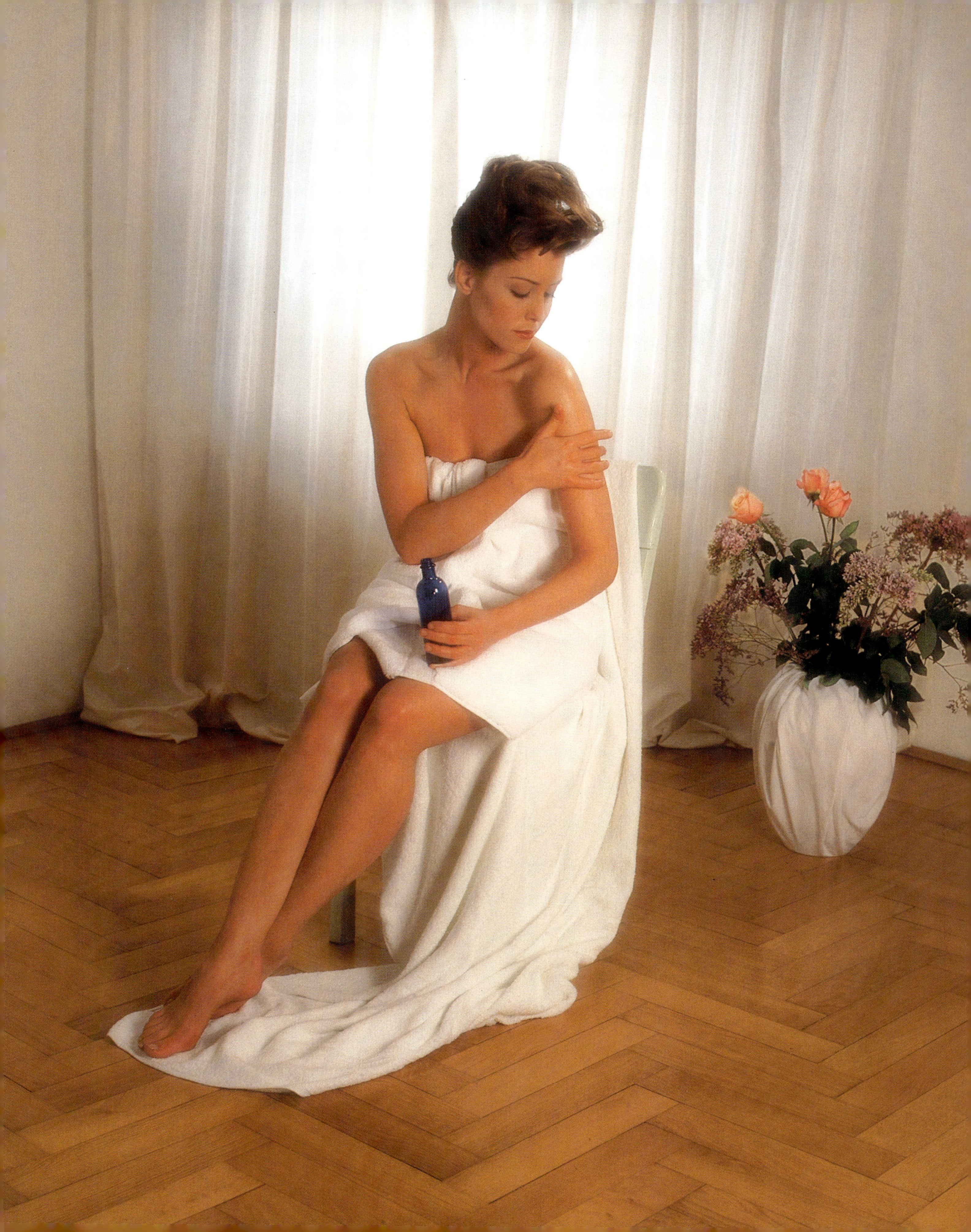

2 Aromatherapie Tag für Tag

Aromatische Öle sind universell in ihrer Anwendung. Ihren Geruch verströmen sie mittels eines Duftkissens im Schrank und halten so die Wäsche frisch und Ungeziefer fern. Eine Packung mit entsprechenden Ölen unters Kopfkissen gelegt, verhilft bei Nervosität zu erholsamem Schlaf. Und warum sollte man heute nicht wieder auf das Riechfläschchen zurückkommen, das die Damen des 18. und 19. Jahrhunderts gegen ihre Ohnmachtsanfälle parat hatten? Es kann eine schnelle Hilfe gegen Kopfschmerzen, Stress und Angstzustände sein. Kompressen, Mundspülungen, Inhalationen und Wickel sichern den Aromaölen einen festen Platz in der sanften Medizin. Sie werden sehen: Ätherische Öle kann man wesentlich vielseitiger einsetzen, als sie nur in die Duftlampe zu geben.

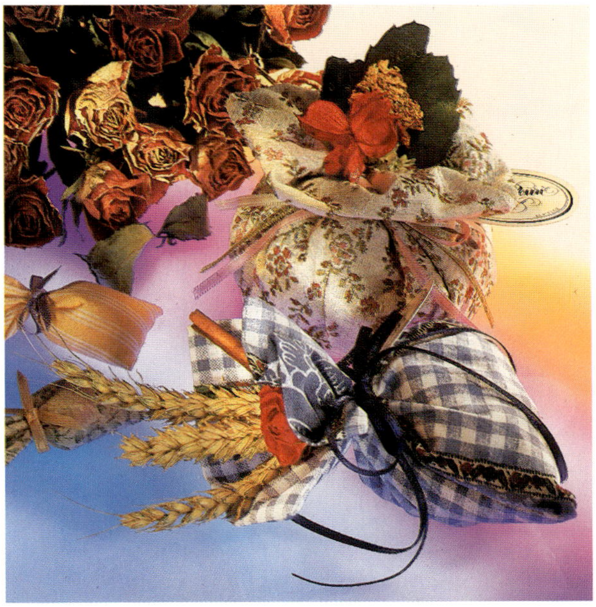

Links: Ganzkörper- oder Teilmassagen mit ätherischen Ölen müssen fachmännisch angewandt werden. Oben: Ein Duftkissen im Wäscheschrank bringt frischen Geruch und hält Motten fern.

Ätherische Öle in der Praxis

Anwendung, Dosierung und Lagerung

Medizin, in der man sogar baden kann, stimulierende Massageöle, Heilkraft, durch die Nase aufgenommen: Ätherische Öle bieten ein großes Spektrum an Anwendungsmöglichkeiten. Mit ihnen können Sie Ihre Gesundheit auf verschiedene Weise stärken und Ihr körperliches und seelisches Wohlbefinden fördern. Das Baden in Duftöl hat eine lange Tradition. In der gesamten antiken Welt, von Indien bis Ägypten, nahm man rituelle Waschungen mit duftenden Essenzen vor. Auch heute noch sind das Heilen und das Pflegen mit Düften aktuell. Die folgende Aufstellung beschreibt alle wichtigen Anwendungsformen und nennt alle Sachverhalte, die Sie beachten müssen.

Ätherische Öle sind sinnliche Medizin und gesundheitsfördernde Kosmetika.

Unter den Vorschlägen finden Sie sicher auch Ihre ganz persönliche Lieblingsanwendung. Darüber hinaus sind bei den einzelnen Beschwerdebildern (Seite 70 bis 133) die Dosierungen der Öle bzw. der Ölmischungen angegeben, die Sie bei bestimmten Krankheiten einsetzen. Bitte halten Sie sich genau daran, denn Überdosierungen können mitunter die gegenteilige Wirkung eines Öls auslösen und unerwünschte Nebenwirkungen hervorrufen. Wie Sie Ölmischungen herstellen, und wie Sie mit den Trägerölen verfahren, lesen Sie auf den Seiten 25 bis 31.

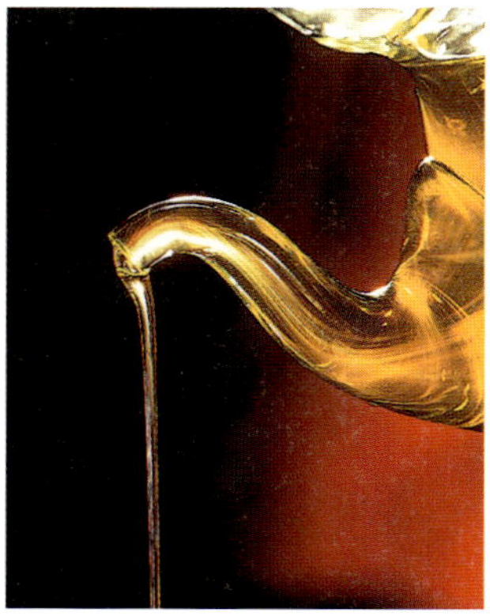

Ölmischungen: Duftend und hautpflegend.

Anwendungen ätherischer Öle

BADEZUSÄTZE

Mit eine der schönsten Anwendungen der Aromatherapie ist das Baden in edlen Düften. Sie können sich Ihr ganz persönliches Bad zusammenstellen, je nach Lust, Laune und Ihrer momentaner Stimmungslage. Das Baden mit ätherischen Ölen pflegt Leib und Seele, denn im warmen Wasser entfalten die Öle ihre wohltuenden Wirkungen sehr schnell, der feine Ölfilm auf der Haut und die angenehme Wärme entspannen zugleich. Voll- oder Teilbäder mit Zusätzen von ätherischen Ölen können auch zur Behandlung diverser Beschwerden eingesetzt werden.

Die Wassertemperatur sollte zwischen 30 und 34 °C liegen; zu heißes Wasser lässt die Öle zu schnell verdunsten. Baden Sie 10 bis 20 Minuten, trocknen Sie sich gut ab, und ruhen Sie danach noch etwas aus. Da sich ätherische Öle nicht mit Wasser mischen, müssen sie mit natürlichen Lösungsmitteln vermischt werden, bevor man sie dem Badewasser zugibt. Meist handelt es sich um Honig oder Sahne, selten auch um Meersalz.

- ▶ Verrühren Sie die angegebene Menge Öl in 3–4 EL flüssigem Honig (den Sie, wenn nötig, zuvor im Wasserbad erwärmen), und gießen Sie diese Mixtur dann ins Badewasser.
- ▶ Alternativ dazu können Sie das Öl auch in 3–4 EL flüssiger Sahne verrühren.
- ▶ Füllen Sie 2 Handvoll Meersalz (aus Reformhaus oder Naturkostladen) in ein Schraubglas, und träufeln Sie das Öl darauf. Verschließen Sie das Glas, schütteln Sie es gut durch, und geben Sie das Salz vor dem Wasser in die Wanne.

Duftkissen

Ein Duftkissen im Bett lässt Sie tief und fest schlafen; im Schrank zwischen die Wäsche gelegt, verleiht es dieser einen angenehmen und lang anhaltenden Duft. Duftkissen sind auch als Geschenk stets willkommen. Die Herstellung ist ganz einfach.

- ▶ Wählen Sie einen Stoff aus Naturfasern (Leinen oder Baumwolle), und nähen Sie daraus ein Kissen: kreisrund, eckig, als Herz – ganz wie Sie möchten.
- ▶ Lassen Sie einen kleinen Schlitz offen, und füllen Sie das Kissen mit getrockneten Kräutern. Ideal sind Lavendelblüten, Gewürznelken, Rosenblüten oder Rosmarin. Um den Duft zu verstärken, können Sie noch das entsprechende ätherische Öl auf die Kräuter geben, bevor Sie das Kissen zunähen.

DUFTLAMPEN

Die wohl bekannteste Anwendung von ätherischen Ölen ist das Verdunsten mit Hilfe von Duftlampen. Man findet sie heute überall – in Arztpraxen, Kindergärten und Geschäften. Sogar in Konferenzräumen verströmen sie ihre Aroma und verwandeln den Raum in einen Blütengarten. Duftlampen sind mittlerweile in allen Materialien, Farben und Formen erhältlich. Bei Duftlampen mit einem größeren Wassergefäß verdampft das Wasser langsamer, die Wirkung ist somit feiner und hält länger an. Worauf Sie unbedingt achten sollten, ist ein Abstand zwischen Wassergefäß und Teelicht von mindestens zehn Zentimetern. Ansonsten beginnt das Wasser zu köcheln, Qualität und Wirkung des Öls verändern sich.

Verwenden Sie in der Duftlampe nur destilliertes Wasser, sonst verkalkt sie nach kurzer Zeit.

Ein weiteres Kriterium beim Duftlampenkauf ist, dass sich ein loses Wassergefäß besser reinigen lässt als eines, das fest mit dem Lampenkörper verbunden ist.

- ▶ Das Wassergefäß sollte mindestens 4 TL Wasser enthalten, bevor Sie die ätherischen Öle (je nach Rezept) zugeben. Die Rezepte in diesem Buch sind für eine Raumgröße von etwa 20 m^2 ausgelegt.
- ▶ Damit sich die gewünschte Wirkung entfaltet, genügt es, wenn Sie die Duftlampe 1–2 Stunden brennen lassen, jedoch immer unter Aufsicht – vor allem dann, wenn sich Kinder oder Haustiere in dem Raum aufhalten.

Ob Glas, Terrakotta oder Edelstahl: Duftlampen sind in den unterschiedlichsten Materialien und Designs erhältlich.

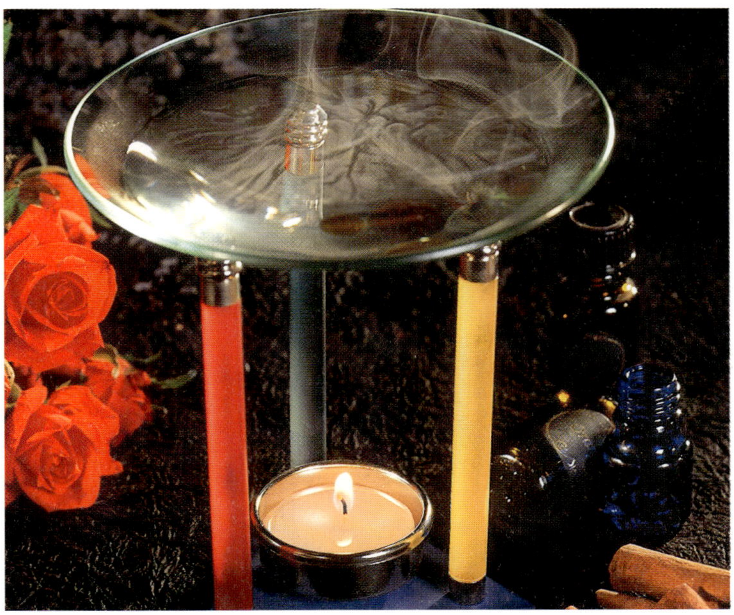

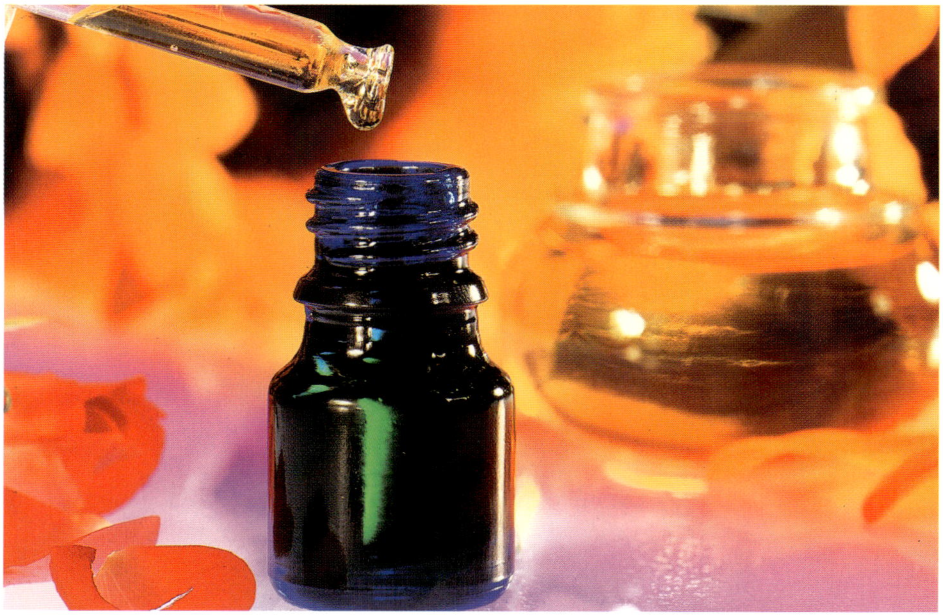

Das Prinzip, nach dem eine Ölmischung hergestellt wird, ist immer das gleiche: Die Trägersubstanz wird mit einer genau abgemessenen Menge ätherischer Öle versetzt.

RIECHFLÄSCHCHEN

Duftöle im Riechfläschchen sind ideal zur fein dosierten Anwendung, denn der Duft entfaltet sich erst beim Öffnen der Flasche. So können Sie zu Hause und unterwegs immer mal wieder an dem Duftöl riechen, wenn Ihnen danach zumute ist. Man kann die geöffnete Flasche aber auch in den Schrank oder ins Regal stellen. Als Basis für Duftöle dient Sonnenblumenöl, da es weitgehend geruchsneutral ist.

Bei Kopfschmerzen helfen 1–2 Tropfen Minzöl, bei Erkältungen 1–2 Tropfen Lavendelöl, gegen Husten 1–2 Tropfen Ysopöl.

▶ Füllen Sie Sonnenblumenöl und einige Tropfen ätherisches Öl in eine dunkle Glasflasche, verschließen Sie diese, und schütteln Sie sie gut durch.

EINREIBUNGEN

Diese Anwendung bietet Ihnen eine zeitsparende Alternative zur Massage, die Sie bei vielen Hautproblemen einsetzen können.

▶ Geben Sie das Öl oder die Ölmischung in der empfohlenen Dosis in das Trägeröl, und verrühren Sie alles gut.

▶ Reiben Sie diese Mischung kräftig in die Haut ein.

INNERE EINNAHME

Bei der Aromatherapie genügt in der Regel die äußerliche Anwendung. Sollten Sie jedoch ätherische Öle einnehmen, dann nur unter Anleitung und auf Anweisung eines erfahrenen Arztes oder Heilpraktikers. Ausnahmen von dieser Regel bilden nur Lavendel-, Minz-, Teebaum- und Ysopöl, die Sie selbst anwenden können.

Zur Einnahme werden ätherische Öle in einem Medium verdünnt. Hier können Sie wählen zwischen Honig, Brot und Zucker.

▶ Verrühren Sie 1–2 Tropfen ätherisches Öl in 1–2 TL flüssigem Honig (wenn nötig, im Wasserbad erwärmen), nehmen Sie diesen so, wie er ist, ein, oder lösen Sie den Honig mitsamt Öl in warmem Tee auf, und trinken Sie diesen schluckweise.

▶ Ein andere Möglichkeit ist, 1–2 Tropfen des Öls auf ein Stückchen trockenes Brot oder ein Stück Würfelzucker zu geben und es langsam zu zerkauen bzw. im Mund zergehen zu lassen.

INHALATION

Inhalationen sind besonders bei Erkältungskrankheiten, Nebenhöhlenentzündung oder Husten angezeigt.

▶ Füllen Sie dazu heißes Wasser in eine große Schüssel, und geben Sie die angegebene Menge an ätherischem Öl oder der Ölmischung dazu. Dann legen Sie ein großes Badehandtuch über Ihren Kopf und die Schüssel, so dass kein Dampf entweichen kann. (Ein Inhalationsgerät aus der Apotheke mag zwar unschön aussehen, erfüllt aber seinen Zweck noch besser.)

▶ Schließen Sie die Augen, und atmen Sie die aufsteigenden Dämpfe etwa 5 Minuten lang mit tiefen Atemzügen, möglichst durch die Nase, ein.

▶ Nach der Inhalation sollten Sie sich 1 Stunde lang keiner Zugluft aussetzen und nicht aus dem Haus gehen.

▶ Bei akuten Beschwerden sollten Sie 2–3-mal täglich inhalieren.

KOMPRESSEN

Heiße Kompressen entkrampfen und öffnen zudem die Hautporen, durch die die ätherischen Öle tiefer und schneller in die Haut eindringen können.

▶ Geben Sie in eine Schüssel mit heißem Wasser die angegebene Menge Öl oder Ölmischung, und tränken Sie ein kleines Handtuch damit. Auswringen und auf den zu behandelnden Körperteil legen.

▶ Sobald die Kompresse auf Körpertemperatur abgekühlt ist, nehmen Sie sie wieder ab.

Kalte Kompressen eignen sich hervorragend zur Linderung von Kopfschmerzen, Sonnenbrand oder Schwellungen und von Entzündungen aller Art.

▶ Hierzu gehen Sie ebenso vor wie bei den heißen Kompressen, verwenden statt heißem jedoch kaltes Wasser.

▶ Sobald die Kompresse Körpertemperatur erreicht hat, nehmen Sie sie wieder ab.

▶ Kompressen – einerlei, ob kalt oder heiß – können Sie bei Bedarf mehrmals täglich anwenden.

MASSAGEN

Ölmassagen zählen neben duftenden Bädern zu den angenehmsten und effektivsten Anwendungsformen der Aromatherapie. Auf körperlicher Ebene dienen sie der Entspannung der Muskeln und der Linderung von Schmerzen. Sie verbessern die Durchblutung, entstauen und beseitigen Blockaden im Fluss von Blut und Lymphe. Im seelischen Bereich liefern sie die zum allgemeinen Wohlbefinden so nötigen »Streicheleinheiten«, besänftigen und helfen, das innere Gleichgewicht wieder zu finden. Auf diese Weise können Ölmassagen dazu dienen, Ängste, aufgestaute Aggressionen und verdrängte Emotionen aufzulösen und abzubauen.

Massagen vermitteln ein intensives Körpergefühl – sowohl zu Ihrem eigenen Wohlgefallen als auch zu dem des Partners.

Wegen dieser durchgreifenden Wirkungen sind Ölmassagen ideal für den partnerschaftlichen Bereich geeignet, vor allem auch in sexueller Hinsicht. Denn nichts drückt Gefühle besser aus als sanfte und liebevolle Berührung.

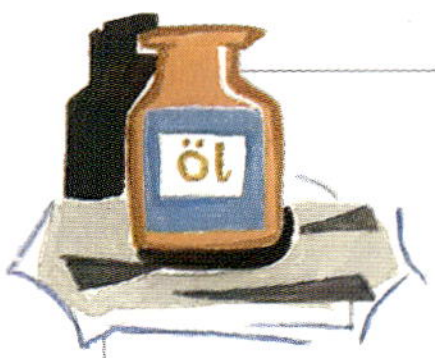

MASSAGEN MIT DUFTÖL

1 Führen Sie die Massage in einem gut gelüfteten, jedoch angenehm warm temperierten Raum aus. Zum Liegen eignet sich am besten ein Tisch (wenn Sie haben, ein Massagetisch) oder auch eine kuschelige Decke auf dem Fußboden. Betten sind meist zu weich zum Massieren.

2 Arbeiten Sie, je nach Größe der zu massierenden Fläche, 1 TL bis 1 EL des mit den Händen erwärmten Öls in die Haut ein.

3 Lockern Sie Ihre Hände, und beginnen Sie, mit kleinen kreisenden Bewegungen zu massieren. Nach einer Weile, wenn Sie merken, dass sich die ersten Verspannungen gelöst haben, können Sie den Druck Ihrer Hände verstärken und sich auch tiefer vorarbeiten.

4 Nach ungefähr 10 bis 15 Minuten beenden Sie die Massage und streichen zum Abschluss noch einmal sanft über die behandelten Stellen.

MUNDSPÜLUNGEN

Bei Zahnfleisch- und Mundschleimhautentzündungen helfen Spülungen mit ätherischen Ölen.

▶ Geben Sie die angegebene Menge des Öls oder der Ölmischung in lauwarmes Wasser, und rühren Sie gut um. Spülen und gurgeln Sie mit der Flüssigkeit, die Sie danach wieder ausspucken.

WICKEL

Wickel sind seit alters aus der Volksmedizin bekannt. Auch in der Aromatherapie werden sie auf die gleiche bewährte Weise angewendet – mit dem einzigen Unterschied, dass die Tücher mit ätherischen Ölen oder Mischungen aus diesen getränkt sind. Nachfolgend ist die Anwendung von Bauch-, Bein-, Brust-, Hals- und Wadenwickel beschrieben, die Sie alle nach der gleichen Prozedur, nur an einem jeweils anderen Körperteil, anlegen.

Wickel: Spätestens seit Pfarrer Kneipp ein Standardhausmittel.

Nehmen Sie sich Zeit zum Mischen – die Sorgfalt lohnt sich allemal. Vor allen Dingen: Zählen Sie die Anzahl der Tropfen genau.

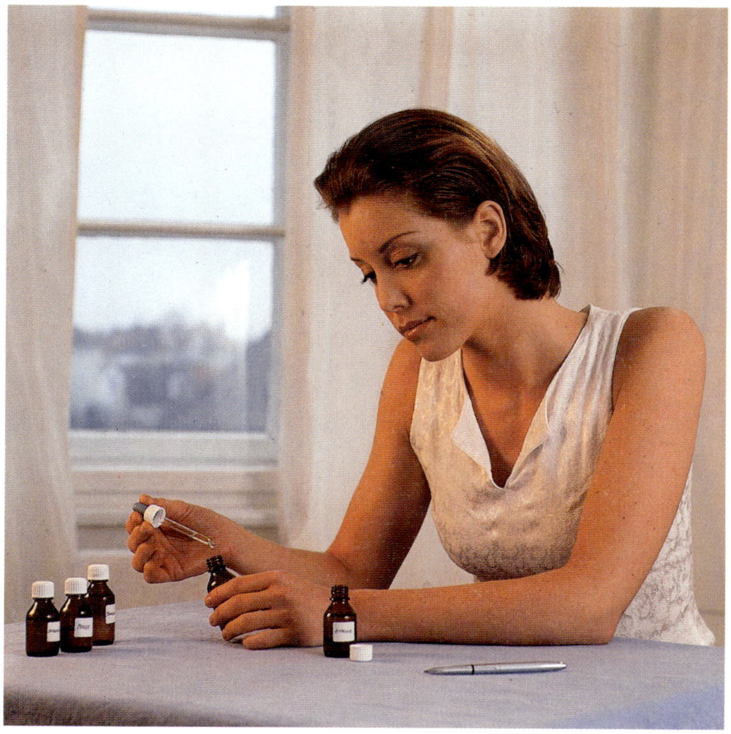

▶ Verwenden Sie nur Tücher aus natürlichen Materialien, wie etwa Baumwolle.

▶ Das innere Tuch (am besten aus Baumwolle) falten Sie mehrmals zusammen, damit es mehr Flüssigkeit aufsaugt.

▶ Die Wassertemperatur richtet sich nach der Art der Behandlung. Für einen heißen Wickel benötigen Sie fast kochendes Wasser, bei einem warmen Wickel sollte die Temperatur etwa 37°C, bei einem kalten um die 17°C (Leitungswasser) betragen.

▶ Geben Sie die empfohlene Menge Öl oder Ölmischung in das Wasser, und tränken Sie das innere Tuch damit. Dann wringen Sie es aus und legen es auf den zu behandelnden Körperteil auf.

▶ Darüber kommt das mittlere Tuch (am besten aus Flanell oder dicker Baumwolle), das etwas größer als das innere Tuch sein sollte.

▶ Das äußere Tuch, dass Sie zum Abschluss anlegen, sollte aus Wolle sein. Dann packen Sie den Patienten von den Füßen bis zu den Schultern in eine warme Decke ein.

▶ Den Wickel kann man 30 Minuten angelegt lassen; danach sollte der Patient noch genauso lange ruhen und auf keinen Fall ins Freie gehen.

Die Kunst des Mischens

In den letzten Jahren bringen immer mehr Hersteller von ätherischen Ölen Fertigmischungen auf den Markt. Diese sind zwar vielleicht praktischer in der Handhabung, haben jedoch den Nachteil, dass sie niemals so individuell auf Ihre Bedürfnisse abgestimmt sein können wie selbst gemischte Zubereitungen. Sie sollten deshalb Ihre Mischung selbst herstellen. Denn das Ausprobieren und das Mixen machen zum einen viel Spaß und erhöhen zum anderen oftmals die Wirksamkeit der ätherischen Öle, da diese sich häufig ergänzen und verstärken.

KOPF, HERZ UND BASIS

In der Auswahl jener Öle, die sich gegenseitig abrunden und vervollkommnen, liegt die hohe Kunst des Mischens. Eine harmonische Mischung hat stets eine Kopf-, eine Herz- und eine Basisnote; besonders bei Parfüms ist dies der Fall. Die Kopfnote ist der Duft, den man beim ersten Schnuppern wahrnimmt und der den ersten Eindruck bestimmt. Den eigentlichen Charakter der Duftmischung macht die Herznote aus, denn sie vereint Kopf- und Basisnote und rundet den Duft ab. Die Basisnote wird auch als Fixativ bezeichnet, da sie dem Duft Beständigkeit und Tiefe verleiht. An einem Parfüm ohne Basisnote hätten Sie beispielsweise wenig Freude, denn es würde sich im Nu verflüchtigen.

▶ Typische Kopfnoten: Bergamotte, Lemongras, Minze, Orange, Thymian, Zitrone

▶ Typische Herznoten: Geranie, Lavendel, Kamille, Muskatellersalbei, Nelke, Neroli

▶ Typische Basisnoten: Cistrose, Patschuli, Rose, Sandelholz, Vetiver, Zeder

Alle Ölmischungen müssen gut geschüttelt werden, um eine gleichmäßige Verteilung zu erreichen.

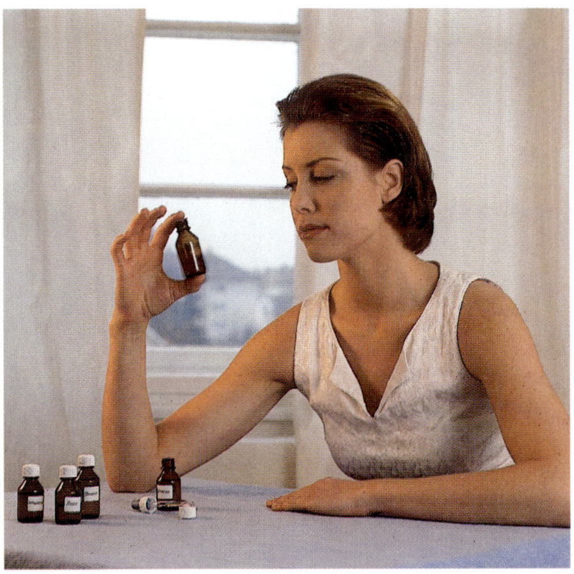

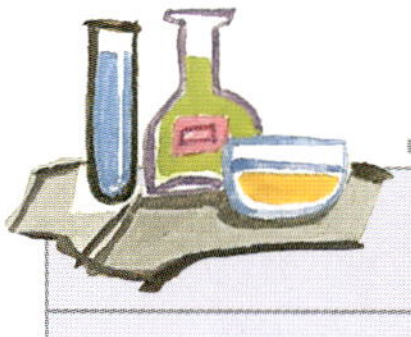

So mischen Sie richtig

▶ Vor allem wenn Sie noch nicht so erfahren mit Ölmischungen sind, sollten Sie nicht mehr als drei bis vier Öle miteinander kombinieren.

▶ Geben Sie von jedem Öl 20 Tropfen in ein dunkles Glasfläschchen (ca. 10 ml), schütteln Sie es gut durch, und beschriften Sie das Etikett mit Datum und den Bezeichnungen der enthaltenen Öle (passende Glasfläschchen erhalten Sie in Apotheken und Laborbedarfsläden).

▶ Versuchen Sie, alle drei genannten Noten in einer Mischung zu vereinen.

▶ Mischen Sie keine Öle mit gegensätzlicher Wirkung – also etwa ein beruhigendes mit einem anregenden.

▶ Ganz wichtig: Sie selbst sollten die Mischung als angenehm empfinden, denn sonst ist ihre Wirkung nur halb so gut.

▶ Eine Mischung aus unverdünnten Ölen sollten Sie nur zur Inhalation, in der Duftlampe oder im Zerstäuber benutzen. Für die meisten anderen Anwendungen muss die Ölmischung einer Trägersubstanz (siehe S. 28ff.) hinzugefügt werden.

▶ Halten Sie schriftlich fest, welche Mischung Ihnen bei bestimmten Problemen geholfen hat. So haben Sie beim nächsten Mal gleich das »Rezept« parat. Falls etwas von der Mischung übrig bleibt, bewahren Sie den Rest auf; beschriften Sie aber die Flasche mit Datum, den Namen der enthaltenen Öle und dem Verwendungszweck.

ÖLMISCHUNGEN

Im Grunde können Sie alle ätherischen Öle miteinander mischen – der Phantasie sind hier keine Grenzen gesetzt. Doch wie jede Kunst erfordert auch das Mischen von ätherischen Ölen ein ausgewogenes Verhältnis zwischen praktischem Wissen und Intuition. Die Tabelle auf den folgenden beiden Seiten gibt Auskunft darüber, welche Öle gut zueinander passen, so dass Sie ein passendes Verhältnis von Kopf-, Herz- und Basisnote erzielen.

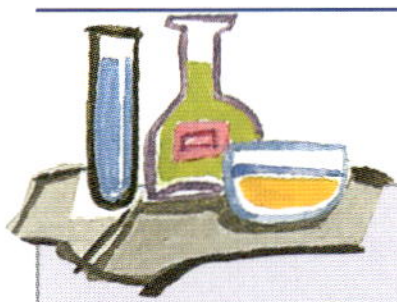

Öle, die gut zueinander passen

Angelika	Bergamotte, Lemongras, Minze, Muskatellersalbei, Teebaum, Wacholder, Ysop, Zitrone
Anis	Fenchel, Iris, Koriander, Melisse, Neroli
Basilikum	Angelika, Lavendel, Muskatellersalbei, Patschuli, Rosmarin, Ysop
Benzoe	Geranie, Iris, Moschus, Rose
Bergamotte	Eisenkraut, Geranie, Lavendel, Kamille, Koriander, Neroli, Rose, Vetiver, Ylang-Ylang, Zeder, Zitrone
Cajeput	Eukalyptus, Ingwer, Lavendel, Minze, Nelke, Wacholder
Cistrose	Jasmin, Melisse, Neroli, Rose, Ylang-Ylang, Zeder, Zitrone
Eisenkraut	Bergamotte, Jasmin, Kamille, Myrte, Neroli, Orange, Tonka, Ysop, Zeder
Eukalyptus	Cajeput, Lavendel, Melisse, Minze, Thymian, Zeder, Zitrone
Fenchel	Iris, Koriander, Rose, Sandelholz
Geranie	Benzoe, Bergamotte, Jasmin, Kamille, Koriander, Lavendel, Lemongras, Melisse, Moschus, Muskatellersalbei, Neroli, Tonka, Vetiver
Ingwer	Cajeput, Iris, Kreuzkümmel, Rosmarin, Wacholder
Iris	Anis, Benzoe, Koriander, Kreuzkümmel, Neroli, Oregano, Rose, Thymian, Tonka, Vanille, Ylang-Ylang, Zitrone
Jasmin	Geranie, Neroli, Orange, Rose, Sandelholz, Zeder, Zitrone
Kamille	Bergamotte, Eisenkraut, Geranie, Lavendel, Melisse, Neroli, Rose, Zeder
Koriander	Bergamotte, Fenchel, Geranie, Iris, Jasmin, Moschus, Orange, Rose, Sandelholz, Ylang-Ylang, Zitrone
Kreuzkümmel	Ingwer, Iris, Jasmin, Moschus, Patschuli, Rose, Sandelholz, Tonka, Ylang-Ylang
Lavendel	Bergamotte, Geranie, Minze, Muskatellersalbei, Neroli, Orange, Rose, Zitrone
Lemongras	Eukalyptus, Geranie, Lavendel, Wacholder
Melisse	Cistrose, Geranie, Kamille, Lavendel, Myrte, Neroli, Rose, Teebaum, Zitrone
Minze	Cajeput, Eukalyptus, Lavendel, Rosmarin, Teebaum
Moschus	Bergamotte, Geranie, Jasmin, Koriander, Kreuzkümmel, Rose, Sandelholz, Tonka, Zitrone

Öle, die gut zueinander passen

Muskatellersalbei	Bergamotte, Geranie, Jasmin, Kamille, Kreuzkümmel, Lavendel, Neroli, Orange, Rose, Sandelholz, Zeder, Zitrone, Zypresse
Myrte	Lavendel, Melisse, Neroli, Thymian, Zitrone, Zypresse
Nelke	Cajeput, Ingwer, Iris, Koriander, Zitrone
Neroli	Geranie, Jasmin, Lavendel, Myrte, Rose, Sandelholz, Zeder, Zitrone
Orange	Koriander, Muskatellersalbei, Neroli, Sandelholz, Wacholder, Ylang-Ylang, Zypresse
Oregano	Iris
Patschuli	Jasmin, Moschus, Rose, Tonka, Ylang-Ylang, Zitrone
Rose	Jasmin, Lavendel, Muskatellersalbei, Neroli, Sandelholz, Vetiver
Rosmarin	Basilikum, Bergamotte, Ingwer, Iris, Minze, Muskatellersalbei, Wacholder, Ysop, Zeder, Zitrone
Sandelholz	Benzoe, Jasmin, Rose, Vetiver, Ylang-Ylang, Zitrone
Teebaum	Lavendel, Minze, Rose
Thymian	Eukalyptus, Iris, Lavendel, Melisse, Minze, Rose, Rosmarin, Zitrone
Tonka	Benzoe, Eisenkraut, Geranie, Iris, Jasmin, Kamille, Kreuzkümmel, Lavendel, Myrte, Neroli, Patschuli, Rose, Sandelholz, Vanille, Vetiver, Ylang-Ylang
Vanille	Bergamotte, Rose, Tonka
Vetiver	Bergamotte, Eisenkraut, Geranie, Jasmin, Orange, Rose, Sandelholz, Ylang-Ylang, Zitrone
Wacholder	Angelika, Basilikum, Cajeput, Ingwer, Iris, Lemongras, Orange, Rosmarin, Thymian, Zitrone, Zypresse
Ylang-Ylang	Jasmin, Koriander, Neroli, Orange, Sandelholz, Tonka, Vetiver, Zitrone
Ysop	Eisenkraut, Lavendel, Muskatellersalbei, Rosmarin
Zeder	Bergamotte, Jasmin, Lavendel, Neroli, Rose, Wacholder
Zitrone	Eukalyptus, Fenchel, Lavendel, Thymian, Wacholder, Zeder
Zypresse	Bergamotte, Lavendel, Muskatellersalbei, Orange, Wacholder, Zitrone

DIE TRÄGERÖLE

Um unverdünnte ätherische Öle und Ölmischungen aufzulösen und zu verdünnen, benötigen Sie Trägeröle. Trägeröle dienen als Basis für Körper- oder Haaröle und andere Anwendungen, und sie verfügen oft selbst über heilkräftige Wirkungen, die jene der zugegebenen ätherischen Öle noch verstärken können. Die nachstehend empfohlenen Pflanzenöle erhalten Sie in Apotheken und Naturkostläden. Verwenden Sie nur hochwertige und naturbelassene Öle.

Mandel- und Traubenkernöl sind leicht und dringen besonders schnell in die Haut ein. Dickflüssiges Oliven- und Avocadoöl wird oft leichteren Ölen beigefügt.

Avocadoöl

Ursprünglich aus Brasilien stammend, werden Avocados heute vor allem in Israel, Kalifornien und Mexiko gezüchtet. Das dickflüssige Öl wird aus dem Fruchtfleisch der Avocado gewonnen. Sein hoher Gehalt an Vitaminen (vor allem A, B und E), Fettsäuren, Lezithin, Histidin und Chlorophyll macht Avocadoöl zu einer wertvollen Trägersubstanz besonders für empfindliche und spröde Haut. Es zieht schnell ein und lässt sich leicht verteilen. Allergische Reaktionen treten so gut wie nie auf.

Calendulaöl

Dieses vor allem zur Haut- und Haarpflege ideale Trägeröl wird aus einem Auszug der Ringelblumenblüten gewonnen. Gut als Trägeröl zur Schönheitspflege geeignet ist eine Mischung aus 50 Prozent Calendula-, 25 Prozent Mandel- und 25 Prozent Traubenkernöl.

Johanniskrautöl

Dieser ölige Auszug aus den Blättern des Johanniskrauts enthält Gerbstoffe und Phytosterine. Johanniskrautöl findet vor allem bei empfindlicher Haut Verwendung, da es heilend wirkt und die Haut weich macht.

Jojobaöl

Jojobaöl wird durch Pressen aus den Samen einer in den USA heimischen Wüstenpflanze gewonnen und gilt den Indianern Mexikos seit jeher als wertvolles Mittel zur Haut- und Haarpflege. Bei dieser Trägersubstanz handelt es sich nicht, wie der Name vermuten lässt, um Öl, sondern um ein flüssiges Wachs. Deshalb wird es auch nicht ranzig, sondern ist wesentlich länger haltbar als andere Öle und somit eine ideale Trägersubstanz. Jojobaöl enthält die Vitamine A, E und F und bietet auch Schutz gegen UV-Strahlen. Es hält die Haut weich und geschmeidig, ohne die Klebrigkeit von Ölen zu besitzen, und eignet sich deshalb besonders für Haaröle.

Oliven- (rechts) und Weizenkeimöl: Diese Trägeröle haben einen intensiven Eigengeschmack – und damit auch Eigengeruch.

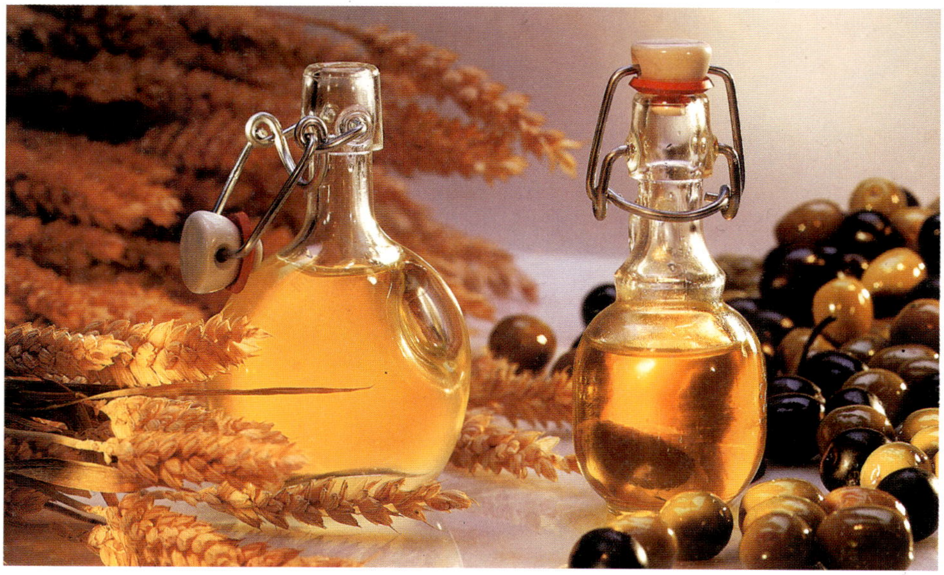

Mandelöl

Der Mandelbaum stammt aus dem Pandschab und aus Kaschmir. Mittlerweile ist er auch in Europa häufig anzutreffen. Das Mandelöl wird aus den reifen Samen der Mandeln durch Pressung gewonnen. Das fast farblose Öl enthält Eiweiß, einige Enzyme, Vitamin A, B und E sowie wertvolle Spurenelemente und Mineralsalze, die vor allem trockene und spröde Haut nähren und pflegen.

Nachtkerzenöl

Das fette Nachtkerzenöl gewinnt man aus den Samen der gelb blühenden Nachtkerze. Erst kürzlich entdeckte man seinen enorm hohen Anteil an Gamma-Linolensäure, einem wichtigen Biostoff für den Organismus. Diese Erkenntnis machte das Nachtkerzenöl fast über Nacht zu einer begehrten Heilpflanze. Da dieses Trägeröl relativ teuer ist, sollten Sie es besser für Gesichtsöle statt für Körperöle verwenden. Bewahren Sie Nachtkerzenöl stets im Kühlschrank auf, denn es wird schneller ranzig als viele andere Öle.

Olivenöl

Olivenöl ist ein seit der Antike begehrter und geschätzter Rohstoff, der durch die Pressung von Oliven gewonnen wird. Olivenöl pflegt und regeneriert die Haut und ist in vielen verschiedenen Güte- und damit auch Preisklassen erhältlich. Als Trägeröl sollten Sie – genau wie in der Küche – nur absolut hochwertiges, kaltgepresstes Olivenöl verwenden. In der Kosmetikindustrie dient Olivenöl auch als Trägersubstanz zur Herstellung von Cremes, denen es mehr Geschmeidigkeit verleiht.

Weizenkeimöl

Das dünnflüssige, goldgelbe Öl, das aus den Keimen des in Europa und ganz Asien heimischen Weizens durch Kaltpressung oder Extraktion gewonnen wird, findet in den letzten Jahren häufig Verwendung als Hautpflegemittel. Es enthält hochwertiges Lezithin, ungesättigte Fettsäuren, Vitamin E und Karotin. Weizenkeimöl hat eine oxidationshemmende Wirkung und wird daher nicht schnell ranzig. Da es einen starken Eigengeruch hat, sollten Sie es nur in geringen Mengen verwenden.

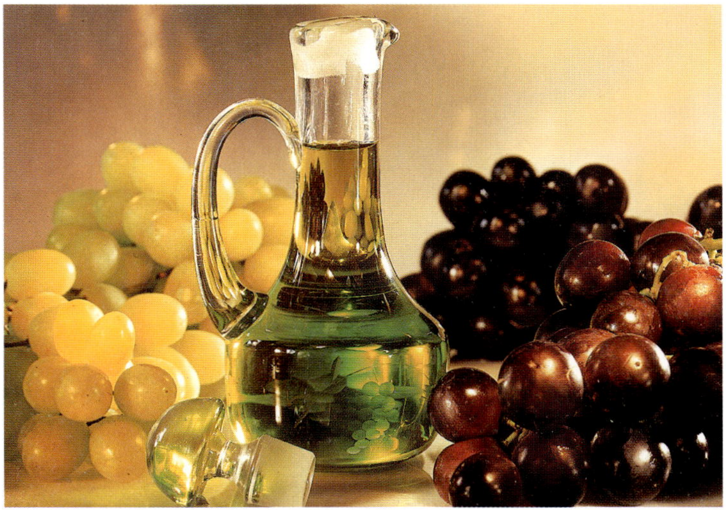

Gourmets schätzen es seit langem in Salat und Pfanne: Traubenkernöl. Es bringt die Eigenarten anderer Zutaten zum Tragen.

Manche Öle können die Kleidung verfärben. Deshalb sollten Sie sie erst an unauffälliger Stelle testen.

Traubenkernöl

Traubenkernöl ist ein dünnflüssiges, leichtes Trägeröl, das schnell in die Haut eindringt. Obwohl es zu den Neuentdeckungen für die Hautpflege gehört, erfreut es sich in der Aromatherapie bereits großer Beliebtheit.

DOSIERUNGSEMPFEHLUNGEN

Füllen Sie die abgemessene Menge des Trägeröls in ein dunkles Glasfläschchen mit Schraubdeckel (aus Apotheken und Laborbedarfsläden), und träufeln Sie entsprechend viel ätherisches Öl hinein. Dann schließen Sie die Flasche, schütteln alles gut durch und beschriften das Etikett mit den Namen der enthaltenen Öle, Datum und Verwendungszweck.

▶ Für Massage- und Gesichtsöle: 20–25 Tropfen Ölmischung auf 100 ml Trägeröl

▶ Für Teilmassagen eines Körperteils: 35 Tropfen auf 100 ml Trägeröl

▶ Für Badeöle: 20 Tropfen Ölmischung auf 60 ml Trägeröl

▶ Für Haaröle: 50 Tropfen Ölmischung auf 70 ml Trägeröl (am besten Jojobaöl)

Ansonsten halten Sie sich bitte an die Dosierungsvorschriften bei den einzelnen Behandlungen.

Der richtige Gebrauch

Ätherische Öle beleben unsere Sinne und können Lebensfreude und -qualität deutlich steigern. Damit die duftenden Helfer ihre vielfältigen Kräfte voll entfalten können, sollten Sie einige Grundregeln bei ihrer Anwendung beachten. Auf diese Weise sind Ihnen eine optimale Wirksamkeit und viel Freude an Ihren Ölen sicher.

Massagen und Einreibungen pflegen die Haut und wirken belebend oder entspannend auf den gesamten Organismus.

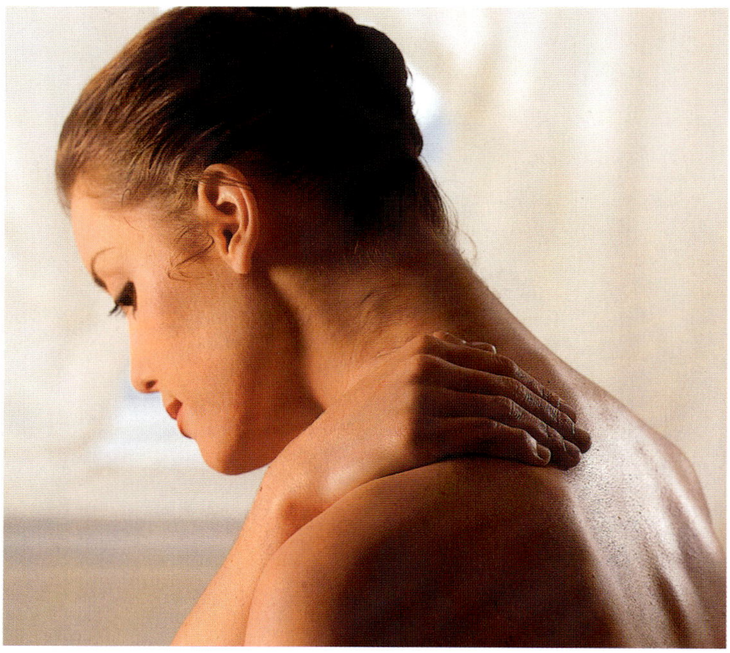

TIPS ZUR ANWENDUNG

▶ Beachten Sie unbedingt mögliche Anwendungsbeschränkungen von bestimmten Ölen, etwa während der Schwangerschaft oder bei Kindern.

▶ Für welche Anwendungsart Sie sich entscheiden, ist ganz Ihnen selbst überlassen. Berücksichtigen Sie dabei jedoch, in welcher Intensität Sie ein Öl anwenden möchten. Eine Inhalation z. B. entfaltet eine stärkere Wirkung als eine Duftlampe.

▶ Halten Sie sich bitte stets an die angegebenen Dosierungsempfehlungen.

▶ Bei Duftlampen richtet sich die Ölmenge nach der Größe des Raumes, in dem Sie die Lampe aufstellen.

▶ Bis auf wenige Ausnahmen sollten ätherische Öle niemals unverdünnt auf die Haut aufgetragen oder eingenommen, sondern in geeigneten Trägersubstanzen aufgelöst und verdünnt werden.

▶ Achten Sie darauf, dass unverdünnte Öle nicht mit den Augen sowie den Schleimhäuten von Nase und Geschlechtsorganen in Kontakt kommen.

▶ Kleinkinder dürfen ätherische Öle nicht einnehmen. Ebenso müssen Sie für Bäder, Massageöle und andere äußerliche Anwendungen stets wesentlich geringere Mengen als bei Erwachsenen verwenden (je nach Alter ein Viertel bis die Hälfte der Erwachsenendosis). Eukalyptus, Kreuzkümmel, Minze, Rosmarin und Zeder sollten Sie generell meiden.

▶ Manche Menschen reagieren empfindlich oder gar allergisch auf bestimmte Öle. Geben Sie deshalb vor der Selbstbehandlung erst 1 Tropfen des ätherischen Öls oder der Ölmischung hinter das Ohr oder in die Ellenbeuge. Wenn nach 12 Stunden keine Überempfindlichkeitsreaktion aufgetreten ist, können Sie das Öl anwenden.

▶ Wenn Sie sich gerade in homöopathischer Behandlung befinden, ist von der Anwendung ätherischer Öle eher abzuraten, da diese die Wirkung der Homöopathika beeinflussen und unter Umständen vollkommen aufheben.

TIPS ZUR AUFBEWAHRUNG

Damit Ihnen ätherische Öle möglichst lang ihre hilfreichen Dienste erweisen können, sollten Sie bei ihrer Lagerung diese Empfehlungen beherzigen.

▶ Ätherische Öle reagieren höchst empfindlich auf UV-Licht und sollten deshalb nur in dunklen Glasflaschen (aus der Apotheke oder dem Laborbedarfshandel) aufbewahrt werden. Das gilt auch für von Ihnen hergestellte Ölmischungen.

▶ Bewahren Sie ätherische Öle stets an einem Ort auf, der für Kinder absolut unzugänglich ist.

▶ Plastikflaschen sind ungeeignet, da es dabei zu chemischen Reaktionen kommen kann, die die Wirkung der Öle beeinträchtigen.

▶ Setzen Sie die Öle nicht großen Temperaturschwankungen und Wärme aus, denn das beeinträchtigt ihre Qualität und setzt zudem ihre Haltbarkeitsdauer herab. Am besten ist eine konstante Zimmertemperatur von etwa 18–20°C.

▶ Auch zu viel Sauerstoff ist der Qualität der Öle nicht förderlich. Öffnen Sie deshalb die Fläschchen nicht unnötig, und verschließen Sie sie nach dem Gebrauch wieder sorgfältig.

▶ Ätherische Öle sind sehr flüchtig; achten Sie daher darauf, dass die Fläschchen stets fest und luftdicht verschlossen sind, denn sonst lösen sich die Öle mit der Zeit buchstäblich in Luft auf.

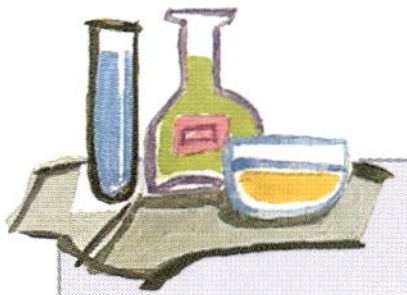

Hier ist Vorsicht geboten

Folgende Öle sollten Sie meiden.

▶ **Bei empfindlicher Haut**
Basilikum, Cajeput, Eukalyptus, Lemongras, Melisse, Minze, Nelke, Rosmarin, Thymian, Zitrone

▶ **Bei Neigung zu Allergien**
Basilikum, Bergamotte, Eisenkraut, Fenchel, Kreuzkümmel, Lemongras, Minze, Nelke, Orange, Oregano, Rosmarin, Thymian, Zitrone

▶ **In der Schwangerschaft**
Anis, Basilikum, Cistrose, Eisenkraut, Koriander, Majoran, Muskatellersalbei, Nelke, Oregano, Rosmarin, Thymian, Wacholder, Ysop, Zeder, Zypresse

▶ **Bei Bluthochdruck**
Rosmarin, Salbei, Thymian, Ysop

▶ **Bei Epilepsie (auch Veranlagung)**
Basilikum, Fenchel, Rosmarin, Ysop, Zeder, Zypresse

▶ **Bei homöopathischer Behandlung**
Kamille, Minze

▶ **Bei starker Sonneneinstrahlung**
Angelika, Bergamotte, Cistrose, Eisenkraut, Fenchel, Orange, Zitrone

▶ Bei sachgerechter Lagerung können Sie an Ihren ätherischen Ölen etwa 3 Jahre Freude haben. Dies gilt nicht für die Zitrusöle (Zitrone, Bergamotte etc.), die aufgrund ihrer Herstellungsweise nur begrenzt haltbar sind. Diese Öle sollten Sie als einzige stets im Kühlschrank aufbewahren, dann bleiben auch sie bis zu 2 Jahre verwendbar.

▶ Sollte ein Öl ausflocken oder sich sein Geruch verändern, können Sie es nicht mehr verwenden.

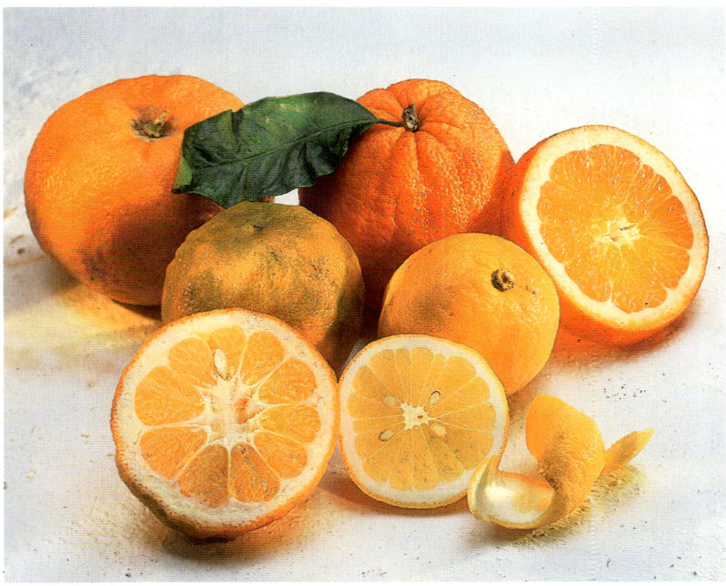

Zitrusöle – hier Orangen, Zitronen und Bergamotte – riechen intensiv, sind aber nur begrenzt haltbar.

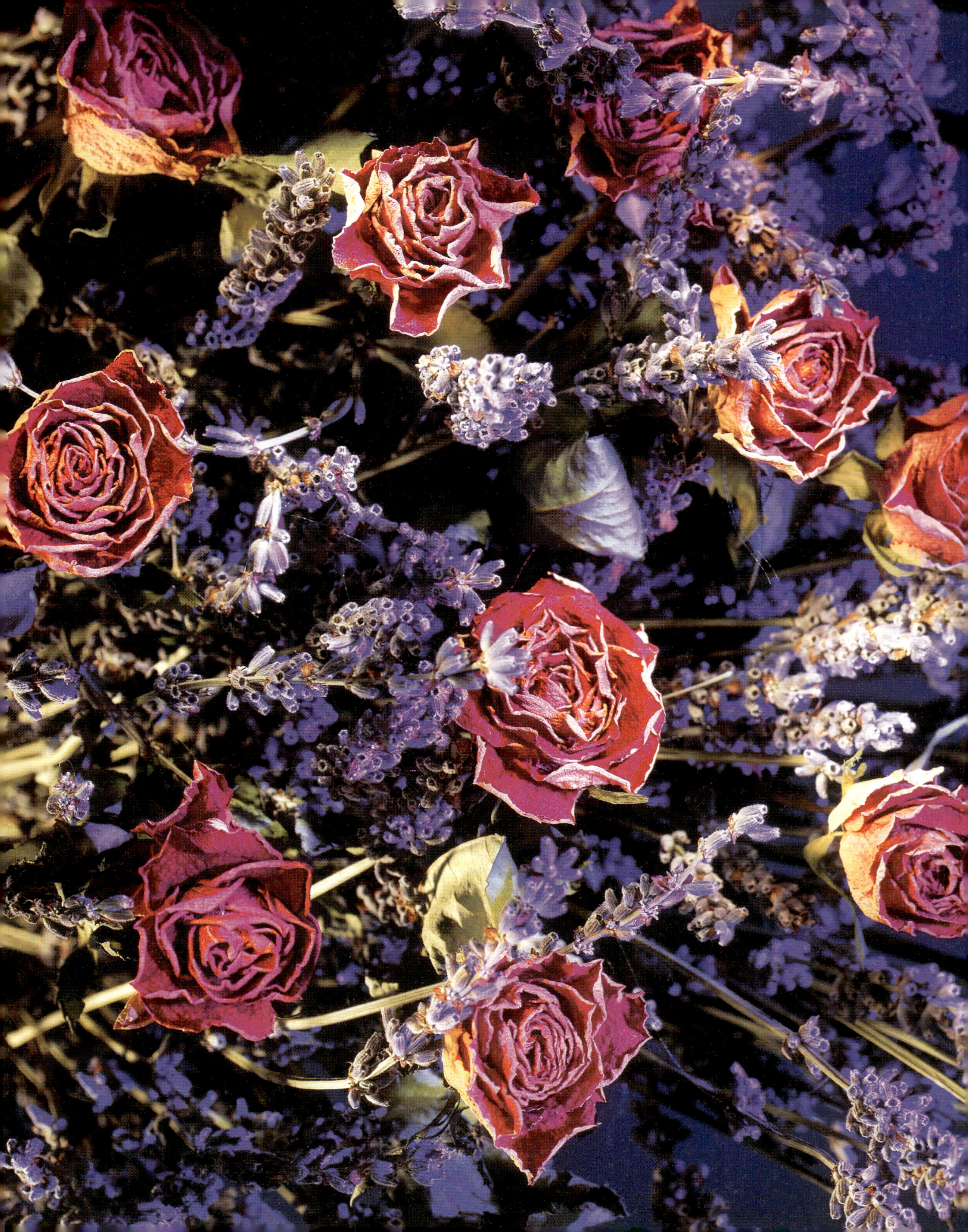

3 Wohlriechende Vielfalt

Basilikum als Grabbeigabe der alten Ägypter, Eukalyptusbäume als Entwässerungspflanze für Sumpfgebiete, Muskatellersalbei als Tropfen in Wein und Bier, um die Wirkung des Alkohols zu verstärken: Die Pflanzen, die uns ätherische Öle liefern, haben in der Geschichte der Menschheit vielfältige Zwecke erfüllt. Alles, was duftet, hat mehr als nur eine Wirkung und eröffnet eine breite Palette von Anwendungsmöglichkeiten. Ätherische Öle wurden und werden in Kosmetik und Medizin, in der Küche und zu religiösen Riten genutzt. Im folgenden Kapitel sind die 31 wichtigsten Substanzen vorgestellt, auf den Seiten 66 bis 69 lesen Sie alles, was Sie über das neue Universalmittel Teebaumöl wissen müssen.

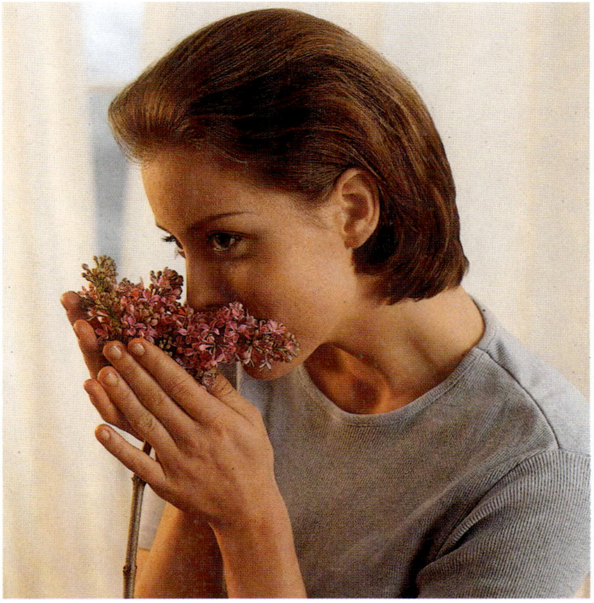

Links: Rosen und Lavendel – die kräftigen Farben lassen ihren üppigen Duft schon ahnen.
Oben: »Wenn der weiße Flieder …« Auch die lila Variante liefert einen typischen Fühlingsduft.

Von Angelika bis Zypresse

Die wichtigsten Öle – woher sie kommen, wie sie wirken

Die Palette an ätherischen Ölen ist groß. Praktisch jede Pflanze, die auf der Erde wächst, produziert ätherische Stoffe, und selbst der geringe Prozentsatz davon, der vom Menschen genutzt wird, ergibt noch eine Zahl, die in die Hunderte geht.

Jedes dieser in Ausstrahlung und Wirkung so verschiedenen und einzigartigen Aromen vorzustellen ist hier aus verständlichen Gründen nicht möglich – dabei käme ein Buch von mehreren tausend Seiten heraus. Allein die Abweichungen von Land zu Land, von Kulturkreis zu Kulturkreis ziehen bestimmte Vorlieben und Abneigungen nach sich, die eine Auswahl unumgänglich machen, wenn man auf diesem Gebiet auch nur einigermaßen den Überblick behalten will. Deshalb sind aus der Vielfalt der ätherischen Öle hier nur die in unserer Kultur wichtigsten herausgegriffen – und zwar die, die auf therapeutischem, kosmetischem und auch kulinarischem Gebiet (um nur einige Anwendungsbereiche zu nennen) am häufigsten Verwendung finden und diese Bereiche am besten abdecken. Von all diesen Ölen können Sie auch erwarten, dass Sie sie jederzeit ohne Schwierigkeiten im Handel finden.

Wenn Sie sich aus den beschriebenen Ölen eine Duftmischung herstellen wollen: Auf Seite 26/27 finden Sie eine Tabelle, die Ihnen einen Überblick darüber gibt, welche Öle besonders gut zueinander passen.

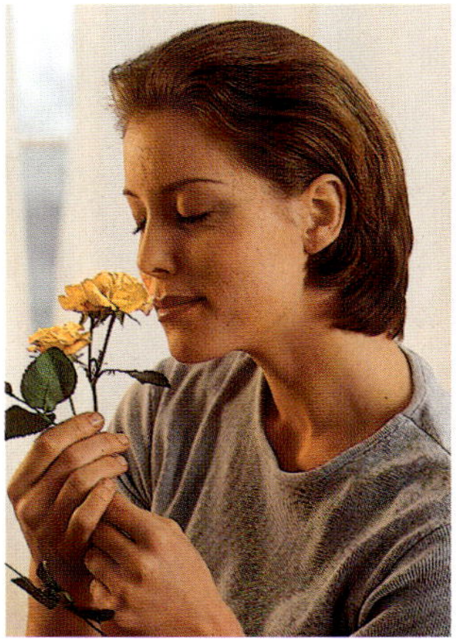

Düfte – ein Labsal für Körper und Seele.

Ätherische Öle und Aromen von A bis Z

Neben botanischen Informationen und Angaben zur Gewinnung des jeweiligen Öls und einigen Anmerkungen zur Historie finden Sie jeweils auch genaue Angaben zu Wirkung und Anwendung: bei bestimmten Beschwerden (sehen Sie, wenn Sie das Öl therapeutisch nutzen wollen, auch unter der entsprechenden Beschwerde im Kapitel »Von Kopf bis Fuß gesund« nach), zur Schönheitspflege, für Parfümmischungen und Duftlampen sowie in Küche und Haushalt.

Auf diese Weise sollen Ihnen Charakter und Ausstrahlung der Öle vor Augen geführt werden. Und eingedenk der Tatsache, dass Probieren über Studieren geht, sollten Sie sich die Öle, die Ihr Interesse geweckt haben, baldmöglichst auch vor die Nase führen.

Angelikaöl

Angelica officinalis; Engelwurz

Der Sage nach geht der Name dieser Pflanze auf den Erzengel Gabriel zurück, der während des 14. und 15. Jahrhunderts, als die Pest in Europa wütete, vielen Menschen im Traum erschienen sein und sie auf die Heilung bringende Wirkung der Angelika aufmerksam gemacht haben soll. Des Engels guter Rat wurde prompt in die Tat umgesetzt: Bei der Pestepidemie, von der Mailand 1510 heimgesucht wurde, griff man überwiegend auf Zubereitungen aus Angelika zurück – mit großem Erfolg, wie von Paracelsus, dem berühmten Arzt und Naturforscher dieser Epoche (1493–1541), überliefert ist.

Die stark wuchernde Pflanze aus der Familie der Doldenblütler wächst bevorzugt auf feuchten Böden an Bächen, Fluss- oder Seeufern und mag es gern kühl und schattig. Sie erreicht eine Höhe bis zu zwei Metern und besitzt große hellgrüne Blätter sowie grünlich weiße Blütendolden, die sich im Juli und August öffnen und groß und ausladend auf den Stängeln thronen. Die Engelwurz, wie sie im Volksmund auch genannt wird, ist in ganz Mittel- und Nordeuropa beheimatet. Sie war im Mittelalter sogar eines der Heilkräuter, die vom Abendland in den Orient exportiert wurden. Das farblose Angelikaöl wird durch Wasserdampfdestillation aus den Wurzeln gewonnen.

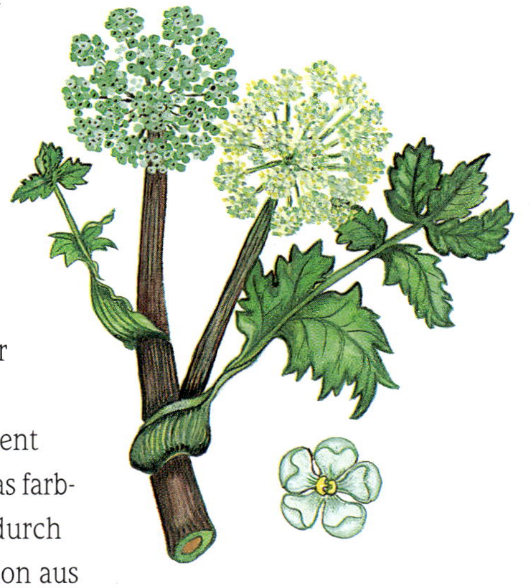

Sein Duft ist würzig und aromatisch, erinnert etwas an Moschus und hat eine balsamische Note.

Warnhinweis: Angelikaöl enthält den Wirkstoff Furokumarin, der die Lichtempfindlichkeit der Haut erhöht. Sie sollten also Hautöle mit Angelikaessenz nicht vor dem Sonnenbaden oder beim Aufenthalt in sonnigen Gegenden auftragen.

Anwendung

- Störungen des Magen-Darm-Trakts, nervös bedingte Blähungen, Gastritis, Magenschwäche
- Vorbeugung von Erkältungskrankheiten
- Bronchitis, Husten, Grippe, Schnupfen, Nasennebenhöhlenentzündung
- Nervös bedingte Herzleiden, Herzschwäche
- Körperliche Schwächezustände, Rekonvaleszenz
- Nervosität, Ängste, depressive Verstimmungen, Niedergeschlagenheit, große Empfindsamkeit

So wirkt Angelikaöl

Angelikaöl gilt als erdend; es hilft, wieder festen Boden unter den Füßen und mehr Realitätssinn zu bekommen. Es kräftigt das Befinden und macht Mut bei Angst und seelischer Instabilität sowie bei depressiven Verstimmungen. Angelikaöl beruhigt, stabilisiert bei Stress und Überforderung und wirkt auch anregend auf die Libido.

Engelwurz genoss in der Renaissance hohes Ansehen – sie galt als das beste Mittel zur Erhöhung der Abwehrkräfte und diente damit dem Schutz vor Ansteckung.

Im körperlichen Bereich wirkt Angelikaöl reinigend, schweißtreibend, schleimlösend, verdauungsfördernd und leicht abführend. Es ist magenfreundlich und stimulierend, stärkt die Abwehrkräfte und wirkt antibakteriell sowie pilzabtötend.

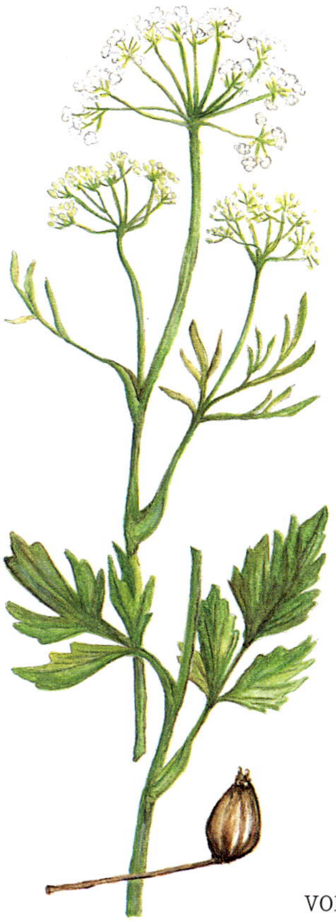

ANISÖL

Pimpinella anisum

Die ätherischen Öle der Anisfrüchte mit ihrem typischen »Weihnachtsduft« finden schon in der Bibel und den Veden, den ältesten Schriften der indischen Kultur, Erwähnung. Im alten Ägypten und Rom galt Anis als eines der wichtigsten Heilkräuter, ebenso im Reich der Mitte und im antiken Griechenland. Für die alten Griechen galt Anis als »anitekos«, als unverzichtbar beim Heilen von Husten und als Gegengift bei Schlangen- und Skorpionbissen. Pythagoras von Samos, der große griechische Mathematiker und Philosoph, erwähnte ihn als hervorragendes blähungswidriges und appetitanregendes Mittel.

»Aenis samen … ist nicht allein lieblich/sondern auch sehr nützlich/all denen so einen bösen stinkenden Atem haben … stillet schmertzen vnnd Grimmen/das aufstoßen und kluxen/vertreibet in summa alle presten und blähung des Magens …«
HIERONYMUS BOCK

Anis gehört zu den Doldenblütlern, bildet jedoch im Gegensatz zu den anderen Vertretern dieser Familie schon im ersten Jahr seine kleine weißen Blüten und Früchte aus, die nur in trockenen Klimazonen voll reifen können. In Deutschland findet man die aus dem Orient stammende Pflanze meist nur in Gewürzgärten – wild trifft man sie selten an. Das leicht gelblich gefärbte Anisöl gewinnt man durch Wasserdampfdestillation der Samen, der Anisfrüchte. Heute findet Anis vor allem Verwendung als ein Gewürz, das Backwaren besser bekömmlich und verdaulicher macht. Noch besser bekannt sind die duftenden Samen als Bestandteil vieler Kräuterliköre und Aperitifs, allen voran Pernod, Ouzo oder Raki. Die Industrie bedient sich des Anisöls zur Herstellung von Hustenmitteln, Zahnpasten und Mundwässern. Auch in der Parfümindustrie ist die Anisnote mit ihrem leichten, hellen und spitzen Duft hoch geschätzt.

Warnhinweis: Anisöl kann in zu hoher Dosis zu Magenreizungen sowie Benommenheit führen; deshalb sollten Sie die bei den Anwendungen angegebenen Dosierungen sorgfältig beachten. Während der Schwangerschaft sollte dieses Öl nicht innerlich angewendet werden.

So wirkt Anisöl

Anisöl wirkt allgemein wärmend und anregend, besonders auf die Verdauungsorgane, löst Krämpfe und entbläht. Seine blähungstreibende Wirkung ist sogar noch stärker als die von Fenchel.
Darüber hinaus wirkt es milchbildend, ausschwemmend, und es regt die Libido an.
Im seelischen Bereich entspannt Anisöl bei Nervosität, hilft bei Alpträumen und kann angenehme Träume bewirken.

Anwendung

- Husten, Asthma, Bronchitis
- Verdauungsstörungen
- Appetitlosigkeit
- Blähungen
- Erbrechen
- Magen- und Darmkrämpfe
- Impotenz und Frigidität
- Förderung der Milchsekretion, schmerzhafte Menstruation, Weißfluss
- Anwendung in Duftlampen

Basilikumöl

Ocimum basilicum

Dieses wohlriechende Gewürzkraut gehört zu den wichtigsten Heilpflanzen des Ayurveda, der altindischen Gesundheitslehre. Über Persien, so vermutet man, gelangte das duftende Kraut nach Ägypten, Griechenland und Rom. Dort galt es lange Zeit als bestes Mittel gegen den »bösen Blick«. Das heute im gesamten mediterranen Raum vorkommende Basilien- oder Königskraut gedeiht auch in unseren Gärten. Es gehört zur Familie der Lippenblütler und kann bis zu einem halben Meter hoch werden. Im Sommer zeigen sich zwischen den eiförmigen, duftenden Blättern weißrosa bis tiefrote Blüten.
Das gelbe Öl wird durch Wasserdampfdestillation aus dem blühenden Kraut gewonnen. Sein angenehmer würziger Duft hat ein wenig von der frischen Minznote, weswegen das Öl auch bei der Herstellung von Herrenparfüm Verwendung findet; manche empfinden das Aroma auch als anisartig.
Warnhinweis: Da Basilikumöl menstruationsfördernd ist, sollte es nicht während der Schwangerschaft eingenommen werden. Auch bei empfindlicher Haut sollten Sie dieses Öl besser meiden.

Anwendung

- Schlaflosigkeit
- Verdauungsstörungen, Appetitlosigkeit, Übelkeit, Erbrechen
- Nervlich bedingte Magenbeschwerden
- Angstzustände, depressive Verstimmungen, Melancholie, geistige Erschöpfung
- Nervosität
- Zu schwache oder ausbleibende Periode, prämenstruelles Syndrom
- Husten, Bronchitis, Schnupfen
- Kopfschmerzen und Migräne
- Anwendung in Duftlampen, Parfümmischungen und in der Küche

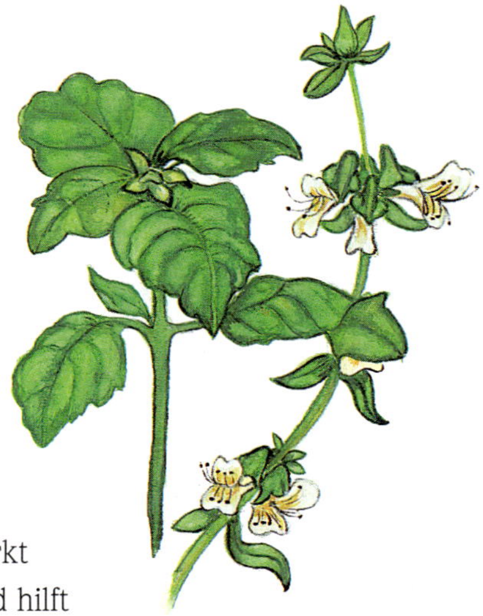

So wirkt Basilikumöl

Basilikumöl besitzt eine große Wirkung auf die Seele: Es hellt die Stimmung auf und entspannt, stärkt das Selbstvertrauen und hilft bei depressiven Gemütsverfassungen. Seine beruhigende und nervenstärkende Kraft bewährt sich nicht nur bei depressiven Verstimmungen, sondern auch bei nervöser Erschöpfung und Schlaflosigkeit. Zudem befreit Basilikumöl den Geist, aktiviert das Denkvermögen und soll sogar den Geruchssinn nach längerem Schnupfen wieder mobilisieren.
In körperlicher Hinsicht wirkt Basilikumöl stark krampflösend, darmreinigend, schleimlösend, antiseptisch und blähungswidrig sowie verdauungsfördernd.
Heute findet Basilikum vor allem als Gewürz Verwendung – was wäre die italienische Küche ohne die aromatischen Blätter! Basilikum lässt sich übrigens problemlos als Gewürzkraut im Topf auf dem Fensterbrett halten. Wenn Sie immer nur die Triebspitzen ernten, wächst es schön buschig nach. Sollten Sie Basilikum im Freien ziehen, müssen Sie allerdings berücksichtigen, dass es zu den erklärten Lieblingsspeisen der Schnecken gehört.

Hildegard von Bingen setzte die duftenden Blätter als linderndes Mittel bei Fieberleiden ein. Auch in Ägypten waren die vielfältigen Heilkräfte des Basilienkrauts hoch geschätzt: In einigen Pyramiden fand man Basilikumkränze als Grabbeigaben.

BENZOEÖL

Benzoe siam

Der Benzoe- oder Styraxbaum, der das stattliche Maß von 20 Metern erreichen kann, stammt ursprünglich aus dem südostasiatischen Raum, vor allem aus Malaysia, Thailand, Vietnam und Kambodscha. Das dickflüssige, bräunliche Öl erhält man durch Extraktion aus dem Harz der Baumrinde in Alkohol. Dazu wird die Rinde angeritzt und das austretende Harz in Behältern, die am Stamm befestigt sind, aufgefangen.

Schon bei den alten Ägyptern war das Harz des Benzoebaumes ein begehrtes Handelsgut – man setzte es zur Desinfektion, als Räuchermittel und natürlich zum Heilen ein.

Dieses »Produkt« des Benzoebaumes, der auch Fieberstrauch genannt wird, wurde in früheren Zeiten traditionell für Ausräucherungen verwendet, um »böse Geister« zu vertreiben. Am bekanntesten ist es (auch heute noch) in Gestalt der Benzoetinktur oder als Bestandteil von Wundbalsam. Obwohl es, wie sich nachweisen lässt, bereits im 16. Jahrhundert in ganz Europa bekannt und häufig in Gebrauch war, wurde dem Benzoeharz seitens der damaligen Schriftkundigen eine eher stiefmütterliche Behandlung zuteil – in so gut wie keinem der alten Kräuteralmanache findet sich eine Notiz darüber. Wirklich zu Unrecht, denn der wohlriechende zähe Sirup entfaltet eine beachtliche Zahl von Heilwirkungen – sowohl körperlicher wie seelischer Natur. Benzoeöl hat einen süßlichen, balsamischen Duft, der sehr an Vanille und Schokolade erinnert und sich gut zum Mischen von Parfüms eignet.

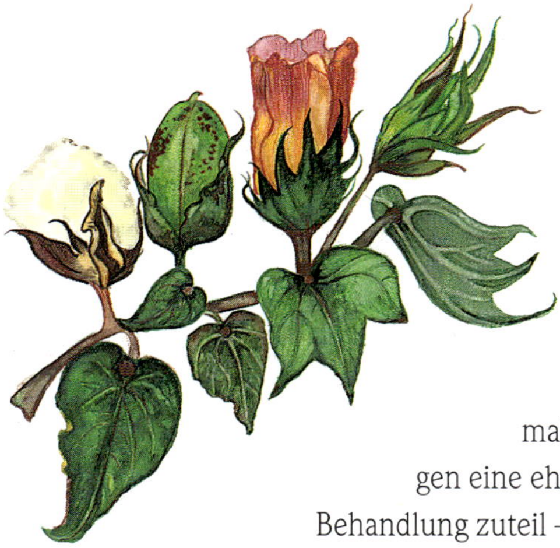

Nimmt man einen Tropfen Benzoeöl auf die Zunge, verspürt man zunächst ein heißes und brennendes Gefühl. Es lässt bald nach und macht einer wohligen angenehmen Wärme Platz, die den gesamten Körper durchflutet.

So wirkt Benzoeöl

Es wirkt wohltuend beruhigend und ausgleichend, denn es verleiht ein Gefühl des Geborgenseins und der Sicherheit: Man kommt sich – allerdings in durchaus positivem Sinn – wie »in Watte gepackt« vor. Benzoe erwärmt das Herz und lindert damit Nervosität, depressive Zustände, emotionale Erschöpfung und Reizbarkeit, besonders auch während der Tage vor den Tagen (prämenstruelles Syndrom).

Darüber hinaus ist Benzoeöl entzündungshemmend, schleimlösend, antiseptisch, krampflösend, harntreibend und herzstärkend.

Anwendung

- Kopfschmerzen
- Angina
- Husten, Asthma, Bronchitis
- Angstzustände
- Innere Unruhe, seelische Erschöpfung
- Reizbarkeit, Nervosität und Stress
- Prämenstruelles Syndrom
- Weißfluss
- Hautentzündungen
- Trockene und spröde Haut
- Wundheilung
- Harnwegsinfektionen
- Anwendung in Parfümmischungen und Duftlampen

Bergamottöl

Citrus aurantium bergamia

Beheimatet ist diese Zitrusfrucht ursprünglich im asiatischen Raum, von wo aus sie auf unbekannten Wegen auf die Kanarischen Inseln gelangte. Christoph Kolumbus soll es gewesen sein, der den weiß blühenden und süß duftenden Baum von dort in den Süden Italiens, genauer, nach Kalabrien brachte. Die Bergamotte gehört ebenso wie die Bitterorange und die Zitrone, aus deren Kreuzung sie gezüchtet wurde, zu den Rautengewächsen. Ihre rundlichen, birnenförmigen Früchte, die von November bis Februar geerntet werden, sind im Gegensatz zu denen ihrer »Eltern« nicht zum Verzehr geeignet. Verwendung finden nur die Schalen, aus denen das dünnflüssige und gelbe bis tief smaragdgrüne Öl durch Kaltpressung gewonnen wird. Es hat einen süßen, leicht zitrusartigen Duft mit einer fruchtig-blumigen, fast schon »orientalischen« Note und darf, im Verbund mit Neroli und Lavendel, keinem guten Eau de Cologne fehlen. Viele kennen den erfrischenden Geruch des Bergamottöls auch von Toilettenwässern oder Erfrischungstüchern.

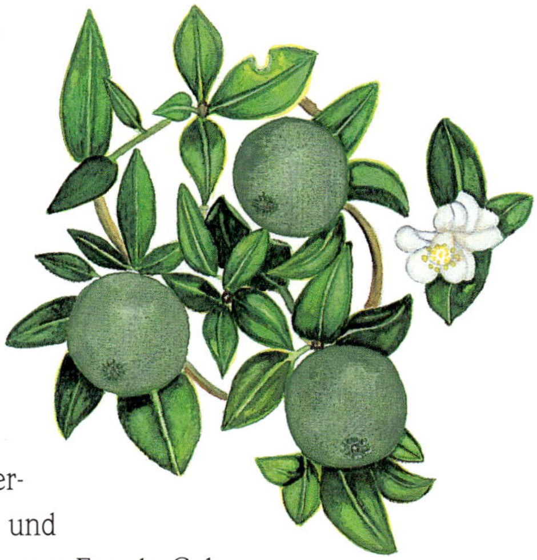

Warnhinweis: Ebenso wie Angelikaöl enthält Bergamottöl Furokumarin, das die Lichtempfindlichkeit der Haut erhöht und bei UV-Bestrahlung unschöne Pigmentflecken hinterlassen kann. Die äußerliche Anwendung dieses Öls sollten Sie deshalb bei längeren Aufenthalten an der Sonne vermeiden.

Anwendung

- Infektionen im Magen-Darm-Trakt, Würmer, Darmparasiten
- Verdauungsstörungen, Magen- und Darmkoliken, Gastritis, Blähungen, Appetitlosigkeit
- Zahnfleisch- und Mundhöhlenentzündung, Mundgeruch
- Atemwegserkrankungen, Fieber
- Akne, Hautentzündungen und -unreinheiten, Abszesse, Krampfadern, Hautpflege allgemein
- Angstzustände, Niedergeschlagenheit, Stress, Nervosität
- Schlaflosigkeit
- Menstruationsbeschwerden, Weißfluss, Scheidenpilz
- Harnwegsinfektionen
- Anwendung in Duftlampen, Parfümmischungen, bei der Schönheitspflege und in der Küche

So wirkt Bergamottöl

Bergamottöl fördert die Verdauung und die Wundheilung, löst Verkrampfungen, senkt Fieber, lindert Schmerzen und hat auch antiseptische Eigenschaften. Bergamottöl gibt Zuversicht, stärkt das Vertrauen in sich selbst und andere und verleiht ein positives Grundgefühl. Der angenehme, frische und warme Duft der Essenz ist ein echter Stimmungsaufheller, der Licht ins Leben bringt. Ein weiterer Pluspunkt der Bergamotte: Je nach Situation kann sie beruhigen und entspannen oder anregen und tonisieren. Bergamotte findet auch erfolgreichen Einsatz bei der Raucherentwöhnung.

Bergamottöl eignet sich wunderbar zum Aromatisieren von schwarzem Tee – ihm verdankt der Earl Grey seinen typischen Geschmack.

Cistrosenöl

Cistus ladaniferus

Das Öl dieses kleinen in mediterranen Regionen beheimateten Strauches findet bereits in der Bibel Erwähnung, nämlich als Zutat zum rituell – nämlich bei der Einsetzung von Königen und Hohenpriestern – genutzten Salböl. Seit der Antike erfährt es große Wertschätzung in der Medizin wie auch als Schönheitsmittel. In der Hauptsache nutzten unsere Vorfahren das Cistrosenöl jedoch als Räucherwerk für Sammlung und Meditation. Zum Heilen fand es vor allem bei der Behandlung eitriger Wunden, Ekzemen und Geschwüren in Form von Auflagen und Salben Anwendung. Die wundheilende Wirkung des Cistrosenöls wird seit kurzer Zeit auch von wissenschaftlicher Seite bestätigt.

Das Labdanumharz der Cistrose wird seit dem Altertum zum Heilen sowie als Räucherwerk zur Förderung von spirituellen Erfahrungen verwendet.

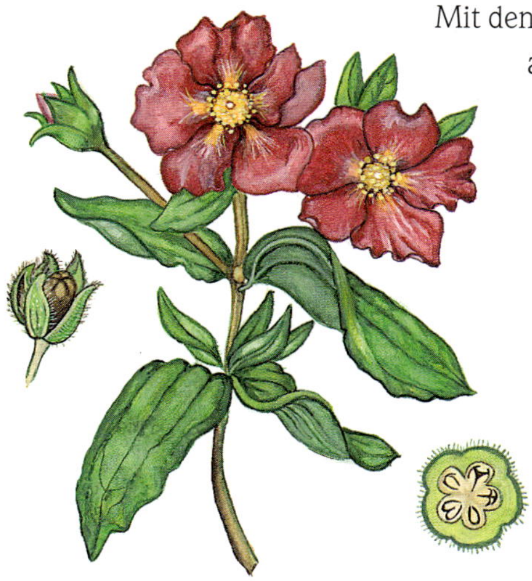

Mit den Kreuzrittern des Mittelalters kam das Cistrosenöl im 12. und 13. Jahrhundert ins Abendland und eroberte sich auch hier zu Lande seinen festen Platz, den es bis heute, vor allem in der Parfüm- und Kosmetikindustrie, nicht verloren hat. Von März bis Juni schmückt sich die Cistrose mit zarten rosa Blüten, die stets einen etwas »verknitterten« Eindruck machen und sich schon nach wenigen Stunden wieder für immer schließen. Das honigfarbene Öl wird aus einer Gummiart, dem Labdanumharz, das die klebrigen Blätter des Cistrosenstrauches absondern, durch Extraktion mit Alkohol oder Benzol gewonnen. Sein warmer, balsamischer, dabei leicht moschusartiger Duft mit holzigem Unterton macht es zu einem häufigen Bestandteil wertvoller Parfüms, denen es eine edle Note verleiht.

Warnhinweis: Cistrosenöl sollten Sie während der Schwangerschaft nicht innerlich anwenden.

So wirkt Cistrosenöl

Cistrosenöl ist auf der körperlichen Ebene beruhigend, krampflösend, wundheilend und anregend. Im seelischen Bereich wirkt Cistrosenöl erwärmend, öffnend, ausgleichend und persönlichkeitsstärkend. Es scheint, als könnte dieses Öl tief in die Seele eindringen und verborgene oder verdrängte Emotionen endlich an die Oberfläche bringen.

Ebenso hilft der Cistrosenduft, sich innerlich zu zentrieren und zu meditieren. Seine erwärmende, entspannende Aura kann Trauer, seelische Verletzungen, unbewältigte Erlebnisse im Gefühlsbereich und Gefühlskälte auflösen. Dementsprechend zeigt Cistrosenöl auch eine erotisierende Wirkung.

Anwendung

- Darmerkrankungen, Durchfall
- Nervöse Schlafstörungen
- Eitrige, schlecht heilende Wunden
- Akne, Hautentzündungen und -unreinheiten
- Menstruationskrämpfe
- Blasenentzündungen
- Frigidität
- Einsamkeit, Trauer, Gefühlsarmut
- Mangelndes Selbstvertrauen, große Sensibilität
- Anwendung in Duftlampen und zur Körperpflege

Eukalyptusöl

Eucalyptus globulus

Was wären sie ohne ihn, die Koalabären, die für Australien so typisch sind – ohne den Eukalyptusbaum, dessen schwertförmige blaugrüne Blätter die ausschließliche Nahrung der possierlichen Beutelbären darstellen. Außer auf dem fünften Kontinent findet man ihn heute kultiviert in Ägypten, Algerien, auf der Iberischen Halbinsel, in Indien und Südamerika. Der Eukalyptusbaum gilt als einer der höchsten Bäume der Erde; seine Wurzeln reichen tief ins Erdreich hinunter und vermögen so noch die entlegensten Wasseradern aufzuspüren.

Die Fähigkeit des Eukalyptusbaumes, viel Wasser aus dem Boden zu ziehen, machte man sich bei der Entwässerung von Malariagebieten zunutze. Dies brachte der Pflanze auch den Namen Fieberbaum ein, was nicht mit einer etwaigen fiebersenkenden Eigenschaft, sondern vielmehr mit ihrem technischen Einsatz gegen Malaria zu tun hat. Den australischen Ureinwohnern und später auch den weißen Kolonialherren war der Eukalyptus ein Allzweckmittel. Sein gelbes ätherisches Öl gilt bis heute als eines der wirksamsten Heilmittel bei einer Vielzahl von Beschwerden, insbesondere bei allen Arten von Atemwegserkrankungen. Dies lässt sich vor allem auf die antiseptische Eigenschaft des Eukalyptusöls zurückführen – es gehört mit zu den stärksten antiseptischen Mitteln, die die Natur zur Verfügung stellt. Das Öl der australischen Riesenbäume wird durch Wasserdampfdestillation aus den Blättern gewonnen und verströmt jenen charakteristischen zitronigen, kampferartigen Duft, der zwar nicht gerade betörend, jedoch sehr erfrischend und anregend ist und der das Eukalyptusöl so bekannt gemacht hat.

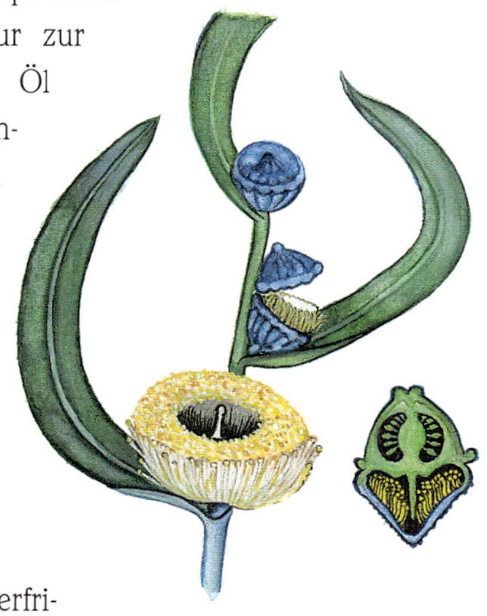

Warnhinweis: Eukalyptusöl sollten Sie wegen der Gefahr eines Atemstillstands nicht bei Kleinkindern anwenden.

Anwendung

- Erkrankungen der Atemwege
- Harnwegsinfektionen
- Fieber
- Rheumatismus und Muskelschmerzen
- Wunden
- Hautunreinheiten und Akne
- Trägheit, Antriebsschwäche

So wirkt Eukalyptusöl

Eukalyptusöl wirkt antiseptisch, vor allem in den Atem- und Harnwegen, schleim- und krampflösend, blutreinigend und harntreibend. Zudem fördert Eukalyptusöl die Wundheilung und soll auch dabei helfen, den Blutzuckerspiegel zu senken (nur das reine, naturbelassene Öl, nicht Teilextrakte). Daneben verhindert Eukalyptusöl die Ausbreitung von Keimen in der Raumluft und ist deshalb ein guter Schutz vor ansteckenden Krankheiten wie z. B. Grippe. Außerdem fördert es die Sauerstoffversorgung sämtlicher Zellen unseres Körpergewebes. Eukalyptus wirkt auch stark psychisch-geistig. Es ist anregend, konzentrationsfördernd und aufmunternd bei Lethargie.

Der Name Eukalyptus stammt aus dem Griechischen und bedeutet übersetzt so viel wie »gut bedeckt«. Und in der Tat sind die Knospen von einer kappenartigen Schale umgeben, die aufspringt, sobald sich die Blüte entfaltet.

Irisöl

Iris germanica, pallida und *florentina*

Ihren Namen soll die attraktive Schwertlilie von dem griechischen Arzt Hippokrates, auf den die Mediziner noch heute ihren Eid ablegen, erhalten haben. Er fühlte sich durch ihre schillernde Farbenpracht an einen Regenbogen erinnert und nannte sie deshalb Iris, wie die Göttin des Regenbogens. Die Iris kann bis zu einem Meter hoch werden und besitzt die Gabe, sich allen möglichen Standorten anzupassen: Man findet sie an sonnigen Bach- und Seeufern ebenso wie unter Schatten spendenden Bäumen. Ihre Blüten öffnen sich zwischen April und Juni; die Farbpalette reicht dabei von Weiß mit einem Hauch Violett über Hellblau bis Dunkelviolett – immer mit einem leuchtenden Gelb am Kelchgrund. Schwertlilien sind in ganz Europa zu Hause, in Kulturen findet man sie in der Toskana, im Atlasgebirge und in Südfrankreich.

Iriswurzeln, aus denen das ätherische Öl gewonnen wird, heißen auch Veilchenwurzeln, weil sie so köstlich nach der kleinen blauen Blütenpflanze duften.

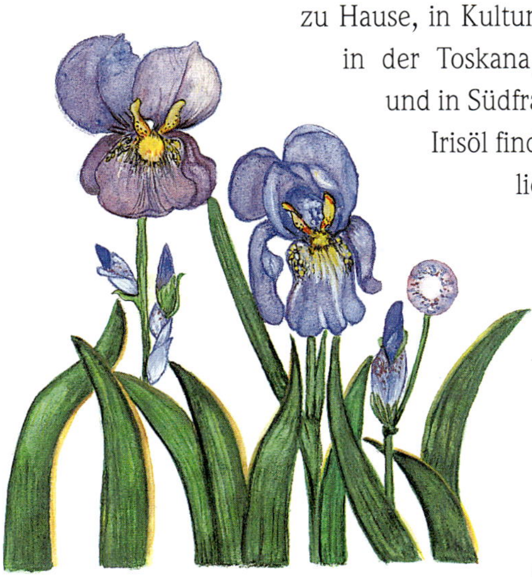

Irisöl findet fast ausschließlich Verwendung in Parfüms (als Fixativ) und Körperölen; auch zur Raumaromatisierung wird es gern eingesetzt. Natürlich bedient sich auch die Kosmetikindustrie gern dieses Wohlgeruchs: In zahlreichen edlen Cremes und Gesichtsölen pflegt, nährt und reinigt Irisöl die Haut. Zum Heilen verwendet werden – zwar auch nicht mehr so häufig wie früher – die Iriswurzeln, auch Veilchenwurzeln genannt. Man gibt sie kleinen Kindern als Zahnungshilfe, denn beim Zerbeißen bildet sich ein milder Schleim, der eine kühlende, beruhigende und etwas schmerzlindernde Wirkung auf das Zahnfleisch entfaltet.

Irisöl gehört neben reinem Jasmin- und Rosenöl zu den wertvollsten und damit auch zu den teuersten ätherischen Ölen. Der hohe Preis des Irisöls erklärt sich aus der sehr zeitintensiven Pflege der Irispflanzungen, der langen Lagerung (zwei bis drei Jahre) der Wurzeln vor der Wasserdampfdestillation und der anschließenden aufwendigen Verarbeitung. Dazu kommt, dass die Ausbeute an ätherischem Öl aus der Wurzel gering ist: Aus 100 Kilogramm Wurzeln erhält man nur 100 Milliliter Öl. Aus diesen Gründen ist reines Irisöl eher Mangelware; man bekommt es nur sehr selten, und wenn, dann eben zu einem stattlichen Preis. Doch der einzigartige Duft entschädigt – kaum ein anderes Öl vermag solcherart alles und jeden in einen süßlich-blumigen, warmen Geruch einzuhüllen.

So wirkt Irisöl

Irisöl ist ein sehr harmonisierendes Öl, das mit seinem Duft »seelische Mauern« einreißen kann, verletzte Gefühle heilt und schöpferische Kraft sowie Intuition verstärkt. Darüber hinaus wirkt Irisöl schleimlösend und blutreinigend, wird jedoch aufgrund seines hohen Preises selten bis gar nicht für medizinische Zwecke eingesetzt.

Anwendung

- Husten
- Zahnfleischprobleme
- Anwendung in Parfümmischungen, Duftlampen und bei der Körperpflege

Jasminöl

Jasminum officinale; Jasminum grandiflorum

Jasmin wurde viel besungen und Thema unzähliger Gedichte, ob als »Königin der Nacht«, »Königin der Blüten« oder »Mondlicht im Hain«. Auch die fernöstliche Malerei konnte sich dem Zauber des fast schon magisch zu nennenden Jasminduftes nicht verschließen: Kaum eine Liebesszene kommt ohne die rosaweißen Jasminblüten aus.
Der Norden des indischen Subkontinents gilt auch als seine Heimat; dort im Himalaja wird der Jasmin seit Jahrhunderten angebaut. Die Mauren sollen ihn im Mittelalter nach Spanien gebracht haben, von wo aus der weiblichste und sinnlichste aller Düfte seinen Siegeszug durch Europa antrat. Diesem Duft verdankt das »Öl der Erotik« seine betörende Wirkung, die es zum besten Aphrodisiakum macht, das man in der Aromatherapie kennt. Aus diesem Grund ist Jasminöl häufig Bestandteil stimulierender Parfüms, denen es einen Hauch von Erotik verleiht. Es wird durch Enfleurage der Blüten gewonnen, ein sehr aufwendiges und kostenintensives Verfahren. Dementsprechend hat das Riechvergnügen auch einen hohen Preis, weswegen das Öl oft verfälscht und gepantscht im Handel zu finden ist.

Warnhinweis: Jasminöl eignet sich nicht zur innerlichen Anwendung, da die meisten im Handel erhältlichen Öle mit zu vielen Lösungsmitteln versetzt sind.

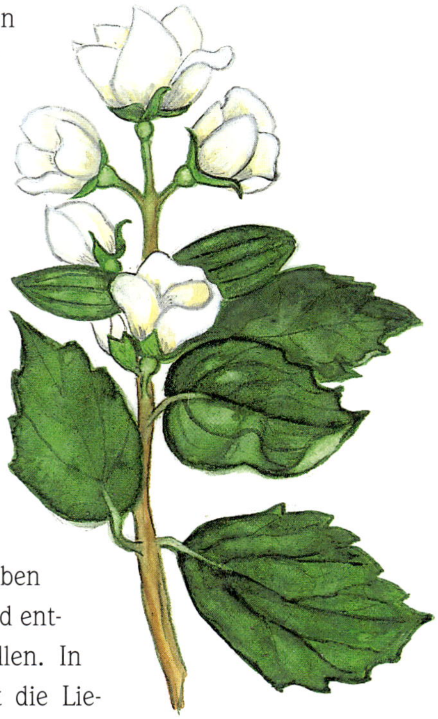

Anwendung

- Rücken-, Glieder- und Muskelschmerzen
- Impotenz und Frigidität
- Geburtsvorbereitung
- Menstruations- und Wechseljahrebeschwerden
- Schlafstörungen
- Depressive Verstimmungen, Angstzustände, mangelndes Selbstvertrauen
- Hautentzündungen, trockene Haut, psychisch bedingte Hautprobleme
- Anwendung in Parfümmischungen, Duftlampen und bei der Körperpflege

So wirkt Jasminöl

Die Wirkungen zu beschreiben würde an Poesie grenzen und entsprechend einige Seiten füllen. In aller Kürze: Jasminöl stärkt die Liebesfähigkeit und Hingabebereitschaft, löst Hemmungen, beflügelt die Phantasie, hilft, seine Gefühle zu äußern und sich anderen zu öffnen. Zudem hellt es die Stimmung auf, gibt neue Zuversicht und wirkt auch krampflösend.

In Indien, wo man seit jeher um die geheimnisvolle, aphrodisierende Kraft dieses Ölbaumgewächses weiß, finden sich in der erotischen Malerei zahllose Darstellungen des Jasmins.

Jasmin kann zudem körperliche Beschwerden positiv beeinflussen, wie beispielsweise das prämenstruelle Syndrom, Kopfschmerzen, Nervosität und Hautentzündungen. Jasminessenz eignet sich auch zur Behandlung von psychosomatisch bedingten Hautproblemen.
Geradezu legendär ist die Wirkung von Jasminöl auf die weiblichen Geschlechtsorgane: Gebärmutterprobleme und Menstruationsstörungen – gleich, welcher Art und Ausprägung – werden gelindert. Wegen seines entspannenden Effektes und seiner anregenden Wirkung auf die Gebärmutter wird Jasminöl auch häufig in der Geburtshilfe eingesetzt.

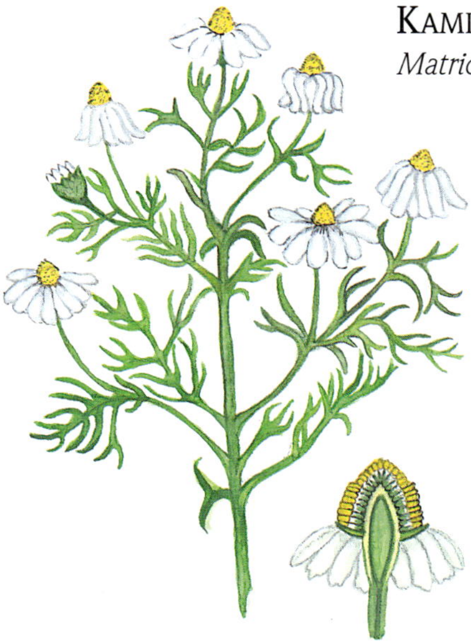

KAMILLENÖL

Matricaria chamomilla

Die anspruchslose Kamille wächst auf Brachland, Wiesen, Äckern und gilt dem Bauern eher als lästiges Unkraut denn als wertvolle Heilpflanze. Zu Unrecht, denn aufgrund ihres hohen Gehalts an ätherischem Öl ist sie eine der in der Volksmedizin am meisten verwendeten wild wachsenden Pflanzen. Der Korbblütler liebt das Licht und wurde im alten Ägypten, seinem Herkunftsland, auch der Sonne geweiht.

Gemeinsam mit Lavendel und Pfefferminze gehört die Kamille zu den bei uns am häufigsten zur Gewinnung von ätherischem Öl genutzten Pflanzen. Ihre vielfältigen heilkräftigen Wirkungen, besonders den entzündungshemmenden Effekt, hat die Kamille ihrem Wirkstoff Azulen zu verdanken, der auch für die bläuliche Farbe des Öls verantwortlich ist. Je nach Kamillenart schwankt der Gehalt an Azulen – bei der Blauen Kamille ist er am höchsten.

Der Name der Kamille geht auf das griechische »chamaimelon« zurück, was »Apfel auf der Erde« bedeutet und von dem apfelartigen Geruch herrührt, den die kleine Blume verströmt. Im alten Ägypten galt die Kamille als »Arzt der Pflanzen«, denn man nahm an, dass sie andere Pflanzen um sich herum gesund erhalten könne.

Es gibt viele Kamillenarten; ätherisches Öl gewinnt man jedoch nur aus den Blüten der Römischen (oder Gelben), der Marokkanischen (oder Wilden) und der Deutschen (oder Blauen) Kamille. Ihre Öle sind gelb, hell- bzw. dunkelblau.

Echtes Kamillenöl findet nicht nur Anwendung zu Heilzwecken; auch in der Kosmetikindustrie wird es sehr geschätzt. Ebenso bedienen sich Parfümhersteller gern des erfrischenden und aromatischen Duftes.

Warnhinweis: Wenn Sie homöopathische Mittel einnehmen, sollten Sie Kamillenöl meiden.

So wirkt Kamillenöl

Kamillenöl lindert Entzündungen, wirkt krampflösend bei Magen-, Darm- und Gallenleiden, schmerzstillend, schweißtreibend, entblähend sowie fiebersenkend und menstruationsfördernd. Im seelischen Bereich entfaltet Kamillenöl eine beruhigende und harmonisierende Wirkung. Es kann bei allen Formen von Nervosität eingesetzt werden: bei innerer Unruhe, Ärger und Stress ebenso wie bei Schlaflosigkeit, Alpträumen und depressiven Verstimmungen. Kamillenöl unterstützt spirituelle Erfahrungen bei Meditationen und Hypnosetherapien, denn sein Duft hilft bei der Loslösung der Gedanken vom Körper. Man kann ihn auch einsetzen, wenn man zu sehr an alten Wertvorstellungen hängt oder sich von einer etwas zu ichbezogenen Lebenseinstellung lösen möchte.

Anwendung

- Verdauungsbeschwerden, Gastritis
- Erkältungskrankheiten
- Menstruationsbeschwerden
- Entzündete und schlecht heilende Wunden
- Hämorrhoiden
- Abszesse, Allergien, Sonnenbrand, Hautentzündungen
- Angstzustände, Depression, Hysterie
- Schlafstörungen
- Anwendung in Duftlampen

LAVENDELÖL

Lavandula officinalis

Schließen Sie für einen Moment die Augen, und gehen Sie auf eine gedankliche Reise nach Südfrankreich, in die Provence, wo sich Lavendelfeld an Lavendelfeld reiht, wo sich endlos lang scheinende violette Schnüre über die sanften Hügel bis zum Horizont hinziehen, um dort mit dem azurblauen Himmel zusammenzutreffen. Auf diese Weise erhalten Sie eine kleine Vorstellung von dem, was Lavendelöl ist: das Öl der Weite und der Freiheit.

Der Lavendel, ein Lippenblütler, hat seine Heimat ursprünglich in Persien, auf den Kanarischen Inseln und in Südfrankreich. Heute findet man ihn in allen mediterranen Ländern, auf dem Balkan und in England. Der duftende Halbstrauch, dessen blauviolette Blüten über den länglichen Blättchen weithin leuchten, liefert uns eines der wertvollsten ätherischen Öle. Lavendelöl findet seit der Antike nicht nur vielfältige Anwendung in der Schönheitspflege und als Parfümstoff, es war und ist auch in der Heilkunde seiner umfassenden Wirkung wegen hoch geschätzt: Große Ärzte wie Dioskurides, Galenus und Plinius rühmten den Lavendel in ihren Schriften.

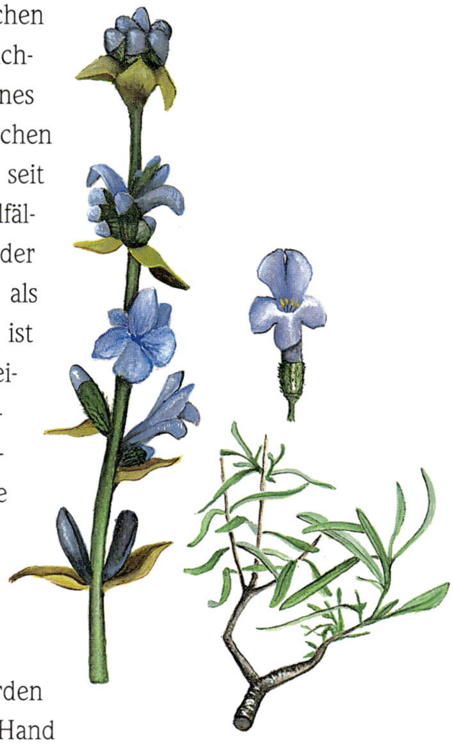

Die Lavendelblüten werden im Juli und August von Hand geerntet, und zwar stets zur Mittagszeit, denn dann enthalten sie am meisten ätherisches Öl. Aus den Blütenrispen und Stängeln erhält man in aufwendigen Verfahren durch Destillation das klare bis gelbliche Öl mit dem berühmten, unverwechselbaren Duft.

Anwendung

- Alle Erkrankungen der Atmungsorgane
- Ohren-, Kopfschmerzen und Migräne
- Blähungen, Durchfall, Übelkeit und weitere Verdauungsstörungen
- Depressive Verstimmungen, Niedergeschlagenheit
- Schlaflosigkeit, Nervosität
- Herzklopfen und -rasen, Bluthochdruck
- Menstruationsbeschwerden, Geburtsvorbereitung und Geburt
- Abszesse, Akne, Hautentzündungen
- Wunden, Insektenstiche
- Verbrennungen, Sonnenbrand
- Muskelzerrungen und -kater, Verstauchungen
- Rheuma, Ischias
- Anwendung in Parfümmischungen, bei der Körperpflege, in Duftlampen und im Haushalt

Lavendel war im alten Rom ein begehrter Badezusatz – darauf geht auch sein Name zurück, der sich vom lateinischen »lavare« (waschen) ableitet. Ebenso verbrannte man in Krankenzimmern Lavendel, um sie von Krankheitserregern zu reinigen.

So wirkt Lavendelöl

Dieses Öl befreit die Seele, schenkt klare Gedanken und gibt die innere Ruhe zum Abschalten. Lavendelöl wirkt sehr ausgleichend und passt sich der jeweiligen Verfassung an: Es erfrischt bei Müdigkeit, erheitert bei Niedergeschlagenheit, beruhigt bei Nervosität. In körperlicher Hinsicht sind seine Wirkungen ebenso vielseitig: beruhigend, stärkend, schmerzlindernd, antiseptisch, harn- und schweißtreibend, wundheilend, tonisierend, entgiftend und desodorierend.

Lemongrasöl

Cymbopogon flexuosus

In seinem Heimatland Indien gilt das duftende Lemongras von alters her als bewährtes Heilmittel bei vielen verschiedenen Beschwerden. Auf dem Subkontinent setzt man es beispielsweise gegen fieberhafte Infekte, alle Arten von Verdauungsstörungen und gegen Cholera ein. Das bis zu 50 Zentimeter hoch werdende Lemongras gehört wie Vetiver (Seite 59) zur Familie der Süßgräser. Heute findet man es kultiviert in China, Brasilien, Haiti und auf Madagaskar. Das gelbliche Öl erhält man durch Destillation der schmalen Blätter. Seinen frischen Zitrusduft empfinden manche als eine aufmunternde Dusche. Denn Lemongras wirkt vor allem auf die linke Gehirnhälfte und fördert deshalb Denkfähigkeit und Konzentrationsvermögen. Daher ist Lemongrasöl – auf ein Taschentuch geträufelt – ideal für lange Autofahrten oder für die Duftlampe im Büro. Die erfrischende Wirkung von Lemongras beschränkt sich jedoch nicht nur auf den geistig-seelischen Bereich. Auch der Körper kann davon profitieren: Einige Tropfen Lemongras ins Duschgel – das ist der Geheimtip für all jene Menschen, die morgens nur sehr schwer in die Gänge kommen. Zudem entfaltet dieses Öl eine straffende Wirkung auf schwaches Bindegewebe; es macht also nicht nur fit, sondern wirkt zugleich unschönen Pölsterchen entgegen.

Lemongras – ein Öl für Konzentration und geistige Klarheit.

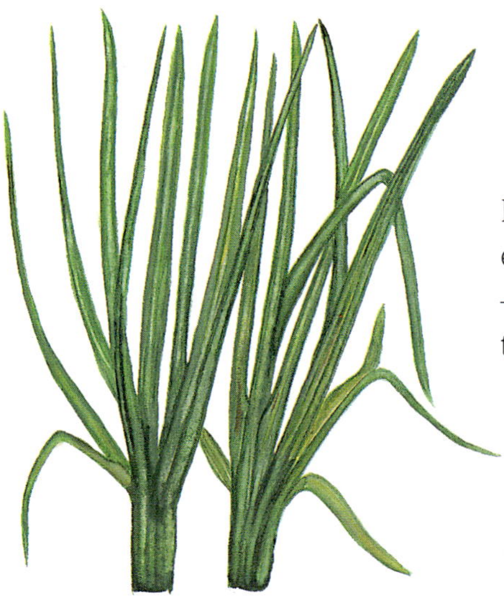

Aber auch in der Parfüm- und Kosmetikindustrie ist Lemongras dank seines frischen Dufts sehr begehrt. In Gesichtswässern, Gesichtsölen und Cremes reinigt, strafft und pflegt dieses Öl die Haut. Auch hilft es bei Wasseransammlungen unter der Haut.

Warnhinweis: Bitte berücksichtigen Sie bei der äußerlichen Anwendung, dass Lemongrasöl bei sehr empfindlicher Haut zu Reizungen führen kann.

So wirkt Lemongrasöl

Im geistigen Bereich wirkt dieses Öl aufmunternd und erfrischend. Es fördert die Konzentrationsfähigkeit und das Denkvermögen. In körperlicher Hinsicht gilt Lemongrasöl als verdauungsfördernd, blähungswidrig und harntreibend. Zudem soll es die Blutgefäße stärken und mit seinem frischen Duft auch Insekten vertreiben. Wegen seines hohen Zitralgehalts wirkt Lemongrasöl auch antiseptisch und hilft bei so manchen Hautleiden und gegen Fußpilz. Berücksichtigen Sie jedoch stets, dass Lemongrasöl in hohen Konzentrationen seine hautreizende Eigenschaft entfaltet und in Hautölen immer stark verdünnt werden muss.

Anwendung

- Verdauungsschwäche, Blähungen, infektiöse Darmerkrankungen
- Blasen- und Nierenleiden
- Erkältungskrankheiten
- Kopfschmerzen und Migräne
- Ödeme und Krampfadern
- Müdigkeit, Konzentrationsschwäche
- Geistige und körperliche Schwäche
- Fette, unreine Haut
- Schutz vor Insekten und Parasiten (bei Haustieren)
- Anwendung zur Luftreinigung, in Duftlampen und im Haushalt

Melissenöl

Melissa officinalis

Gewürzpflanze und Heilkraut zugleich, wächst die nach Zitronen duftende Melisse hier zu Lande vor allem in Gärten und auf dem Balkon. Die ursprüngliche Heimat der Staude aus der Familie der Lippenblütler liegt in Vorderasien, von da kam sie in die Mittelmeerländer. Benediktinermönche sollen die Melisse dann über die Alpen gebracht und erstmals in Deutschland angebaut haben. Karl der Große war von der Heilpflanze so angetan, dass er 810 in einem Edikt ihren flächendeckenden Anbau befahl. Ihr Name kommt übrigens von dem griechischen »melissa« (Honigbiene), da die weiß bis weiß-gelblich blühende Pflanze auch von den Bienen sehr geschätzt wird.

Das ätherische Melissenöl befindet sich an der Oberfläche der Blätter. Diese müssen bereits vor der Blütezeit geerntet und sehr schonend getrocknet werden, bevor man durch Wasserdampfdestillation das farblose, frische und etwas nach Zitronen duftende Öl extrahiert. Die Ausbeute an Öl ist dabei jedoch gering, was im Zusammenhang mit der aufwendigen Trocknung und Herstellung dazu geführt hat, dass Melissenöl oft verfälscht und gepantscht im Handel angeboten wird. So verwundert es nicht, dass echtes Melissenöl sehr rar und teuer ist.

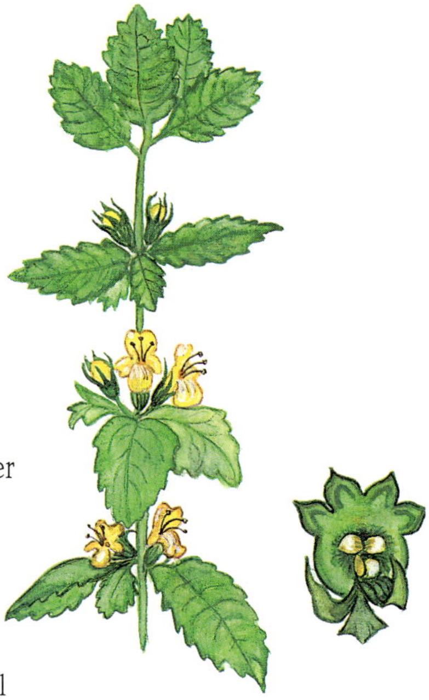

Warnhinweis: Bei sehr empfindlicher Haut kann Melissenöl Reizungen hervorrufen. Nicht anwenden in der Schwangerschaft und während einer homöopathischen Behandlung.

So wirkt Melissenöl

Melissenöl hat die Eigenschaft, dass es zugleich beruhigt und anregt; es wirkt deshalb ausgleichend bei Störungen, denen ein inneres Ungleichgewicht zugrunde liegt. Melissenöl bewahrt vor schädlichen äußeren Einflüssen, hilft, Spannungen abzubauen und zu innerer Ruhe zurückzufinden. Es ist gewissermaßen ein »Schutzöl« für gestresste und überreizte Menschen. Darüber hinaus sagt man ihm schmerzlindernde, entblähende, blutdrucksenkende, nerven-, herz- und verdauungsstärkende, krampflösende Eigenschaften sowie eine bakterienabtötende Wirkung nach.

Den Karmelitermönchen gelang im frühen 17. Jahrhundert mit Hilfe dieses Heilkrauts die Herstellung eines der universellsten Heilmittel überhaupt, des Melissengeists.

Anwendung

- Kopfschmerzen und Migräne
- Schlafstörungen
- Erkältungskrankheiten, Fieber
- Nervös bedingte Verdauungsbeschwerden, Übelkeit, Erbrechen, Durchfall
- Menstruationskrämpfe
- Bluthochdruck, Kreislauflabilität, Herzklopfen und -rasen
- Körperliche und geistige Erschöpfung
- Depressive Verstimmungen, Nervosität, Lethargie, Ängste
- Prellungen, Blutergüsse
- Hautjucken, Gürtelrose, Allergien, Herpes labialis
- Insektenstiche, Insektenschutz
- Fette und unreine Haut
- Anwendung bei der Körperpflege und in Duftlampen

Minzöl

Mentha piperita

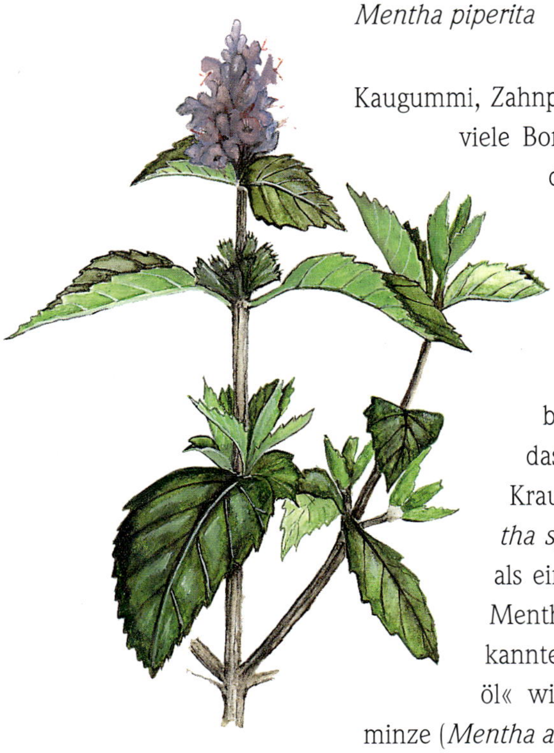

Kaugummi, Zahnpasta, Mundwässer, viele Bonbons oder Crème de menthe – alle sind sie undenkbar ohne Minzgeschmack.

Der vertraute Geschmack geht beispielsweise auf das ätherische Öl der Krausen Minze (*Mentha spicata*) zurück, die als einzige Minzart kein Menthol enthält. Das bekannte »Japanische Minzöl« wird aus der Ackerminze (*Mentha arvensis*) hergestellt, die in Japan beheimatet ist. Für die Aromatherapie am bedeutsamsten ist jedoch die Pfefferminze (*Mentha piperita*), die aus einer Kreuzung in England entstanden sein soll.

Minzöl bewährt sich immer dann, wenn Vernunft und ein klarer Kopf gefragt sind. So dürfte die Leidenschaft des sehnsüchtigen Gottes Pluto gedämpft worden sein, der sich in die Nymphe Mentha verliebte und sie in eine wohlriechende Pflanze verwandelte, als seine eifersüchtige Gattin Persephone die Nebenbuhlerin töten wollte. Minzduft ist folgerichtig alles andere als erotisch und verspricht wenig sinnliche Freuden. Dafür kann dieses Öl in Kürze Frische und neuen Schwung verleihen, Kopfschmerzen, Verspannungen und Verdauungsbeschwerden lindern, verstopfte Nasen befreien und noch vieles mehr. Der vermeintlich kühlende Effekt des Minzöls auf der Haut ist übrigens eine rein subjektive Empfindung – es erregt ausschließlich die Kälterezeptoren auf der Haut, was ein Gefühl von Kälte bewirkt (so kann es passieren, dass Sie mit einer zu hohen Dosis Minzöl im Badewasser frierend in der Wanne sitzen).

Bereits von den alten Ägyptern, Griechen und Römern wurden die umfangreichen Wirkungen der Minze, von der weltweit viele verschiedene Arten wachsen, gerühmt.

Warnhinweis: Bei Heuschnupfen und bei Kindern unter sechs Jahren sollte Minzöl nicht angewendet werden, da es unter Umständen zu sehr reizt. Auch während einer homöopathischen Behandlung ist es nicht einzusetzen, da es hier als Antidot (Gegenmittel) gilt.

So wirkt Minzöl

Minzöl ist ein Öl zur Konzentration, das den Geist erfrischt und das Gedächtnis fördert. Die Liste der weiteren Eigenschaften des Minzöls ist lang: krampflösend, antibakteriell und abwehrstärkend, entblähend, verdauungsfördernd, entzündungshemmend, reinigend, schmerzlindernd, durchblutungsfördernd, schweißtreibend und entgiftend.

Anwendung

- Erkältungskrankheiten und Fieber
- Kopfschmerzen und Migräne
- Muskelverspannungen und -schmerzen, Gelenkschmerzen, Rheuma, Hexenschuss
- Wunden, Sportverletzungen
- Kreislaufbeschwerden, Herzklopfen
- Körperliche und geistige Schwäche
- Verdauungsbeschwerden, Übelkeit, Erbrechen, Reisekrankheit
- Konzentrationsschwierigkeiten, Müdigkeit
- Akne, Hautunreinheiten
- Anwendung in Duftlampen, in Küche und Haushalt

Muskatellersalbeiöl

Salvia sclarea

Der Muskatellersalbei könnte ein Zwillingsbruder unseres weithin bekannten heimischen Wiesensalbeis sein, denn bis auf seine etwas kleineren Blüten sieht er ihm zum Verwechseln ähnlich. Kein Wunder, denn beide gehören zur Familie der Lippenblütler. Muskatellersalbei ist in Syrien, Italien, Frankreich und der Schweiz beheimatet. Im Mittelalter nutzte man ihn seiner guten Heilwirkung wegen in ganz Europa, in diesem Bereich ist er jedoch vom Wiesensalbei verdrängt worden.

Die Hauptwirkung des Muskatellersalbeis liegt im psychischen Bereich: Das Öl erzeugt euphorische Zustände und gehört damit zu den faszinierendsten Ölen der Aromatherapie.

Muskatellersalbeiöl ist das Öl der Inspiration und Kreativität, denn es öffnet die Menschen für das Neue und Unbekannte, regt die schöpferischen Kräfte an und lässt der Phantasie freien Lauf – ideal also für Menschen, die im künstlerisch-schöpferischen Bereich tätig sind. Zugleich vermag das Öl Verspannungen zu lösen und entfaltet eine lang anhaltende beruhigende Wirkung, die sich auch auf den körperlichen Bereich erstreckt. Heutzutage wird Muskatellersalbei weniger zu Heilzwecken, sondern hauptsächlich in der Kosmetik- und Parfümherstellung als Fixativ verwendet. Das klare Öl gewinnt man durch Wasserdampfdestillation aus der ganzen blühenden Pflanze. Es besitzt einen angenehm süßen, nussartigen Duft mit blumiger Note, der ganz entfernt an Moschus erinnert.

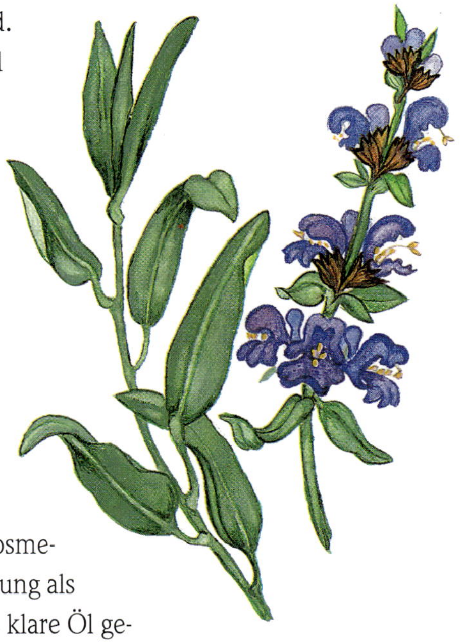

Anwendung

- Vorbeugung von Erkältungskrankheiten
- Husten, Bronchitis und Asthma
- Schwache Verdauung, Blähungen
- Kopfschmerzen
- Muskelschmerzen und -verspannungen
- Menstruationsbeschwerden, prämenstruelles Syndrom
- Wechseljahrebeschwerden
- Geburtsvorbereitung und Geburt
- Hautentzündungen, Furunkel
- Depressive Verstimmungen, Ängste, seelische Anspannung
- Anwendung in Parfümmischungen, bei der Körperpflege, in Duftlampen

Warnhinweis: Aufgrund seiner euphorisierenden Wirkung sollten Sie Muskatellersalbeiöl nicht anwenden, wenn Sie Alkohol getrunken haben – die Wirkung könnte unkontrolliert verstärkt werden. Das Gleiche gilt, wenn Sie eisenhaltige Medikamente einnehmen. Auch in der Schwangerschaft ist Muskatellersalbei wegen der wehenfördernden Wirkung nicht angezeigt.

Eine Droge der ersten Stunde: In früherer Zeit versetzte man Bier und Wein mit Muskatelleröl, um die Wirkung des Alkohols zu verstärken.

So wirkt Muskatellersalbeiöl

Auf körperlicher Ebene wirkt das Öl krampflösend, entblähend, verdauungsfördernd, tonisierend, menstruationsfördernd und antibakteriell. Auf geistig-seelischer Ebene entfaltet es eine entspannende und zugleich belebende Wirkung, inspiriert und vitalisiert, fördert die kreative Neugier und hat auch einen leichten aphrodisierenden Effekt.

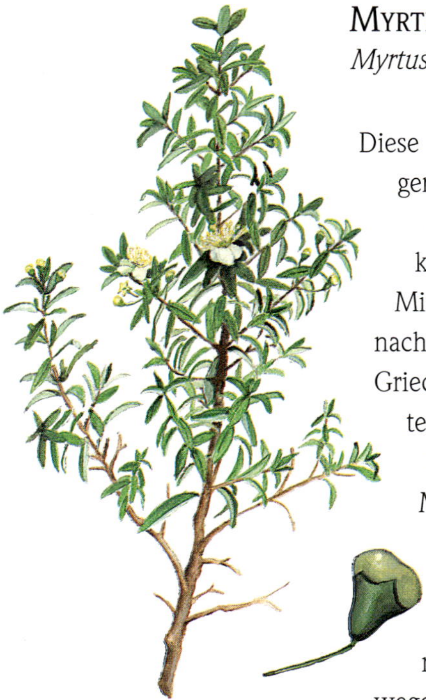

Myrtenöl

Myrtus communis

Diese Pflanze, auch Brautmyrte genannt, stammt ursprünglich aus dem Norden Afrikas. Von da kam sie in die Mittelmeerländer und später nach Deutschland. Die alten Griechen und Römer behandelten mit dem immergrünen Strauch aus der Familie der Myrtengewächse Erkrankungen der Atemwege, Niere und Blase. Im 16. Jahrhundert schätzte man die Myrte vor allem wegen ihrer hautpflegenden Eigenschaft. Die lanzettförmigen, glänzenden Blätter und strahlend weißen Blüten waren Bestandteil des zu damaligen Zeiten berühmten Eau d'Ange, des »Engelwassers«, einer reinigenden und erfrischenden Hautlotion, die von den Damen hoch geschätzt wurde.

Die Myrte steht in vielen verschiedenen Mythologien für Reinheit, Unberührtheit und Keuschheit. Unzählige Sagen und Legenden ranken sich um diese Pflanze. So soll sie beispielsweise der griechischen Göttin Aphrodite geweiht sein, die sich, nachdem sie aus dem Meeresschaum geboren worden war, zum Schutz vor indiskreten Blicken in einem Myrtengebüsch verbarg. Solche Geschichten mögen ins Reich der Legende zu verbannen sein, indes sagen sie viel über die ganz reale seelische Wirkung des Myrtenöls aus: Es öffnet die Augen für Schönheit, stärkt die Liebesfähigkeit, macht gelassen und heiter, reinigt die Gefühle und löst inneres Ungleichgewicht auf. Ein Öl also für all jene, die schwierige Zeiten überstanden, negative Erfahrungen gemacht und Mühe haben, die schönen Seiten des Lebens zu sehen. Wer in einem Wirrwarr der Gefühle gefangen ist und eine neue Orientierung sucht, ist mit der Myrte gut bedient.

Die Myrte ist das traditionelle Symbol der Reinheit, Jungfräulichkeit und auch der Schönheit. Bis heute ist es Brauch, der Braut ein Myrtensträußchen auf den Weg zum Altar mitzugeben.

Das gelbgrüne Öl wird durch Wasserdampfdestillation aus den blühenden Zweigspitzen gewonnen. Sein frischer, kräuterartiger Duft hat etwas von Eukalyptus, ist allerdings etwas zurückhaltender. Manche Menschen fühlen sich auch an den Geruch von Tannennadeln erinnert.

So wirkt Myrtenöl

Myrtenöl verleiht innere Weisheit, fördert die Einsicht in die Dinge des Lebens, macht sie klarer und verständlicher. Zugleich kann Myrtenöl helfen, Verletzungen und Enttäuschungen besser zu bewältigen und das Leben gelassener zu sehen.

Auf körperlicher Ebene ist seine Wirkung eine ganz ähnliche: Das Öl entkrampft und reinigt, wirkt außerdem schleimlösend, antibakteriell, entzündungshemmend und anregend.

Anwendung

- Erkrankungen der Atemwege
- Stirnhöhlenentzündung
- Wechseljahrebeschwerden
- Harnwegsinfektionen
- Hämorrhoiden
- Wunden, Akne, fette und entzündete Haut, Hautpflege allgemein
- Depressive Verstimmungen, Angstzustände, seelische Anspannung
- Anwendung in Parfümmischungen, in Duftlampen und bei der Körperpflege

Nelkenöl

Syzygium aromaticum

Die Früchte des zur Familie der Myrtengewächse zählenden Gewürznelkenbaumes galten in der Antike als wertvolles Heilmittel und Gewürz. Gemeinsam mit schwarzem Pfeffer, Muskat und Zimt gehören die ursprünglich auf den Molukkeninseln und Philippinen beheimateten Gewürznelken noch heute zu den bekanntesten Gewürzen der Welt. Mittlerweile findet man den Nelkenbaum auch kultiviert in Malaysia, Indonesien und Sri Lanka. Gewürznelken waren zu früheren Zeiten derart kostbar, dass ihretwegen sogar Kriege geführt wurden. Im 4. Jahrhundert gelangte die begehrte Pflanze durch die Araber nach Europa und wurde bald danach auch bei uns bekannt. Die Medizin des Mittelalters setzte Nelken wegen ihrer antiseptischen Wirkung als Desinfektionsmittel bei den damals weit verbreiteten Seuchen ein. Die Volksheilkunde empfiehlt sie von alters her gegen Zahnschmerzen und andere Beschwerden im Mund- und Rachenbereich. In früheren Zeiten wurde Nelkenöl auch zur Geburtshilfe verwendet. Das braune Öl erhält man durch Wasserdampfdestillation aus den getrockneten Knospen. Zum Teil wird Nelkenöl auch aus den Blättern gewonnen. Das Knospenöl ist zwar etwas teurer, hat jedoch einen wärmeren Duft, während das Öl aus den Blättern krautiger riecht.

Ihre gute Wirkung gegen Zahnschmerzen verdankt die Nelke ihrem Inhaltsstoff Eugenol, der stark schmerzstillende Eigenschaften hat.

Warnhinweis: Nelkenöl sollten Sie bei einer Schwangerschaft, bei Kindern und bei überempfindlicher Haut nicht anwenden.

Anwendung

- Zahnschmerzen, Zahnfleischentzündung, Zahnpflege
- Magen-Darm-Beschwerden, Durchfall, Blähungen
- Ausbleibende Menstruation
- Insektenschutz
- Desinfizierung von Wunden, eitrige Wunden
- Geistige Erschöpfung, Konzentrationsschwierigkeiten, Gedächtnisschwäche
- Anwendung in Parfümmischungen und Duftlampen, in Küche, Haushalt und bei der Körperpflege

So wirkt Nelkenöl

Nelkenöl wirkt stark desinfizierend, entblähend, krampflösend und schmerzlindernd. Zudem wirkt es körperlich kräftigend und geistig anregend sowie tonisierend auf die Gebärmutter. Das bekannteste Anwendungsgebiet der Nelke sind jedoch Zahnschmerzen und Zahnfleischschwellungen, weshalb Nelkenöl oft in Mundwässern und Zahnpasten zu finden ist. Auf der Haut wirkt das Öl desinfizierend und bewährt sich bei Hautabschürfungen, Insektenstichen, Warzen und eitrigen Wunden. Außerdem hilft Nelkenöl bei Magen-Darm-Beschwerden, Durchfall und Blähungen. Und zu guter Letzt: Es stimuliert das Gehirn. Viele Menschen schätzen diese stärkende Wirkung nach längerer geistiger Arbeit und bei nachlassender Konzentration.

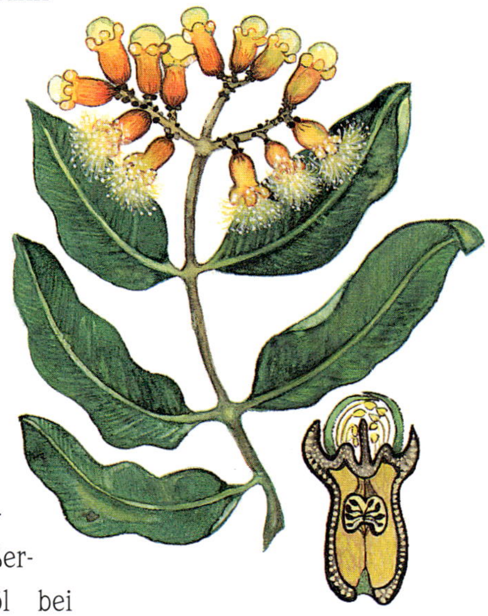

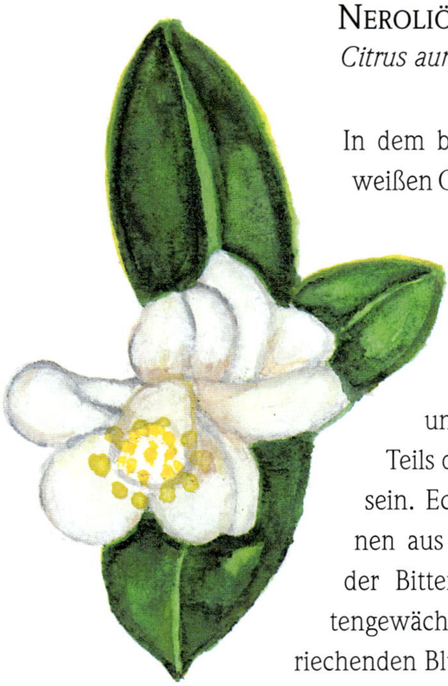

Neroliöl

Citrus aurantium

In dem betörenden Duft der weißen Orangenblüten scheinen die Lieblichkeit und der Charme Süditaliens, scheint die Lebensfreude und Sinnlichkeit dieses Teils der Erde gefangen zu sein. Echtes Neroli, gewonnen aus den weißen Blüten der Bitterorange, eines Rautengewächses, ist eine der bestriechenden Blütenessenzen – und auch eine der teuersten, denn der süße, leicht euphorisierende Duft, der wertvollen Eaux de Cologne und Parfüms einen Hauch von Erotik und südländischer Lebenslust verleiht, hat seinen Preis.

Die Bitterorange stammt ursprünglich aus China, wo ihre Blüten seit Jahrhunderten zur Zubereitung kosmetischer Präparate dienen. Von dort, so nimmt man an, brachten portugiesische Seefahrer den bis zu neun Meter hoch werdenden Baum nach Europa. Der Name dieses Öls soll auf Prinzessin Anne-Marie von Nerola zurückgehen, die als Erste ihre Handschuhe, Haarbänder, ihr Badewasser und sogar ihr Briefpapier mit dem lieblichen Duft zu parfümieren pflegte. Die Damen und Herren des italienischen Adels zeigten sich begeistert, vor allem von den »guanti di Neroli«, den parfümierten Handschuhen. Ab sofort war es Mode, sich auf Schritt und Tritt mit Orangenblütenduft zu umgeben, und Neroliöl wurde zum beliebtesten Duftstoff der ausgehenden Renaissance.

Einen deutlichen Hinweis auf die Herkunft der Orange aus dem Reich der Mitte findet man in dem alten Namen Chinaapfel, der noch heute im Begriff »Apfelsine« oder dem holländischen »Sinaasappel« nachklingt.

Heute wird die Bitterorangenblüte vor allem in Sizilien (hier werden nach wie vor die besten Orangen angebaut, siehe Randspalte Seite 53), Südfrankreich, Marokko und Ägypten angebaut. Das hellgelbe Öl erhält man durch Wasserdampfdestillation der frischen Blüten.

So wirkt Neroliöl

Dieses Öl hat einen ungemein starken Einfluss auf die Psyche; seine stimmungsaufhellende und antidepressive Wirkung löst seelische Verspannungen, baut Ängste ab, gibt Kraft in scheinbar ausweglosen Situationen und neuen Lebensmut. Neroli hilft, das Leben mit mehr Gelassenheit und Ruhe zu sehen, und ist eines der wirksamsten natürlichen Beruhigungsmittel. Nicht zu vergessen ist die starke aphrodisierende Komponente dieses Öls.

Neroliöl wirkt auch körperlich, und zwar verdauungsfördernd, entblähend, hautpflegend und krampflösend.

Anwendung

- Schlaflosigkeit
- Nervöse Kopfschmerzen
- Depressive Verstimmungen, Angstzustände, Nervosität
- Nervös bedingte Verdauungsstörungen, vor allem Durchfall
- Trockene und empfindliche Haut, Hautpflege allgemein
- Herzklopfen und -rasen, nervöse Herzbeschwerden
- Impotenz und Frigidität
- Anwendung in Parfümmischungen und Duftlampen, zur Körperpflege

Orangenöl

Citrus sinensis

Die Früchte des beinahe pyramidenförmigen, kleinen Baumes mit den immergrünen, glänzenden Blättern und den hübschen weißen Blüten wurden früher Chinaapfel genannt, denn ihre ursprüngliche Heimat liegt im Reich der Mitte. Heute findet man die Orange kultiviert vor allem in Brasilien, den USA, Israel, Marokko und in den Mittelmeerländern. Orangenöl verbreitet einen wunderbaren Raumduft und ist als unkompliziertes Aroma auch Anfängern in dieser Kunst zu empfehlen. Da vor allem Kinder den warmen, fruchtigen Duft sehr schätzen, ist er ideal für Kinderfeste oder als Einschlafhilfe. Orangenöl ist auch eine Bereicherung für die feine Küche. Es verzaubert Kuchen, Süßspeisen oder Gebäck und rundet den Glühwein geschmacklich ab.

Das hellgelb bis orange gefärbte Öl erhält man durch Kaltpressung aus den Orangenschalen. Es besitzt einen frischen und fruchtigen Duft mit einer zitronigen Note. Achten Sie beim Einkauf darauf, dass das Öl von Orangen aus biologischem Anbau stammt. Denn Pestizide und andere Chemikalien sammeln sich in den Schalen und gelangen bei der Kaltpressung vollständig in das Öl.

Warnhinweis: Orangenöl kann bei Sonneneinstrahlung zu Pigmentflecken und anderen Irritationen der Haut führen – tragen Sie es daher nicht auf, wenn Sie länger in die Sonne wollen.

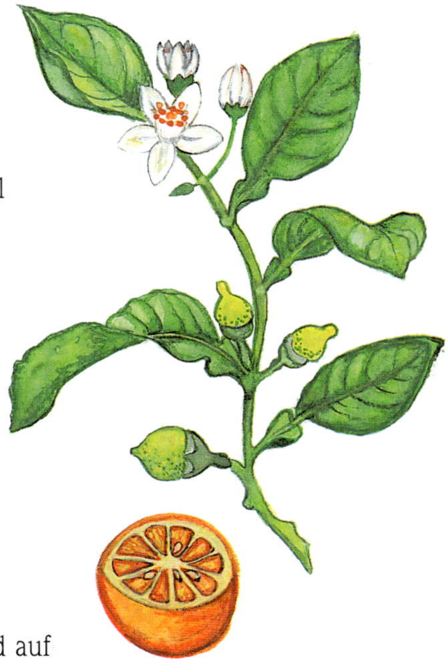

So wirkt Orangenöl

Orangenöl wirkt anregend auf die inneren Organe, insbesondere auf Magen, Darm, Herz, Niere und Blase. Schon die alten Römer kannten Orangenwasser oder -tee als Hausmittel gegen Verdauungsprobleme und Kater nach durchzechten Nächten. Ähnlich wie Neroli wirkt auch Orangenöl krampflösend und beruhigend auf Magen und Darm. Orangenöl dient auch zur Hautpflege, vor allem zur Straffung eines schwachen Bindegewebes. Darüber hinaus ist es hilfreich bei körperlichen Schmerzen und Schwächezuständen. Im seelischen Bereich zeigt es einen beruhigenden, erheiternden Effekt. Denn Orangenöl speichert in sich die wärmende Energie der Sonne und bringt Licht in dunkle Stimmungslagen. Es stimmt heiter, unbeschwert und nimmt Angst- und Engegefühle. Forschungen haben jetzt sogar bestätigt, dass Orangenöl die Zirbeldrüse stimuliert, die das lichtabhängige Hormon Melatonin produziert.

Das Orangenöl mit dem feinsten Aroma kommt aus Sizilien, wo die Pflanzen seit dem 12. Jahrhundert kultiviert werden. Die Araber brachten die Orangenbäume auf die Insel und legten für ihren Anbau ein kunstvolles Bewässerungssystem an, das teilweise noch heute benutzt wird.

Anwendung

- Verdauungsschwäche, Blähungen, Magenkrämpfe, Durchfall
- Herzklopfen
- Nieren- und Blasenleiden
- Fieber
- Zahnfleischentzündung
- Traurigkeit, Ängste, Nervosität
- Schlecht durchblutete Haut, Zellulite (»Orangenhaut«)
- Anwendung zur Körperpflege und in der Küche

Patschuliöl

Pogostemum patschuli

Patschuli war der Duft der 68er-Generation, ein ständiger Begleiter der Hippies und Blumenkinder und fast schon ein Markenzeichen der Flower-Power-Ära. Patschuliduft – schwül, intensiv und fast schon aufdringlich – fand jedoch auch schon zu früheren Zeiten begeisterte Anhänger. In seinen Heimatländern Indien, Malaysia und Burma nimmt man den krautigen Lippenblütler mit den attraktiven weißpurpurnen Blüten seit Jahrhunderten zur Parfümierung der Wäsche, denn sein wahrlich intensiver Duft vertreibt Motten und andere Insekten. Auch unsere Großmütter bedienten sich dieser Wirkung, weshalb manche diesen Duft mit einem alten Kleiderschrank assoziieren. Nichtsdestotrotz zählt Patschuli zu den erotisierenden Duftstoffen; der aphrodisierende Effekt stellt sich allerdings nicht bei jedem ein, denn so mancher kommt mit der aufdringlichen schwülen Note nicht allzu gut zurecht.

Die Inder parfümierten ihre Stoffe mit Patschuli; zu großem Ruhm gelangten dabei ihre Schals. Sie kamen im 19. Jahrhundert bei den Briten stark in Mode und waren ein absolutes »must« für jeden, der auf sich hielt.

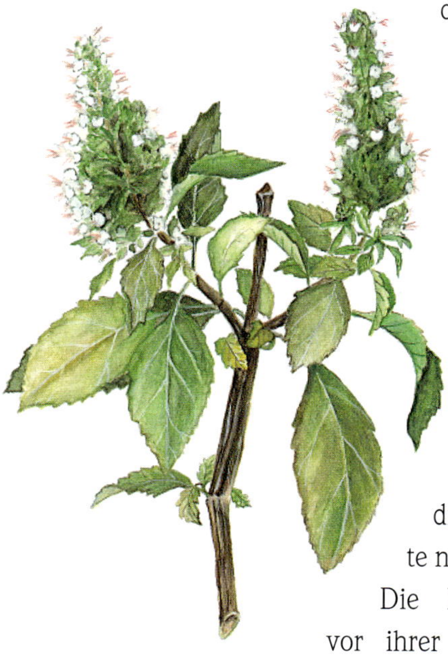

Die Patschuliblätter werden vor ihrer Destillation getrocknet und fermentiert. Das Öl, das Patschulen und andere azulenartige Stoffe enthält, ist dickflüssig, hellbraun und hat einen erdig-holzigen, etwas muffigen, moschusartigen Duft. Das schwüle Odeur ist sehr nachhaltig: Mit Patschuli parfümierte Kleidung verströmt noch nach Wochen ihr Aroma.

So wirkt Patschuliöl

Man sagt, Patschuli fördere die übersinnlichen Fähigkeiten. In der Tat entfaltet dieses Öl eine starke Wirkung auf die Psyche: Es ist in geringen Dosen stimulierend, in hohen dagegen beruhigend bis betäubend. In körperlicher Hinsicht entfaltet Patschuliöl antiseptische, wundheilende, hautpflegende und pilztötende Effekte. Als Hautpflegemittel ist das Öl gut für rissige, trockene und entzündete Haut; auch bei verschiedenen Hautkrankheiten bringt es Linderung und kann wegen seiner pilztötenden Wirkung auch bei Haut- und Fußpilz eingesetzt werden. (In Fernost trägt man es als Prophylaxe gegen Insektenstiche auf.) Der schwere, erdige Duft vermittelt Zufriedenheit und Sicherheit und hilft bei mangelndem Urvertrauen und schlechter Verbindung zur materiellen Ebene. Um in den Genuss des aphrodisierenden Effekts zu kommen, sollten Sie Patschuli allerdings stark verdünnen, denn sonst erreichen Sie unter Umständen die gegenteilige Wirkung. Zudem wirkt es entzündungshemmend, hautregenerierend und -verjüngend, Insekten vertreibend und antibakteriell.

Anwendung

- Kopf- und Magenschmerzen
- Wunden
- Hautentzündungen, rissige und faltige Haut, Hautpflege allgemein
- Angstzustände, depressive Verstimmungen, Selbstzweifel
- Antriebs- und Konzentrationsschwäche
- Insektenstiche, Insektenschutz
- Anwendung in Parfümmischungen, zur Körperpflege und im Haushalt

Rosenöl

Rosa damascena, Rosa centifolia

Der Duft der Frauen? Vielleicht, denn Rosenöl gilt als das weiblichste aller ätherischen Öle, stammt es doch auch von der »Königin der Blumen«. Keine andere Pflanze fand so viele Verehrer, die ihrer Wertschätzung in Gedichten, Versen und Liedern Ausdruck verliehen. Die Rose galt schon im Altertum als Symbol der Liebe und Vollkommenheit – nicht ohne Grund ist sie Aphrodite, der Göttin der Schönheit und der sinnlichen Liebe, geweiht. Noch immer zählt eine tiefrote Rose zu den beliebtesten aller Liebeserklärungen, und nach wie vor vermag ein Rosenstrauß die Herzen zu öffnen.

Die Entdeckung des Rosenöls soll auf einen Zufall zurückgehen: Zur Hochzeit des persischen Kaisers Djihanguyr mit der Prinzessin Nour-Djihan hatte man einen Kanal, der die Palastgärten umgab, mit Rosenwasser gefüllt. Zur Mittagszeit erhitzte sich das Wasser durch die Sonneneinstrahlung, und es kam zu einer natürlichen Destillation, in deren Folge sich das Rosenöl vom Wasser löste und an die Oberfläche stieg. Bald darauf begann man in Persien mit der Produktion des Oleum rosae.

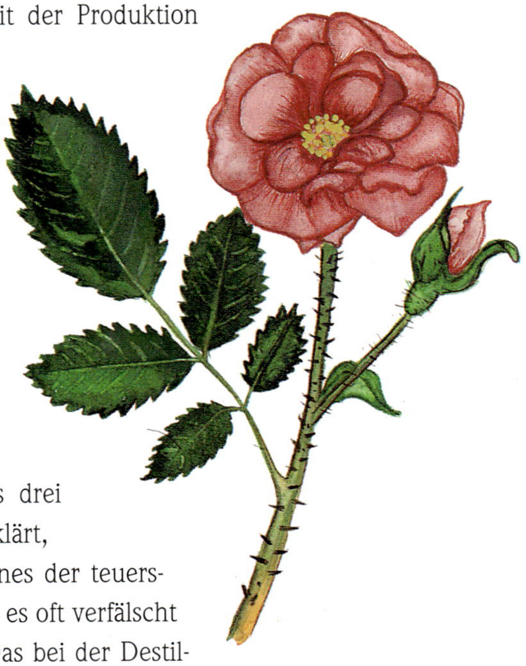

Das gelbgrüne Öl wird durch Wasserdampfdestillation der Blütenblätter gewonnen; die Ausbeute ist jedoch sehr gering: Aus zehn Kilogramm Rosenblättern erhält man nur zwei bis drei Gramm Öl. Das erklärt, warum Rosenöl eines der teuersten Öle ist, warum es oft verfälscht angeboten wird. Das bei der Destillation anfallende Wasser wird ebenso wie das Öl in der Parfüm- und Kosmetikindustrie verwendet. Es gilt als vorzügliches Hauttonikum und Gesichtswasser. Im Orient ist es bis heute Brauch, ein festliches Mahl mit Rosenwasser zuzubereiten. Bereits im 13. Jahrhundert hielt die duftende Kostbarkeit auch in unseren Küchen Einzug – und spielt bis heute eine wichtige Rolle beim Würzen von Suppen und Saucen.

Anwendung

- Nervöse Herzbeschwerden
- Unregelmäßige Periode, Geburtsvorbereitung und Geburt
- Bindehautentzündung
- Kopfschmerzen, Fieber
- Verstopfung
- Enttäuschung, Kummer
- Depressionen nach der Entbindung
- Trockene, entzündete Haut, Herpes simplex, Allergien
- Wunden, Zahnfleischentzündung
- Impotenz und Frigidität
- Anwendung in Parfümmischungen und Duftlampen, zur Körperpflege und in der Küche

So wirkt Rosenöl

Rosenöl fördert Geduld und Liebesfähigkeit, öffnet das Herz und die Seele, macht empfänglich für Schönheit und Lebensfreude.

Auf körperlicher Ebene vermag Rosenöl Krämpfe zu lösen, die Menstruation zu fördern, Schmerzen zu lindern, Wunden zu heilen. Es besitzt auch eine ausgeprägte antiseptische Eigenschaft, nicht zu vergessen seine hautpflegende Wirkung.

Früher stand die rote Rose für Liebe und Hochzeit, die weiße dagegen für Entsagung und Tod.

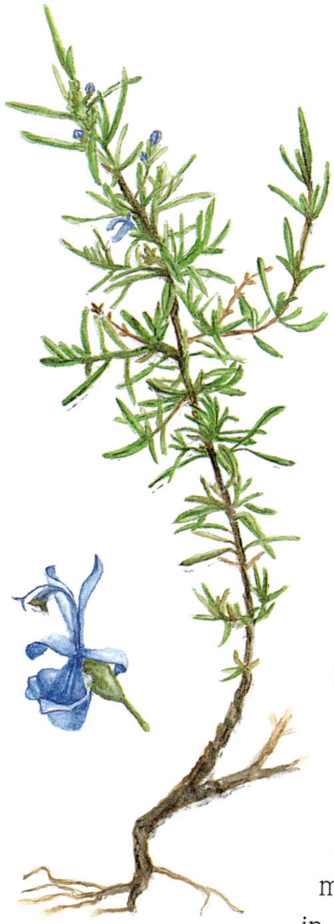

ROSMARINÖL

Rosmarinus officinalis

Der Name Rosmarin soll auf das lateinische »ros marinus« zurückgehen, was übersetzt so viel wie »Tau des Meeres« bedeutet. In der Tat liebt dieser kleine robuste Strauch aus der Familie der Lippenblütler, aus der so viele Pflanzen mit ätherischen Ölen stammen, feuchte Böden. Der Rosmarin scheint von allen seinen Schwestern jedoch die seit dem Altertum am meisten geschätzte Heilpflanze zu sein. Dies belegen die zahlreichen Huldigungen seiner medizinischen Wirkungen in den Schriften berühmter Heiler.

Außer zu Heilzwecken gebrauchte man den Rosmarin im Mittelalter und in der Renaissance auch häufig der Schönheit wegen. Er war einer der wichtigsten Bestandteile des begehrten Aqua Reginae Hungariae, des »Wassers der Königin von Ungarn«. Die Regentin, 72-jährig und von der Gicht geplagt, schrieb der Essenz verjüngende Eigenschaften zu und wusch täglich ihr Gesicht damit. Der Erfolg blieb nicht aus, denn bald gewann sie ihre Gesundheit und Schönheit wieder – wohl in so hohem Maße, dass ihr der König von Polen einen Heiratsantrag machte.

In der Antike war Rosmarin der Göttin der Liebe, Aphrodite, geweiht, die Römer schmückten später ihre Hausgötter damit. Auch die Germanen verwendeten den Rosmarin für ihre religiösen Rituale, und in Bayern werden bis heute Brautkränze daraus geflochten.

Der immergrüne Rosmarinstrauch ist in den Mittelmeerländern zu Hause. In unseren Breiten gedeiht er problemlos im Garten und auf dem Balkon. Er besitzt schmale, kräftige, leicht glänzende Blätter, zwischen denen von März bis Mai blassblau gefärbte Blüten hervorlugen. Das nahezu farblose Öl erhält man durch Wasserdampfdestillation aus dem blühenden Kraut; es hat einen kräftigen, sehr aromatischen und waldigen Duft, der ein wenig an Kampfer erinnert.

Warnhinweis: Wegen seiner menstruationsfördernden Wirkung sollte Rosmarinöl während der Schwangerschaft nicht innerlich angewendet werden. Auch bei empfindlicher Haut, einer Neigung zu Epilepsie sowie bei Kindern unter sechs Jahren sollten Sie dieses Öl meiden.

So wirkt Rosmarinöl

Rosmarinöl ist das Öl für geistige Klarheit und innere Stärke, für alle Situationen, in denen Gefühlsschwankungen und starke Emotionen fehl am Platze sind. Es ist ein Nerventonikum, das stärkt und belebt. Zugleich stimuliert es den Kreislauf, stärkt das Herz, erhöht den Blutdruck und kann auch die Menstruation fördern. Ein ideales Öl für alle, die vor allem morgens schwer in Gang kommen und sich oft schlapp und antriebslos fühlen.

Anwendung

- Erkältungskrankheiten
- Zu niedriger Blutdruck
- Schwächezustände
- Rheuma, Gicht, Muskelschmerzen
- Völlegefühl
- Krampfartige Magen-Darm-Störungen
- Konzentrationsschwierigkeiten, Antriebsschwäche, depressive Verstimmungen
- Hautunreinheiten, Haarausfall
- Anwendung zur Körperpflege, in Duftlampen und in der Küche

Sandelholzöl

Santalum album

Der warme und samtige Sandelholzduft scheint die gesamte Fazination des Orients in sich zu tragen: die geheimnisvolle Schönheit der Menschen, die uralte Kultur, den überwältigenden Reiz der indischen Landschaft, ihre üppige tropische Vegetation, mondbeschienene Paläste. Dieses exotische Öl bringt ein Stück Morgenland zu uns.

Wenn Rosenöl das Öl der Frauen ist, dann ist Sandelholzöl das der Männer. Denn seines harzigen Duftes und seiner erotisierenden Wirkung wegen ist es bei den Herren aller Kulturen besonders beliebt. Der aphrodisierende Effekt ist wissenschaftlich belegt. Man hat entdeckt, dass Androstenol, ein Verwandter des männlichen Geschlechtshormons Testosteron, wie Sandelholz riecht. Ähnlich diesem Stoff scheint also auch Sandelholz verborgene, aber wirksame Signale an das andere Geschlecht auszusenden.

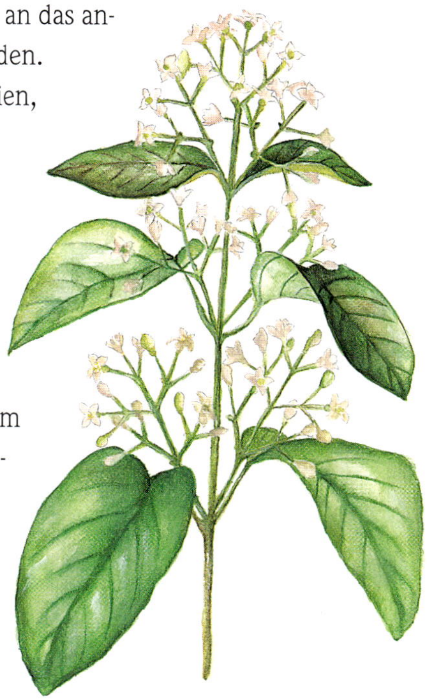

Der ursprünglich in Indien, heute auch in Indonesien und China beheimatete immergrüne Sandelholzbaum erreicht eine Höhe von neun Metern und trägt rote, gelbe oder rosa Blüten. Sein Öl dient seit dem Altertum als Räucherwerk, zum Einbalsamieren und zur Herstellung kosmetischer Präparate. Es durfte auch bei bestimmten religiösen Zeremonien nicht fehlen; auch heute noch wird Sandelholzöl gern für Meditationen und spirituelle Übungen verwendet. Das hellgelbe Sandelholzöl wird durch Wasserdampfdestillation aus dem zerkleinerten Holz gewonnen.

Warnhinweis: Sandelholzöl darf nicht bei akuter Nierenentzündung eingenommen werden.

Anwendung

- Sodbrennen, Übelkeit, Erbrechen und Blähungen
- Verdauungsprobleme, Durchfall
- Kopfschmerzen
- Wechseljahrebeschwerden, Geburtsvorbereitung
- Bronchitis, Husten, Schnupfen
- Akne, trockene und entzündete Haut, Hautpflege, Schwangerschaftsstreifen
- Schlaflosigkeit
- Depressive Verstimmungen, Nervosität, Anspannung, Angstzustände
- Mangelndes Selbstvertrauen, große Sensibilität
- Harnwegserkrankungen
- Impotenz und Frigidität
- Anwendung in Parfümmischungen und Duftlampen, zur Körperpflege

So wirkt Sandelholzöl

Dieses Öl ist im indischen Yogasystem traditionell dem »Höchsten« und zugleich dem »Niedrigsten«, dem Sitz von Weisheit und Erleuchtung sowie den Geschlechtsorganen und der Sexualität, zugeordnet. Sandelholzöl vermag demnach zu harmonisieren, inneres Ungleichgewicht zu beseitigen und entfaltet eine beruhigende Wirkung auf angespannte, überlastete Menschen. Darüber hinaus ist es entzündungshemmend, krampflösend, entblähend, harntreibend und schleimlösend.

Man sagt, Sandelholz sei langsam und mächtig wie ein großer Indischer Elefant. Dieses Öl ist also für Menschen, die eher schwerfälliger Natur und bedächtig sind, weniger gut geeignet.

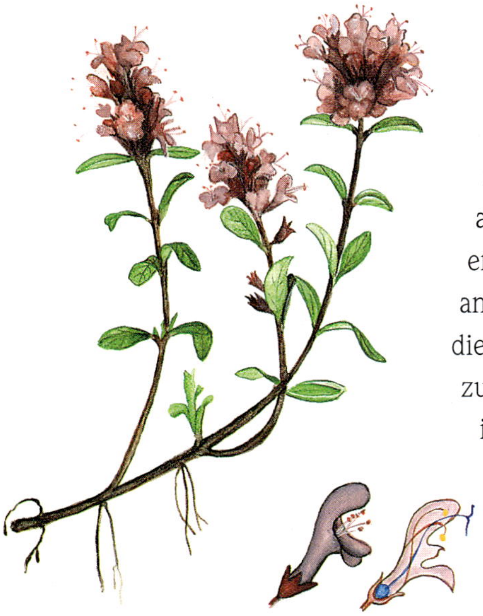

Thymianöl

Thymus vulgaris

»Thymus« bedeutet im Griechischen nichts anderes als »Mut«, und entsprechend war es im antiken Hellas Brauch, die Krieger mit Thymian zu bekränzen, bevor sie in die Schlacht auszogen. Daneben fand die Pflanze aus der vielseitigen Familie der Lippenblütler natürlich auch für heilende Zwecke Verwendung. Ebenso beliebt wie bei den Griechen war Thymian bei den alten Römern und noch früher im Land zwischen Euphrat und Tigris, wie alte Überlieferungen aus der Zeit um 2000 v. Chr. belegen.

Wieder waren es die kräuterkundigen Benediktinermönche, die im 11. Jahrhundert den kleinen weißrosa blühenden Strauch aus der Mittelmeerregion über die Alpen zu uns brachten. Bald darauf lobte die mittelalterliche Heilkundige Hildegard von Bingen in ihrer »Materia Medica« die vielseitigen Wirkungen des Thymians. Bis heute ist sein guter Ruf als wirksames Heilmittel bei vielen verschiedenen Beschwerden und als aromatisches Gewürz, das so manche Speise erst abrundet, erhalten geblieben.

Im alten Ägypten nutzte man das Kraut als duftende Beigabe bei der Einbalsamierung der Toten und in der Antike war es der Liebesgöttin Aphrodite geweiht. Schon zu jener Zeit wurde Thymian als Heilkraut vorzugsweise bei Keuchhusten eingesetzt.

Während er in seinen Heimatländern am Mittelmeer wild auf den Hügeln wuchert, gedeiht der Thymianstrauch hier zu Lande vor allem in Gärten oder auf dem Balkon. Das rötliche Öl gewinnt man durch Wasserdampfdestillation aus den blühenden Zweigen; es besitzt ein durchdringendes, würzig-aromatisches Bukett.

Warnhinweis: Thymian ist stark hautreizend; deshalb sollten Sie stets auf die richtige Dosierung achten und es auch niemals unverdünnt auftragen. In der Schwangerschaft und bei Bluthochdruck darf das Öl nicht angewendet werden.

So wirkt Thymianöl

Wie die Herleitung des Namens schon zeigt, gibt das Öl bei körperlicher und seelischer Schwäche neue Kraft, stärkt das Selbstbewußtsein und verleiht neuen Mut.

Auf körperlicher Ebene wirkt Thymianöl stark antiseptisch, krampf- und schleimlösend, abwehrsteigernd und durchblutungsfördernd. Zudem regt es den Appetit an, fördert die Verdauung und steigert den Blutdruck.

Ein weiterer Effekt dieses Öls: Es tötet nicht nur Bakterien, sondern auch Viren ab und ist stärker antiseptisch als manche handelsüblichen Desinfektionsmittel auf chemischer Basis.

Anwendung

- Erkrankungen der Verdauungs- und Ausscheidungsorgane
- Vorbeugung gegen Erkältungskrankheiten
- Kreislaufbeschwerden
- Asthma, Husten, Bronchitis, Schnupfen, Keuchhusten
- Wunden, Sportverletzungen
- Akne, Fußpilz
- Blasenentzündung
- Körperliche und seelische Erschöpfung, Lustlosigkeit
- Ausbleibende Menstruation
- Anwendung in Küche und Haushalt

Vetiveröl

Vetiveria zizanoides

Das Öl aus den Wurzeln dieses tropischen Süßgrases ist eines der eigenartigsten, aber zugleich auch faszinierendsten. Sein Duft gleicht der Mutter Erde: umfassend, voll, geheimnisvoll, tief und schwer. Der fürwahr eigenwillige Vetivergeruch erzeugt die unterschiedlichsten Reaktionen: Die einen können kaum genug davon kriegen, die anderen hingegen finden ihn abstoßend. Dass es ein farbloser, ein nichtssagender Duft sei, kann man ihm bestimmt nicht nachsagen. Anhänger von Vetiveröl schätzen es vor allem seiner erdenden Wirkung wegen, denn es ist das Öl für all jene, die in ihren Gedanken abgehoben sind, die den Boden unter den Füßen verloren haben und denen ihre Entwurzelung schmerzlich bewusst wird.
Das fast zwei Meter hoch wachsende Gras war ursprünglich in Madagaskar heimisch. Heute findet man es auch auf dem indischen Subkontinent, in Indonesien, China, Brasilien, Haiti und Angola.
Das dickflüssige dunkelbraune Vetiveröl findet vor allem bei der Herstellung von Parfüms und Kosmetika als Fixativ Verwendung. Es wird durch Wasserdampfdestillation aus den Wurzeln der Graspflanze gewonnen und verströmt einen intensiven herben, holzigen und erdigen Duft, der entfernt an Moschus und Sandelholz erinnert.

Anwendung

- Magersucht, Angstzustände, Unruhe, Nervosität
- Anspannung, Konzentrationsstörungen
- Depressive Verstimmungen nach der Entbindung
- Schlaflosigkeit
- Anwendung in Parfümmischungen und Duftlampen, zur Körperpflege und im Haushalt

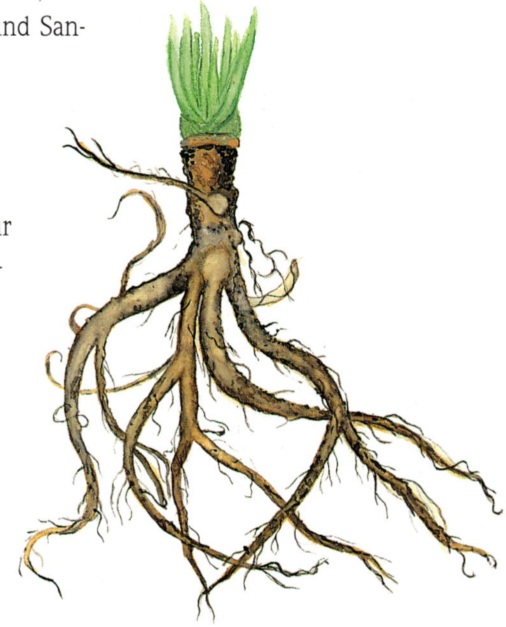

So wirkt Vetiveröl

Vetiver ist das Öl für Entwurzelte, für Orientierungslose: nervenstärkend, beruhigend, erdend und neue Kraft verleihend. So hilft dieser Duft auch luftigen Naturen, wieder auf den Boden der Realität zu kommen. Viele psychoanalytisch vorgehende Aromatherapeuten nutzen diese Wirkung bei ihren Behandlungen.
Zugleich besitzt Vetiver auch eine ausgeprägte Wirkung auf die Sexualität, denn es verleiht mehr Ruhe, Tiefe und ebenso mehr Erdverbundenheit.

Wegen seiner kräftigen und widerstandsfähigen Wurzeln, die sowohl Überschwemmungen als auch Dürrezeiten überstehen, baut man das Vetivergras in einigen Ländern als Schutz vor Bodenerosion an.

In körperlicher Hinsicht wirkt Vetiveröl kräftigend auf das Immunsystem und entfaltet sehr gute hautpflegende und hautregenerierende Eigenschaften: Es unterstützt den Aufbau des Unterhautgewebes, beugt Schwangerschaftsstreifen vor und gilt – kaum zu glauben, aber wahr – in Cremes als Geheimtip zur Straffung und Vergrößerung der weiblichen Brust. Vetiver stimuliert auch die Sexualorgane, u. a. wegen seiner östrogenähnlichen Wirkung. Dem Öl wird sogar nachgesagt, dass es die Fruchtbarkeit anregt, da es zur verbesserten Durchblutung des Unterleibs beiträgt.

Wacholderöl

Juniperus communis

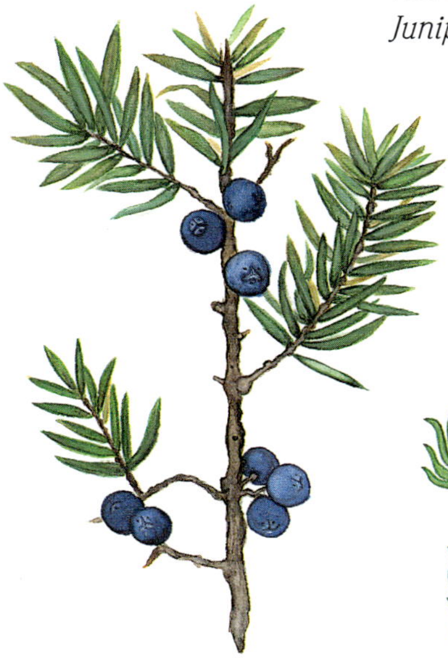

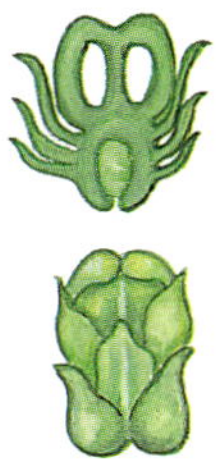

In früheren Zeiten verbrannte man Wacholder als Räucherwerk, denn er gehörte nach damaliger Auffassung zu jenen Kräutern, die dabei helfen konnten, »böse Geister« und schlechte Kräfte zu vertreiben. Dies wurde später auch im übertragenen Sinn bei den großen Seuchen Pest und Cholera durchgeführt, bei denen man Wacholderzweige zur Desinfektion verseuchter Häuser verbrannte. Auch in Frankreich räucherte man noch zu Zeiten der Revolution Krankenzimmer mit einer Mischung aus Wacholderzweigen und Rosmarinblättern zur Reinigung der Luft aus. Wacholder, eine Koniferenart, besitzt kurze nadelförmige Blätter, zwischen denen sich die bitteren dunkelblauen Beeren verbergen. Das gelbliche Öl wird durch Wasserdampfdestillation aus den getrockneten reifen Beeren gewonnen. Es verströmt einen kraftvollen, fruchtigen Duft mit einer balsamischen Note.

Besonders den Tibetern hat es der kleine immergrüne Wacholderstrauch angetan: Sie nutzen ihn von alters her für religiöse und medizinische Zwecke.

Warnhinweis: Wacholderöl sollte während der Schwangerschaft nicht angewendet werden.

So wirkt Wacholderöl

Dieses Öl entfaltet eine allgemein kräftigende, aufbauende, aber zugleich auch beruhigende Wirkung und fördert die Konzentration. Es ist leicht abführend, verdauungsanregend, blutreinigend, entschlackend und harntreibend. Darüber hinaus wirkt Wacholderöl stark desinfizierend und reinigend, krampflösend und wundheilend.

Wacholderöl ist wirksam bei Rheuma, Gicht und Hexenschuss, aber auch bei niedrigem Blutdruck und bei Entzündungen der Haut. Am häufigsten wird es bei Erkrankungen der Harnwege, beispielsweise zur Behandlung von Blasenentzündung, eingesetzt.

Im geistig-seelischen Bereich wirkt Wacholderöl besonders dann unterstützend, wenn man sich von alten Mustern und negativen Gedanken lösen möchte. Generell ist Wacholderduft immer dann angesagt, wenn man sich und seine Umgebung von negativen Einflüssen und angestauten Emotionen befreien möchte, beispielsweise nach einem heftigen Streit.

Anwendung

- Körperliche und geistige Schwäche
- Angstzustände, Antriebsschwäche und Nervosität
- Schlafstörungen und Konzentrationsschwierigkeiten
- Entzündungen der Harnwege
- Husten
- Verdauungsstörungen, Blähungen
- Muskelschmerzen und -kater, Hexenschuss
- Hautentzündungen, Geschwüre, Akne, Krampfadern
- Wunden, leichte Verletzungen
- Rheuma, Arthritis
- Entschlackungskur
- schmerzhafte und ausbleibende Menstruation
- Anwendung in Parfümmischungen und Duftlampen, für die Körperpflege, in Küche und Haushalt

Ylang-Ylang-Öl

Cananga odorata

Verführerische Haremsdamen bezaubern mit ihrem Tanz zu den Klängen einer Sitar – fast meint man, die unzähligen Schmuckstücke an ihren Armen, Füßen und Ohren klimpern zu hören –, betörende Blumendüfte, Mondschein auf den Palastdächern, Tierstimmen aus dem nächtlichen Dschungel: ein Fest der Sinnlichkeit und Lebensfreude ... Wie ein Märchen aus Tausendundeiner Nacht ist der unglaubliche Duft, den uns die »Blume der Blumen«, so etwa heißt Ylang-Ylang übersetzt, schenkt. Es gibt kaum einen blumigeren und süßeren unter den ätherischen Ölen – schon das üppige Aussehen der gelben Blüte lässt ihn erahnen.

Der bis zu 20 Meter hoch werdende Ylang-Ylang-Baum gehört zur Familie der Flaschenbaumgewächse. Das ganze Jahr über schmückt er sich mit seinen schönen, unbeschreiblich sinnlich duftenden Blüten. Kurioserweise duften die Blüten wild wachsender, ungepflegter Ylang-Ylang-Bäume so gut wie nicht; nur von Menschenhand gehegt, entwickeln sie viel ätherisches Öl und damit ihr unvergleichliches Bukett.

Anwendung

- Menstruationsbeschwerden, prämenstruelles Syndrom
- Bluthochdruck und Herzklopfen
- Schlafstörungen
- Angstzustände, depressive Verstimmungen, wenig Selbstvertrauen
- Impotenz und Frigidität
- Nervöse Anspannung
- Nervös bedingte Kopfschmerzen
- Anwendung in Parfümmischungen und Duftlampen, zur Körperpflege

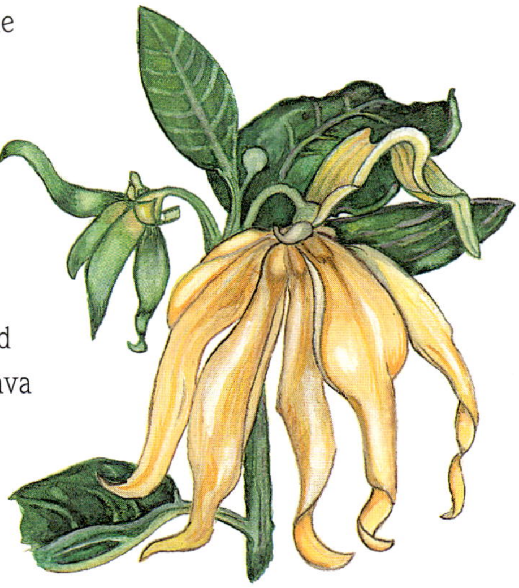

Ihre ursprüngliche Heimat sind die Philippinen; heute kultiviert man Ylang-Ylang-Bäume auch auf den Komoren und Haiti, Sumatra, Java und Madagaskar. Das sirupartige gelbliche Ylang-Ylang-Öl erhält man durch Wasserdampfdestillation der frischen Blüten, die noch vor Sonnenaufgang geerntet werden, damit das Öl in vollem Umfang erhalten bleibt. Sein süßer, weicher und blumiger Duft mit der fast unwiderstehlichen, sinnlichen und erotischen Note kann zu einem Erlebnis werden ...

So wirkt Ylang-Ylang-Öl

Ylang-Ylang ist das Öl der Sinnlichkeit und Sexualität, das in die exotische Welt des Orients entführt. Es wirkt im seelischen Bereich ausgleichend und entkrampfend und macht empfänglich für die schönen Dinge des Lebens, schenkt Muße und mehr Ruhe. Auch gegen Minderwertigkeitsgefühle kann es nützlich sein. Seine entspannende und stimmungsaufhellende Wirkung wird besonders bei Herzrasen und bei psychisch-nervlicher Erschöpfung eingesetzt.

In Indonesien ist es bis heute Brauch, den Brautleuten für die Hochzeitsnacht Ylang-Ylang-Blüten auf das Bett zu streuen.

Ylang-Ylang stimuliert die Libido und zählt zu einem der besten Aphrodisiaka unter den ätherischen Ölen. In körperlicher Hinsicht entfaltet es eine blutdrucksenkende und dadurch harmonisierende Wirkung, ist antiseptisch, nährt die Haut und spendet ihr Feuchtigkeit.

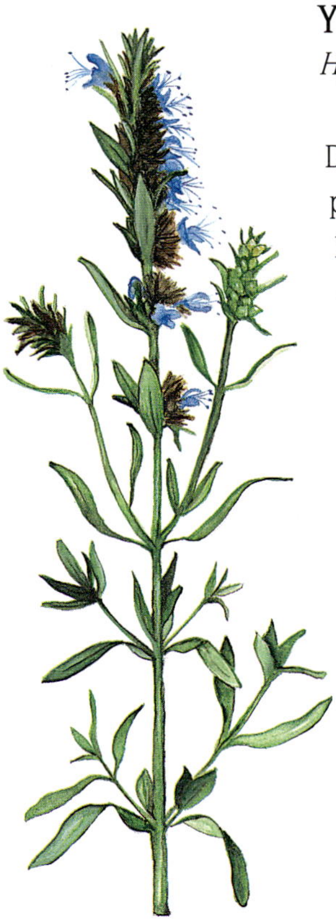

Ysopöl

Hyssopus officinalis

Der Ysop ist eine der Mysterienpflanzen des Altertums. Den Hebräern galt er als heilig, große Ärzte des Altertums wie Hippokrates, Galenus und Dioskurides rühmten seine heilkräftigen Wirkungen in epischer Breite in ihren Schriften. Auch Hildegard von Bingen, der berühmten Heilerin und Mystikerin des Mittelalters, war diese Pflanze aus der Familie der Lippenblütler sehr ans Herz gewachsen. Ysop hatte stets eine große religiöse Bedeutung und war unentbehrlich bei vielen Zeremonien, denn man sagte ihm ganz besondere Kräfte nach. Bei den frühen Christen war er ein Symbol der Taufe und der wieder erlangten Reinheit. Im Mittelalter schließlich avancierte Ysop durch den vermehrten Anbau in Klostergärten zur beliebten Heilpflanze und war Bestandteil vieler Elixiere und Stärkungsmittel.

Der griechische Arzt und Pharmakologe Dioskurides (1. Jahrhundert n. Chr.) schätzte Ysop in Wein eingenommen zur allgemeinen Stärkung. Sein Rezept: 2–3 Tropfen Ysopöl in Honig verrühren, in 1 l Rotwein auflösen und täglich 1 Likörglas davon trinken.

Der Ysop kommt ursprünglich aus den Mittelmeerländern, heute findet man ihn kultiviert auch in Frankreich, Italien, Spanien und auf dem Balkan. Der über einen halben Meter groß werdende Halbstrauch besitzt vierkantige behaarte Stängel und blüht blau, etwas seltener weiß oder rosa. Er duftet sehr aromatisch, und sein blühendes Kraut wird auch gern in der Küche verwendet. Das goldgelbe Öl erhält man durch Wasserdampfdestillation aus allen Bestandteilen der ganzen blühenden Pflanze, es verströmt einen aromatischen und frischen Duft, der schwer zu beschreiben ist, denn er gleicht keinem anderen und erinnert doch an so viele andere Öle.

Warnhinweis: Da Ysop in größeren Mengen toxisch wirkt, sollte es bei Schwangerschaft, Bluthochdruck, Epilepsie und bei Kindern generell nicht angewendet werden.

So wirkt Ysopöl

Ysop ist das Öl der Inspiration und Weisheit, denn es gibt klare Gedanken, ordnet den Geist und fördert die Konzentration.

Es ist aber auch ein Tonikum für den geschwächten Organismus, da es allgemein kräftigend und aufmunternd wirkt. Zudem ist Ysop entkrampfend, schleimlösend, reinigend, blutdruckregulierend, schweißtreibend, wundheilend und verdauungsfördernd.

Anwendung

- Alle Arten von Erkältungskrankheiten
- Mittelohrentzündung
- Rheuma
- Schwächezustände
- Verdauungsstörungen, Blähungen und Appetitmangel
- Konzentrationsschwierigkeiten, geistige Erschöpfung
- Kreislaufstörungen, Blutdruckschwankungen
- Ausbleibende Menstruation
- Wunden, Prellungen, Quetschungen
- Hautentzündungen, Ekzeme und unreine Haut
- Anwendung in Parfümmischungen und Duftlampen sowie in der Küche

Zedernöl

Cedrus atlantica

Den gekrönten Häuptern und Würdenträgern der Antike war die Zeder Baumaterial und Prestigeobjekt zugleich, galt sie doch als Symbol der Stärke und der Aristokratie. Die überwiegende Mehrzahl der Tempel und Paläste des Mittleren Ostens ist aus Zedernholz erbaut. Die alten Ägypter fertigten aus dem Holz Möbel, Schmuck und Schiffe; ebenso bestanden Sarkophage häufig aus Zedernholz.

Das Zedernöl, von dem man annimmt, dass es das erste ätherische Öl war, das man aus Pflanzen gewonnen hat, diente im Land am Nil zur Mumifizierung, war aber auch geschätzte Zutat zu Kosmetika. Zedernöl wurde auch zum Schutz vor Insekten und anderem Ungeziefer verwendet; die Ägypter imprägnierten z. B. ihre Papyrusrollen damit. Die Beliebtheit des immergrünen Baums aus der Familie der Kieferngewächse führte dazu, dass man den Libanon dem Reich angliederte, um so einen regelmäßigen Nachschub an Zedern sicherzustellen. Ihr Holz war so begehrt, dass man Libanonzedern heute kaum mehr findet: Von den vielen Tausenden, die einst an den Hängen des Libanongebirges standen, sind nur noch einige hundert Exemplare übrig geblieben.

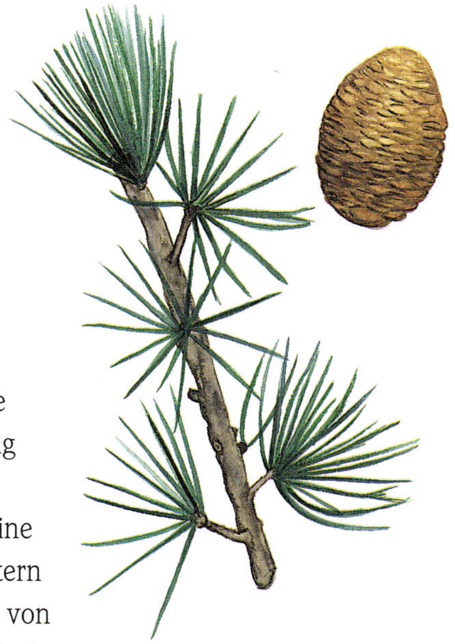

Die Zedern erreichen eine Höhe von bis zu 30 Metern und das stattliche Alter von 1000–2000 Jahren. Das Öl, das heute hauptsächlich in der Parfümindustrie Verwendung findet und bevorzugt in Herrenparfüms enthalten ist, wird durch Wasserdampfdestillation aus Holzabfällen und Sägemehl gewonnen. Es ist honigfarben, von zähflüssiger Konsistenz und verströmt einen balsamischen, süßlich-warmen Holzduft.

Warnhinweis: Zedernöl sollte innerlich nicht in hohen Dosierungen eingenommen werden, da es das Zentralnervensystem reizen kann. Auch während der Schwangerschaft, bei Kindern unter sechs Jahren sowie bei einer Neigung zu Epilepsie sollte darauf verzichtet werden.

Zedernöl wird heute aus der Atlaszeder hergestellt, einer Art, die in Nordafrika heimisch ist. Sie ist ebenso wie ihre Schwester aus dem Libanon ein stattlicher Baum, ihr Öl entfaltet die gleichen tief greifenden Wirkungen.

Anwendung

- Alle Atemwegserkrankungen
- Alle Harnwegserkrankungen
- Bluthochdruck
- Angstzustände, depressive Verstimmungen, Nervosität, Aggressionen, fehlende Stabilität
- Wechseljahrebeschwerden, Geburtsvorbereitung und Geburt
- Schlafstörungen
- Hautausschläge, Akne, unreine Haut, Schwangerschaftsstreifen
- Haarausfall
- Schutz vor Insekten
- Anwendung in Parfümmischungen und Duftlampen, zur Körperpflege und im Haushalt

So wirkt Zedernöl

Zedernöl ist das Öl der Stärke und der Zuversicht, denn es fördert das Selbstvertrauen und gibt in schwierigen Situationen neuen Mut. Darüber hinaus wirkt Zedernöl antiseptisch, schleimlösend sowie harntreibend und stärkt die Abwehrkräfte.

Zitronenöl

Citrus limonum

Dieser Duft steht für Frische, Sauberkeit und Hygiene. Nicht umsonst ist die Mehrzahl aller Putzmittel und anderer Haushaltsprodukte mit Zitronenaroma versehen. Die Zitrone stammt aus China, wo sie bereits im 10. Jahrhundert v. Chr. angebaut wurde. Von dort gelangte sie nach Medien und Persien und wurde durch Alexander den Großen im 4. Jahrhundert v. Chr. nach Griechenland gebracht. Araber und Kreuzritter verbreiteten die Zitrusfrucht schließlich in ganz Europa.

Im Griechenland Alexanders des Großen hatte die Zitrone den Beinamen »medischer Apfel«.

Das Zitronenöl ist eines der vielseitigsten ätherischen Öle. Es bietet sich für viele verschiedene Heilanwendungen an und lässt sich auch gut mit anderen Ölen mischen. Aus Gründen der Wirksamkeit ist für Zitronenöl ein bestimmter natürlicher Gehalt an Zitral, dem Hauptduftstoff der Zitrone, vorgeschrieben. Manche Hersteller helfen hier einfach mit synthetischem Zitral oder dem anderer Pflanzen ein wenig nach. Aus diesem Grund wird in der Aromatherapie nur ein vollkommen naturbelassenes Zitronenöl empfohlen, das aus biologischem Anbau stammt. Denn das ätherische Öl sammelt sich ausschließlich in den Schalen, wo sich aber leider auch schädliche Chemikalien mit Vorliebe anreichern.

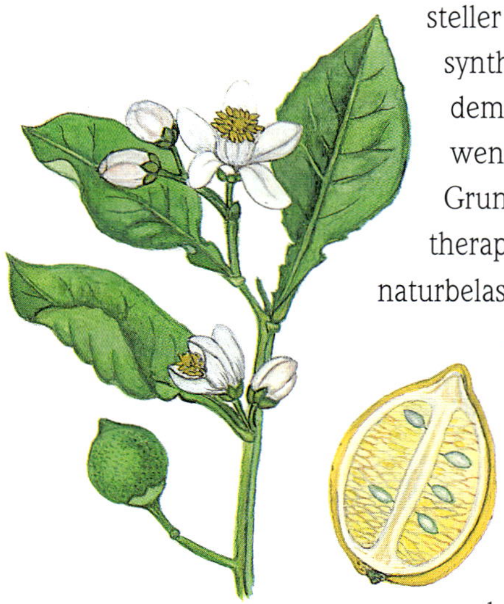

Der kleine immergrüne Zitronenbaum verschenkt das ganze Jahr über seine Früchte und erfreut mit seinen weißen Blüten, die einen zauberhaften Duft verströmen. Heute wächst das attraktive Rautengewächs rund ums Mittelmeer und auch in Amerika. Das leicht gelbe Öl erhält man durch Kaltpressung aus den Schalen; es besitzt den typischen frischen Zitronengeruch.

Warnhinweis: Bei empfindlicher Haut kann Zitronenöl, vor allem unter Einwirkung von Sonnenlicht, Irritationen hervorrufen.

So wirkt Zitronenöl

Zitronenöl aktiviert und regt den Geist an. Es schärft den Verstand und stärkt das Gedächtnis. Dieses Öl steht in Zeiten emotionaler Schwierigkeiten und undurchsichtigen Situationen hilfreich zur Seite, denn es hellt die Stimmung auf und lässt alles wieder in einem klaren Licht erscheinen. Es wirkt stark desinfizierend, fiebersenkend und entzündungshemmend sowie verdauungsfördernd und blutdrucksenkend.

Anwendung

- Vorbeugung gegen Erkältungen
- Infektionskrankheiten
- Fieber
- Körperliche und geistige Schwächen
- Konzentrationsschwierigkeiten
- Depressive Verstimmungen, geringes Selbstvertrauen und große Sensibilität
- Hautausschläge
- Magengeschwüre
- Krampfadern und Bluthochdruck
- Wunden, Insektenstiche, Schwellungen
- Rheuma, Gicht
- Geplatzte Äderchen, fettige Haut
- Fettige Haare und Schuppen
- Anwendung in Parfümmischungen und Duftlampen, bei der Körperpflege, in Küche und Haushalt

ZYPRESSENÖL

Cupressus sempervirens

Die Zypresse war in vielen alten Kulturen ein heiliger Baum. Man pflanzte sie gern vor Tempeln und in Palasthöfen. Die persische Religion sah in ihr eine heilige Feuerflamme, die Zarathustra auf die Erde gepflanzt hatte. Für die alten Griechen und Römer war sie der Baum des Todes und der Trauer. Die botanische Bezeichnung »sempervirens« (immerwährend) verdeutlicht, dass die immergrünen Blätter der Zypresse auch als Symbol für das Weiterleben nach dem Tod gedeutet wurden. Bei den frühen Christen wurde dies Bestandteil ihrer Mythologie: Sie verehrten die Zypresse als Symbol des ewigen Lebens.

In der Tat haben die schlanken, dunklen Zypressen etwas Feierliches und fast schon Strenges an sich. Ohne sie wäre die toskanische Landschaft nur halb so schön, denn mit ihrem geraden Wuchs strukturieren sie das gefällige Auf und Ab der Weinberge und Wiesen und setzen einen spannungsreichen Kontrapunkt zu den sanften Hügeln. Ursprünglich war das Zypressengewächs nur in Kleinasien zu Hause, heute ist es weit verbreitet: vom Mittelmeergebiet bis zum Himalaja. Die bis zu 30 Meter hohen, pfeilförmigen Bäume tragen immergrüne, nadelförmige Blätter und kugelige, walnussgroße Zapfen. Das hellgelbe Zypressenöl wird durch Wasserdampfdestillation aus den Blättern und Zweigen gewonnen. Es besitzt einen harzigen, etwas rauchigen, warmen und ambraartigen Duft.

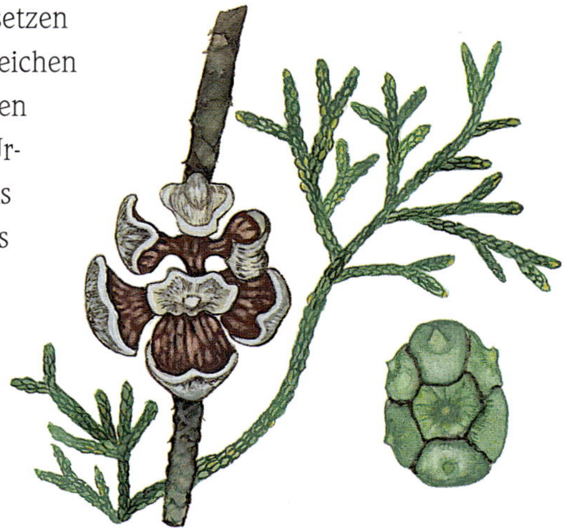

Warnhinweis: Während der Schwangerschaft sollte Zypressenöl wegen seiner blutungsfördernden Wirkung nicht angewendet werden.

Anwendung

- Durchfall und Hämorrhoiden
- Zu starke Menstruation und Wechseljahrebeschwerden
- Krampfartiger Husten und Keuchhusten
- Krampfadern
- Zahnfleischbluten
- Schwaches Bindegewebe, Zellulitis
- Akne, fette Haut, Fußschweiß, übermäßige Schweißproduktion
- Fettige Haare und Schuppen
- Konzentrationsschwäche, innere Unruhe, zerrüttete Nerven, Weinkrämpfe, Energielosigkeit
- Anwendung zur Körperpflege, in Duftlampen, im Haushalt

So wirkt Zypressenöl

Dieses Öl verleiht Struktur und stärkt die Konzentration; es hilft dabei, sich zu sammeln und sich auf das Wesentliche zu beschränken. Zypressenöl vermag zerstreute Gedanken zu ordnen und kann somit davor bewahren, sich in seinen Handlungen zu verzetteln und zu verlieren. Entsprechend wirkt es auch im Körper zusammenziehend und gefäßverengend sowie krampf- und schleimlösend. Zudem ist es antiseptisch, desodorierend und besitzt einen starken regulierenden Effekt auf das weibliche Hormonsystem.

Die alten Ägypter fertigten Sarkophage aus Zypressenholz, denn es ist äußerst resistent gegen Fäulnis und galt somit als geeignetes Material für die Fahrzeuge in die Unterwelt.

Allroundmittel Teebaumöl

Teebaumöl ist in den letzten Jahren mehr und mehr ins Zentrum des aromatherapeutischen Interesses gerückt. Auch in den Medien tauchen immer wieder neue Meldungen auf, die sein umfangreiches Wirkungsspektrum rühmen. Mit gutem Grund, wie sich immer mehr zeigt …

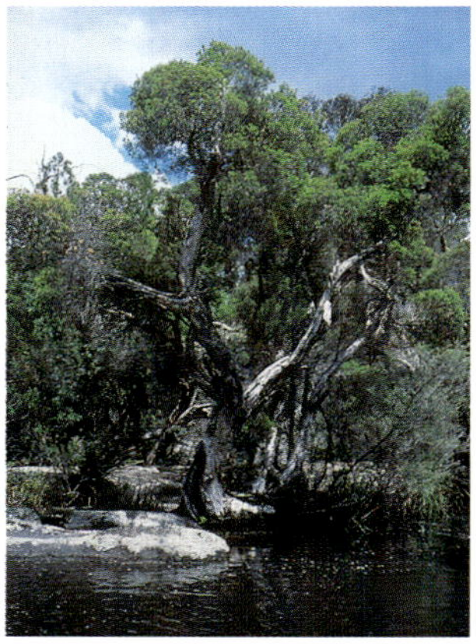

Für Captain Cook noch völlig neu – der Teebaum.

EIN WENIG BOTANIK …

Der Teebaum *(Melaleuca alternifolia)* gehört, wie viele andere Spender ätherischer Öle auch, zur Familie der Myrtengewächse, deren Vertreter sich alle durch einen intensiven Duft auszeichnen. Die ursprüngliche Heimat des Teebaums ist Australien; dort findet man ihn an der Ostküste in bestimmten Bereichen von Neusüdwales und Queensland. Außerhalb des fünften Kontinents wächst der Teebaum noch in Simbabwe, Afrika – allerdings nicht wild, sondern in Kulturen – sowie in Kalifornien in Versuchsplantagen. Der an die sechs Meter hohe Baum besitzt schmale, fast federartige hellgrüne Blätter und hellgelbe Blüten, die in ihrer Form an Flaschenbürsten erinnern. Das gelbliche Teebaumöl gewinnt man durch Wasserdampfdestillation aus den Blättern des Baumes. Es verströmt einen würzig-scharfen, frischen und etwas stechenden, kampferartigen Duft. Diesen strengen Geruch nimmt man wegen der vielfältigen Heilwirkungen des Öls jedoch gern in Kauf. Sie können das Öl auch mit Rosen- oder Lavendelöl mischen und damit etwas angenehmer machen.

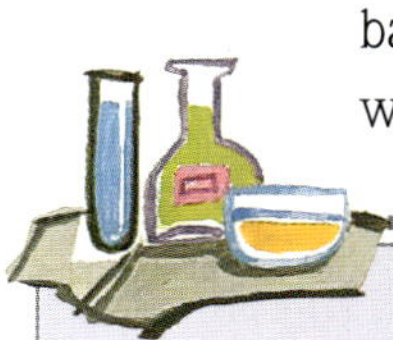

Qualitätsstandard für gutes Teebaumöl

▶ Mindestens 30% Terpinen (starke Heilwirkung bei Hautleiden).

▶ Höchstens 5% Cineol (lindert Erkältungen, reizt jedoch die Schleimhäute). Je weniger Cineol ein Teebaumöl enthält, desto hochwertiger ist es. Die ostaustralischen Öle sind so gesehen die besten.

Die ideale Zusammensetzung ist die folgende:

4,1%	Terpeninolen
2,3%	Alpha-Terpineol
4,3%	1,8-Cineol
9,1%	Alpha-Terpinen
42,1%	Terpinen-4-ol
24,6%	Gamma-Terpinen
3,9%	Para-Cymen
2,5%	Alpha-Pinen

… UND EIN WENIG GESCHICHTE

Captain James Cook und seine Seeleute sollen die ersten Weißen gewesen sein, die nach ihrer Landung an der Ostküste Australiens im Jahr 1770 in den Genuss eines erfrischenden Tees aus den Teebaumblättern kamen – und schon hatte das Myrtengewächs seinen Namen weg. In Cooks Crew befand sich auch der bekannte britische Botaniker Sir Joseph Banks, der die duftenden Teebaumblätter mit nach England brachte und in die botanische Gelehrtenwelt einführte. Die australischen Ureinwohner, die seit Jahrtausenden im Einklang mit der Natur leben, wussten schon lange vorher um die vielen heilkräftigen Wirkungen des Teebaums. Sie zerdrückten die Blätter, weichten sie in Wasser ein und bereiteten daraus einen würzigen Tee. Oder aber sie vermengten den Blätterbrei mit warmem Lehm und machten damit Umschläge zur Behandlung von Hautleiden und Infektionen. Inhalationen des Blätterdampfs galten als hilfreich gegen Atemwegserkrankungen; Aufgüsse aus den Blättern dienten zum Kurieren von Wunden und Verbrennungen. Von diesen Anwendungen, die bis heute unverändert geblieben sind, profitierten auch die weißen Siedler, die meist weitab von jeglicher medizinischen Versorgung lebten. Das große Wissen der Aborigines um die heilende Kraft der Pflanzen – nicht nur die des Teebaums – wurde über die Jahrtausende ausschließlich mündlich weitergegeben. Entsprechend sind diese Heilpflanzen auch nie klassifiziert oder untersucht worden. Erst in unserem Jahrhundert, genauer, seit Ende der zwanziger Jahre, rückte der Teebaum in den Mittelpunkt des wissenschaftlichen Interesses.

NEULING UNTER DEN ÄTHERISCHEN ÖLEN

Teebaumöl ist ein in der Aromatherapie relativ neu entdecktes Mittel, dessen Eigenschaften seit einigen Jahrzehnten intensiv erforscht werden und zum Teil mittlerweile auch wissenschaftlich belegt werden können. Es enthält viele verschiedene Wirkstoffe – bislang sind an die 100 chemisch analysiert worden. Ihre Wirkungsmechanismen sind jedoch bei weitem noch nicht in allen Einzelheiten erforscht. Die Forschungstätigkeiten der nächsten Jahre dürften hier noch mit einigen Überraschungen aufwarten. Die Tatsache, dass Teebaumpflanzen ätherische Öle produzieren, die sich in ihrer spezifischen Zusammensetzung oft recht deutlich voneinander unterscheiden, erschwert die Klassifizierung des Öls. Denn je nach Jahreszeit, Bodenverhältnissen und geografischer Lage schwankt der prozentuale Anteil der Wirkstoffe.

Doch auf die richtige Zusammensetzung kommt es – wie so oft – auch beim Teebaumöl entscheidend an (siehe Kasten links). Jeder der Inhaltsstoffe für sich allein besitzt nämlich keine sonderliche Wirksamkeit; erst in der Kombination (und zwar in einer bestimmten) mit anderen entfalten sich das gesamte Wirkungsspektrum und damit die maximale Heilkraft des Öls. Dieser Synergieeffekt findet sich bei vielen Heilpflanzen und Kombinationsmitteln. Achten Sie deshalb beim Einkauf darauf, dass Sie ein naturbelassenes Öl aus kontrolliertem Anbau bekommen, welches die Kriterien für ein qualitativ hochwertiges Teebaumöl erfüllt. Denn nur mit reinem Öl von bester Qualität können Sie wirksame und vor allem nebenwirkungsfreie Heilerfolge erzielen.

***Melaleuca alternifolia* ist nur eine der vielen Teebaumarten, die es gibt. Die anderen Sorten besitzen jedoch nicht die gleiche, für Heilzwecke ideale Zusammensetzung des ätherischen Öls, so dass nur diese eine Art Verwendung findet.**

EIN ÖL – VIELE WIRKUNGEN

Der Clou am Teebaumöl ist, dass es gegen drei verschiedene Krankheitserreger wirkt, die durch Ansteckung übertragen werden: Bakterien, Pilze und Viren. Damit hat es vielen anderen Heilmitteln eine Menge voraus. Bereits Ende der zwanziger Jahre belegten Untersuchungen die erstaunlichen antibakteriellen und antiviralen Wirkungen des Teebaumöls vor allem bei der Behandlung von

Teebaumöl in der Duftlampe – ein etwas strenger Geruch, aber heilsame Wirkung.

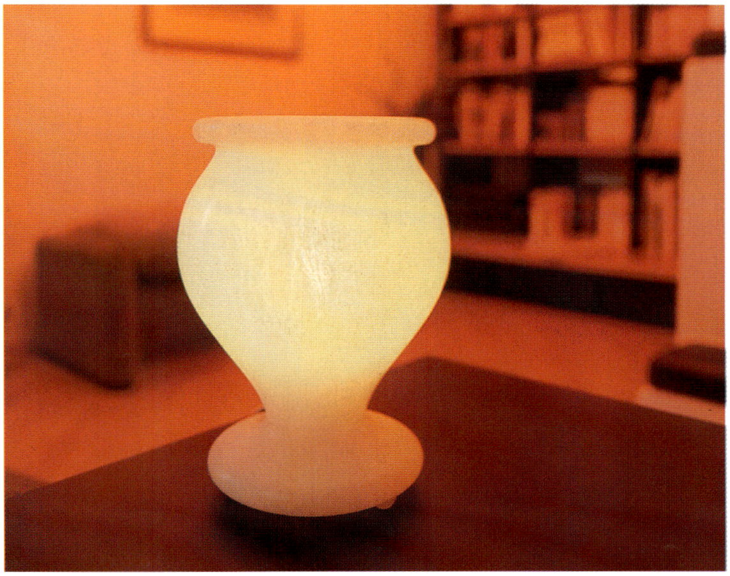

eitrigen Infektionen im Mund- und Rachenbereich sowie von verschmutzten Wunden. Aus diesem Grund gehörte das Teebaumöl im Zweiten Weltkrieg sogar zur Ausrüstung der australischen Armee. Auch bei Pilzen wie *Candida albicans* zeigt Teebaumöl eine erstaunliche Heilwirkung: Bei einer Studie, die 1962 in den USA durchgeführt wurde, konnten alle 130 Patientinnen durch das tägliche Einführen von mit verdünnter Teebaumessenz getränkten Tampons geheilt werden.

NEUESTE ERKENNTNISSE

Weitere Forschungen in den siebziger und achtziger Jahren bestätigten die starke antibakterielle, antivirale und pilzabtötende Wirkung des Teebaums. Dies macht sein Öl zu einem idealen Heilmittel bei verschmutzten Wunden, Abschürfungen und Insektenstichen. Auch in der Hautpflege, besonders bei Akne, Mitessern und Pickeln, bewährt es sich ebenso wie bei der Behandlung sämtlicher Infektionen der Atem- und Harnwege sowie der Geschlechtsorgane. Die gute Wirkung des Teebaumöls gegen Pilzerkrankungen macht man sich mittlerweile auch bei Haustieren und Pflanzen zunutze. Wegen seiner virenabtötenden Wirkung empfiehlt es sich gegen Masern, Windpocken, Warzen und andere virusbedingte Krankheiten.
Der stärkende Effekt des Teebaumöls auf das Immunsystem verbessert dessen Wirksamkeit bei Infektionskrankheiten zusätzlich. Darüber hinaus ist es eine hervorragende Hilfe für alle Situationen, in denen die natürlichen Abwehrkräfte des Körpers

Bei Erkältungskrankheiten kann Teebaumöl wahre Wunder wirken – auf das Taschentuch geträufelt, als Inhalation und als Einreibung. Am besten wirkt es in Verbindung mit einem heißen Bad.

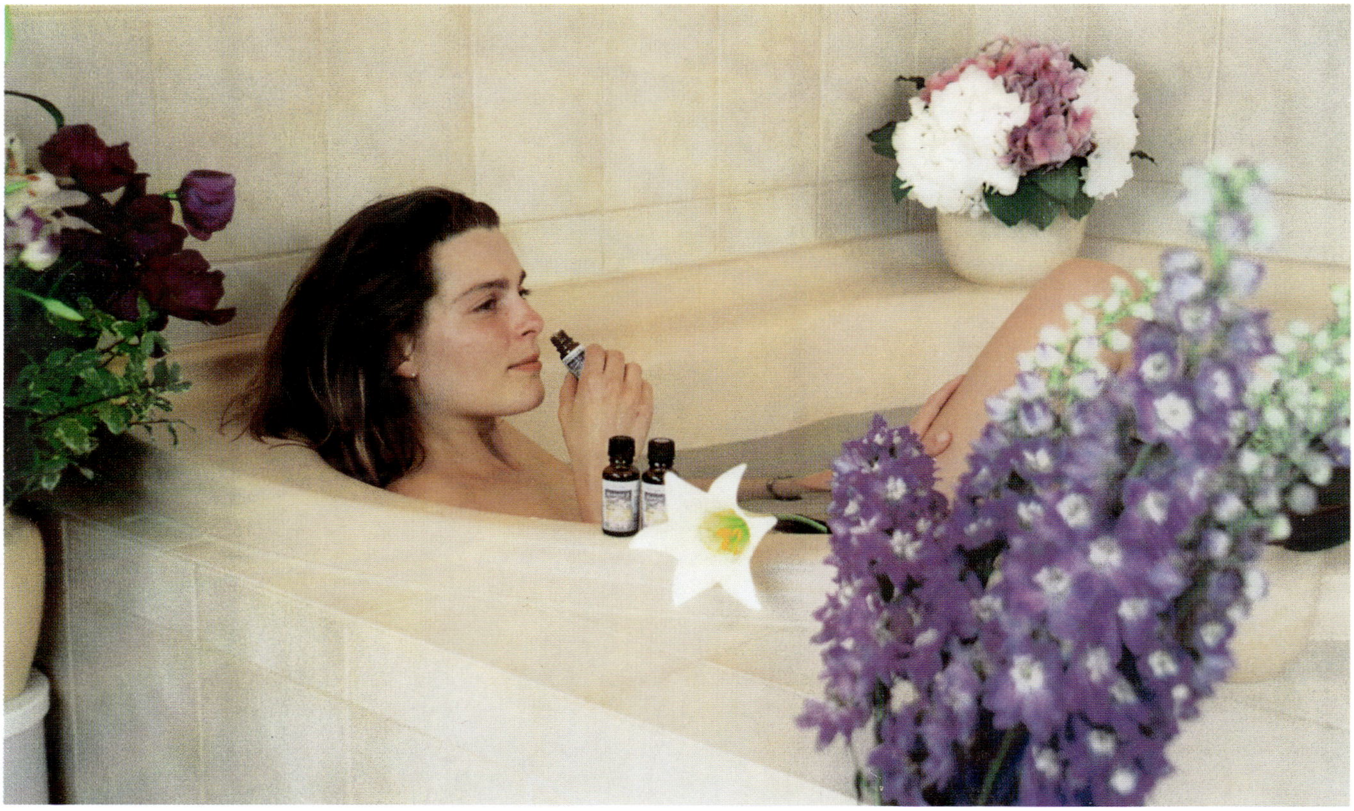

geschwächt sind: nach langen und schweren Krankheiten, bei Stress, Schlafmangel, in Erkältungszeiten und anderen belastenden Lebenslagen. Teebaumöl kann also sehr effektiv zur Stärkung der Abwehrkräfte und damit zur Vorbeugung gegen viele Erkrankungen eingesetzt werden, denn es greift die Krankheitserreger direkt an, unterstützt die betroffenen Körperzellen und verbessert die Abwehrkräfte insgesamt.

HIER HILFT TEEBAUMÖL

- Stärkung der Abwehrkräfte
- Nasennebenhöhlenentzündung, Schnupfen, Husten und Bronchitis, Fieber
- Ohrenschmerzen
- Masern, Windpocken
- Babypflege
- Gerstenkorn
- Abszesse, Furunkel, Herpes
- Hautentzündungen, Pickel, Akne, Schuppenflechte
- Juckreiz, Gürtelrose
- Pilzinfektionen und Warzen
- Wunden und Sportverletzungen
- Verbrennungen und Verbrühungen
- Rissige Haut
- Hämorrhoiden
- Insektenstiche, Zeckenbisse und Läuse
- Scheidenentzündungen (Candida, Soor)
- Blasenentzündungen
- Zahnfleischentzündung und -schmerzen, Zahnpflege
- Rheuma, Arthritis, Muskelkater und -schmerzen
- Haut- und Haarpflege

EIN ÖL FÜR ALLE GELEGENHEITEN

Teebaumöl eröffnet eine Fülle von Anwendungsmöglichkeiten; bei seiner Erforschung treten ständig neue Einsatzgebiete zutage. Ob in Bädern und Spülungen, bei Inhalationen, als Kompresse oder Umschlag, in Duftlampen, zur Massage, in Cremes und Lotionen oder direkt auf der Haut – das Öl von *Melaleuca alternifolia* ist (fast) immer das passende Mittel, das, zur rechten Zeit eingesetzt, eine umfassende Heilwirkung bei vielen Beschwerden und Wehwehchen entfaltet. Aber nicht nur hier, auch zur Tierpflege sowie im Haushalt ist Teebaumöl eine unentbehrliche Hilfe.

TEEBAUMÖL ALS HAUSHALTSHILFE

Teebaumöl eignet sich als Zusatz zu Waschmitteln und Haushaltsreinigern, zum Reinigen der Luft sowie zum Schutz vor Insekten und anderem Ungeziefer.

TEEBAUMÖL ZUR TIERPFLEGE

Die umfangreichen Heilwirkungen des Teebaumöls leisten auch Tieren wertvolle Hilfe bei Flöhen, Läusen, Ohrmilben und Zecken, Hautausschlägen, Insektenstichen und Wunden.

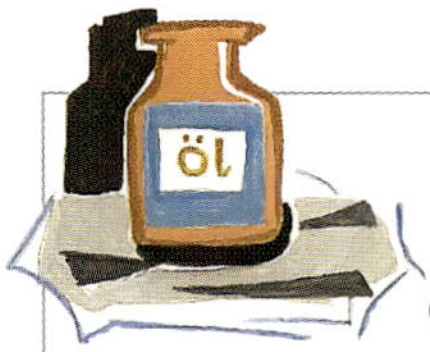

TIPS ZUR ANWENDUNG

Obwohl Teebaumöl sehr sanft wirkt, kann es sein, dass Sie empfindlich oder allergisch darauf reagieren. Zur Sicherheit sollten Sie deshalb das Folgende beachten.

1 Lassen Sie einige Tropfen reines Öl 1 Stunde einwirken; sollten Hautreizungen auftreten, verwenden Sie das Öl nur noch verdünnt mit Wasser oder Trägerölen.

2 Während der Schwangerschaft und bei Kindern unter 18 Monaten nur verdünnt anwenden.

3 Nicht innerlich anwenden – außer auf ausdrücklichen ärztlichen Rat.

4 Teebaumöl nie in die Augen bringen.

5 Auch bei Jungtieren sowie bei Katzen sollten Sie nur verdünntes Teebaumöl anwenden.

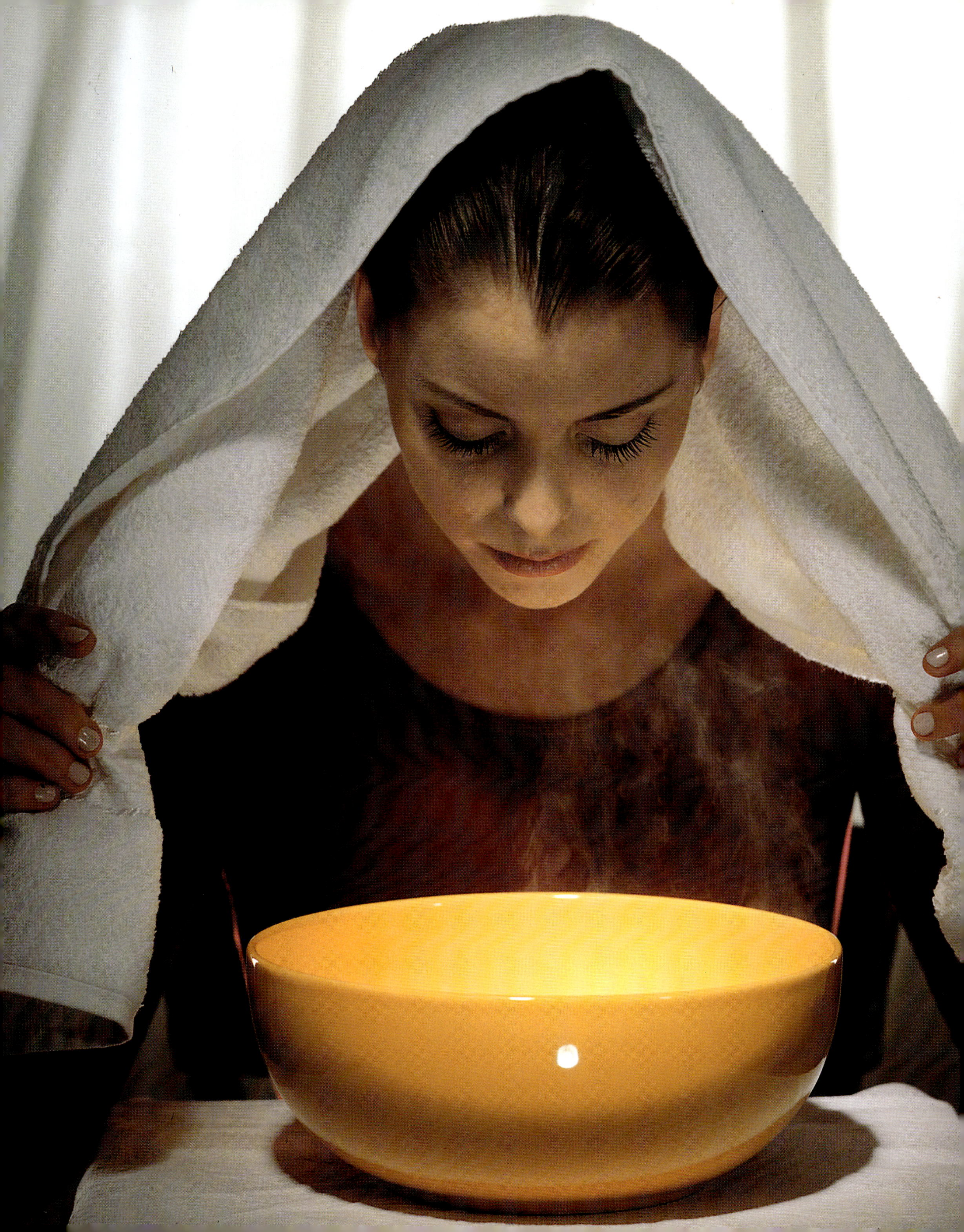

4 Von Kopf bis Fuß gesund

Gesundheit bedeutet nichts anderes als den ungehinderten Fluss der Energien in Körper und Seele. Ist dieser Fluss blockiert, reagiert der Mensch meist mit körperlichen Beschwerdesymptomen. Vor allem aus dem asiatischen Kulturkreis stammen eine Reihe wirkungsvoller Vorbeugungs- und Heilmethoden, die ganz auf dem Prinzip des Fließgleichgewichts der körperlich-seelischen Energien beruhen. Die Selbstbehandlung mit duftenden ätherischen Ölen, die wir über unsere Sinnesorgane Haut und Nase aufnehmen, gehört zu diesen traditionellen Heilweisen. Mit Hilfe der Öle und der darin enthaltenen pflanzlichen Wirkstoffe können wir unsere Körperfunktionen und unseren Geist auf dem Weg zur Spannungslösung wirkungsvoll begleiten.

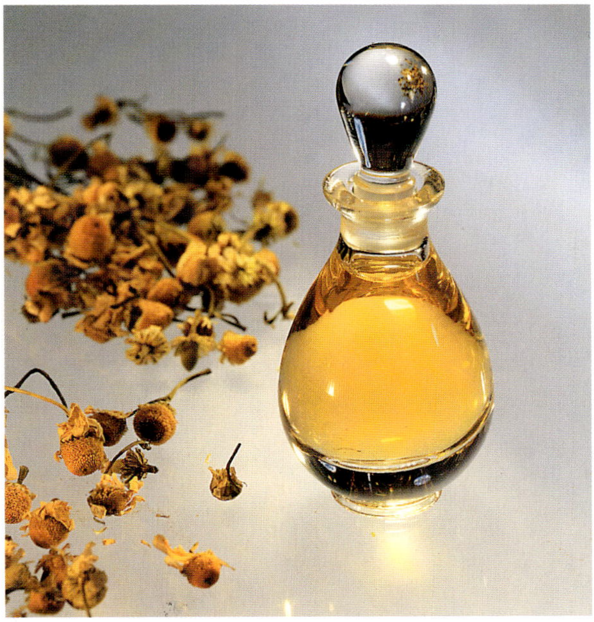

Oben: Kamillenöl – wie der Tee aus der gleichen Pflanze ein echtes Allheilmittel.
Links: Inhalationen sind ein probates Mittel – nicht nur bei Atemwegserkrankungen.

Alltagsbeschwerden selbst behandeln

Gesundheit aus der Duftlampe

Spannungen seelischer, emotionaler und körperlicher Art machen krank. Sie behindern den Fluss aller Körpersäfte genauso wie den der geistig-seelischen Energien. Spannungen lösen und Beschwerden vorbeugen sind, wenn man konsequent weiterdenkt, der beste Weg zu mehr Wohlbefinden, Gesundheit und Ausgeglichenheit.

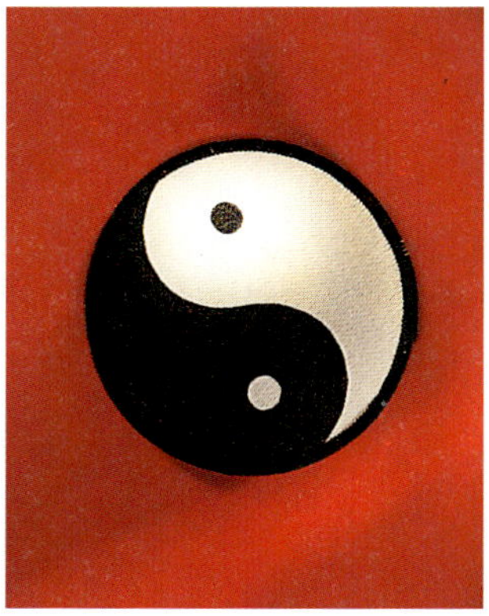

Yin und Yang – das Gleichgewicht des Lebens.

Eine der einfachsten Möglichkeiten, seinen Energiefluss zu fördern, ist das Heilen mit ätherischen Ölen, das eine uralte Tradition hat und auf sanfte Weise dabei hilft, das körperlich-seelische Gleichgewicht wiederherzustellen. Die Öle sprechen direkt unsere Sinne an und wirken darüber hinaus auf unseren Hormonhaushalt. Aufgrund der Vielfalt der Anwendungsmöglichkeiten als Hautöle oder Stimulanzien für unseren Geruchssinn sind sie ideal zur Selbstbehandlung vieler alltäglicher Beschwerden und für den Notfall, wenn schnelle Hilfe erforderlich ist.

Gesundheit entsteht aus dem Zusammenwirken vieler Faktoren. Deshalb können so sanfte Mittel wie Düfte auch so große Wirkung zeigen.

Bei bestimmten Beschwerdeanzeichen können die Öle auch ganz gezielt eingesetzt werden. Ihre Wirkung ist immer ganzheitlich und auf Körper und Geist ausgerichtet. Aus diesem Grund sollte man bei der Auswahl seiner Öle genau darauf achten, welches man momentan am liebsten mag und welches damit genau zu dem aktuellen Gefühlszustand passt. Nur so können Beschwerden dauerhaft gelindert oder geheilt werden.

VORBEUGEN UND HEILEN

Bei einer Neigung zu bestimmten Krankheiten, die immer wieder auftreten, empfiehlt sich auch eine bereits vorbeugende Behandlung mit den ätherischen Ölen. Außerdem sollte man sich in solchen Fällen, wenn die Immunabwehr bereits geschwächt ist, jeden Tag genügend Zeit zur Bewegung an der frischen Luft und zur Entspannung nehmen sowie für eine ausgewogene Ernährung sorgen.

Eine regelmäßige fachkundige Behandlung mit den Ölen führt langfristig zu mehr Wohlbefinden und vor allem bei Massagen zu einer deutlichen Verbesserung der Hautstruktur. Auch begleitend zu einer medizinischen Therapie können die Behandlungen mit ätherischen Ölen durchgeführt werden. Sprechen Sie mit Ihrem Arzt darüber.

SELBSTBEHANDLUNG UND IHRE GRENZEN

Bevor Sie nun nach dem passenden Öl zu einer ganz bestimmten Beschwerde suchen, sollten Sie die Krankheits- und Ursachenbeschreibung unter dem jeweiligen Stichwort nachlesen. Die einzelnen Beschwerdebilder sind immer physischen Problemkreisen zugeordnet. So finden Sie z. B. »Zahnfleischentzündung« im Abschnitt »Beschwerden im Kopfbereich«, »Asthma« bei »Atemwegserkrankungen«. Mit den Anwendungen verfahren Sie bitte genauso gründlich. Halten Sie sich an die Dosierungsanleitungen, und berücksichtigen Sie Einschränkungen der Behandlungsfähigkeit z. B. bei Kindern oder bei Schwangeren.

Wenn mehrere Öle zur Behandlung angegeben sind und Sie sich unsicher sind, welches Sie nehmen sollen, gehen Sie einfach der Nase nach. Jenes, das Ihnen am angenehmsten ist, hilft in einem solchen Fall auch am besten. Auch mit den bei den einzelnen Krankheitsbildern vorgeschlagenen Anwendungen verfahren Sie bitte so: Die, die Ihnen am angenehmsten erscheint, ist in der Regel die beste. Generell gilt:

- Die innere Einnahme der Öle und ihrer Mischungen wirkt stärker als Umschläge oder Massagen.
- Umschläge oder Massagen wirken stärker als Inhalationen.
- Inhalationen wirken stärker als Öl in Riechfläschchen oder Duftlampen.

Sind bei der Selbstbehandlung mit ätherischen Ölen die Beschwerdesymptome nach zwei oder drei Tagen noch nicht abgeklungen oder treten sie bereits nach kurzer Zeit erneut auf, ist es ratsam, einen Arzt oder einen Heilpraktiker, die im Idealfall auch in der Aromatherapie kundig sind, hinzuzuziehen.

Bei starkem Fieber sowie heftigen Schmerzen oder solchen, die Sie nicht genau lokalisieren können, suchen Sie bitte sofort einen Arzt auf, und vermeiden Sie die Selbstbehandlung.

DIE PSYCHE SPIELT MIT

Bedenken Sie bei jeder Behandlung mit ätherischen Ölen auch immer, woher die Krankheit wohl kommen mag, denn ein Symptom mag sich zwar körperlich ausdrücken und unter Umständen sogar sehr schmerzhaft sein, die Ursache jedoch liegt meist in der Seele oder im Geist verborgen. Das innere Gleichgewicht besteht nicht mehr, und der Körper drückt dies in einer ganz bestimmten Störung aus. Eine genaue Ursachenforschung, die den ganzen Menschen in Betracht zieht, ist der beste Weg zum richtigen Öl, das zur jeweiligen Beschwerde passt.

Ein gutes Lebensgefühl ist Teil Ihrer Gesundheit. Krankheit wird durch psychische Faktoren gefördert – und kann durch positive Einstellungen kuriert werden.

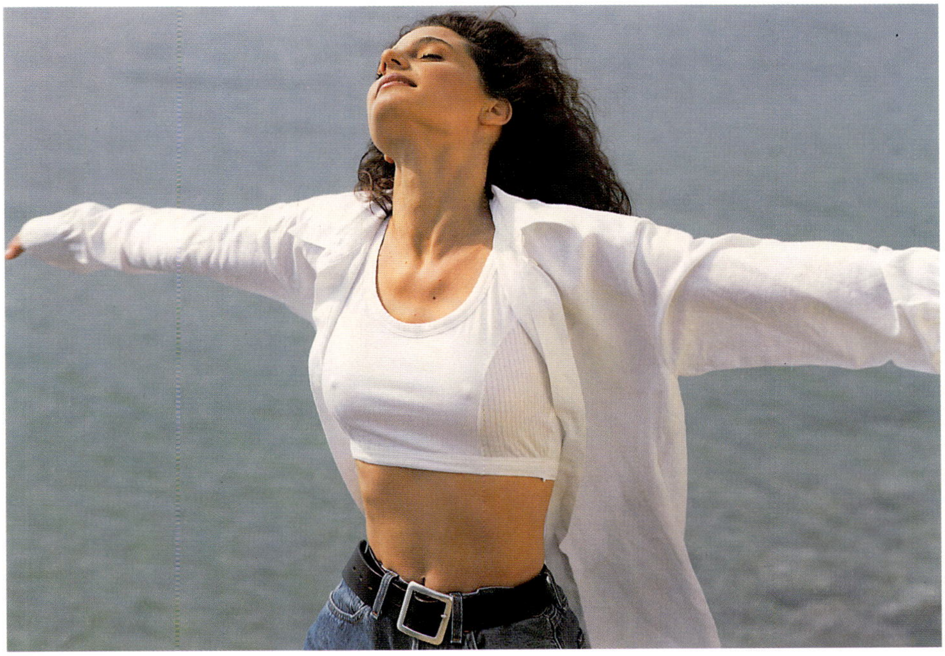

Atemwegserkrankungen

ASTHMA

Diese ätherischen Öle eignen sich am besten zur Behandlung.

Wenden Sie jeweils 5 Tropfen des Öls in Duftlampe oder Riechfläschchen an, das Ihnen am angenehmsten ist: Anisöl, Basilikumöl, Benzoeöl, Cajeputöl, Fichtennadelöl, Lavendelöl, Majoranöl, Melissenöl, Oreganoöl, Minzöl, Rosmarinöl, Salbeiöl, Thymianöl, Ysopöl, Zitronenöl, Zypressenöl.

In diesem Kapitel können Öle auftauchen, die nicht im Kapitel »Wohlriechende Vielfalt« erwähnt wurden, da sie in der Aromatherapie seltener Anwendung finden. Trotzdem können diese Öle bei den entsprechenden Erkrankungen durchaus angezeigt sein.

Asthma ist meist eine allergische Erkrankung, die bereits im Kindesalter auftreten kann. Typisch dafür sind Atemnot und kurze, flache Atemzüge mit verlängerter Ausatmung, Enge- und Druckgefühl auf der Brust sowie häufig auftretender Reizhusten. Diese Symptome verstärken sich in der Regel immer mehr, und die Häufigkeit der Anfälle nimmt zu. Asthma kann genetisch oder durch eine Überempfindlichkeit gegen bestimmte Allergene bedingt sein: So können gewisse Pflanzen, Tierhaare, Nahrungsmittel oder chemische Substanzen die Hustenanfälle auslösen. Weitere Ursachen sind ein geschwächtes Abwehrsystem durch häufige, nicht ausgeheilte Infekte sowie psychische Überlastung durch Sorgen, Stress und ungelöste Konflikte. Sogar Angstzustände können Asthmaanfälle verursachen. Insofern ist auch eine Behandlung angezeigt, die den Patienten entspannt und ihn ausgeglichener stimmt.

Inhalationen mit Muskatellersalbeiöl helfen, die schmerzhaften Asthmaanfälle zu verhindern.

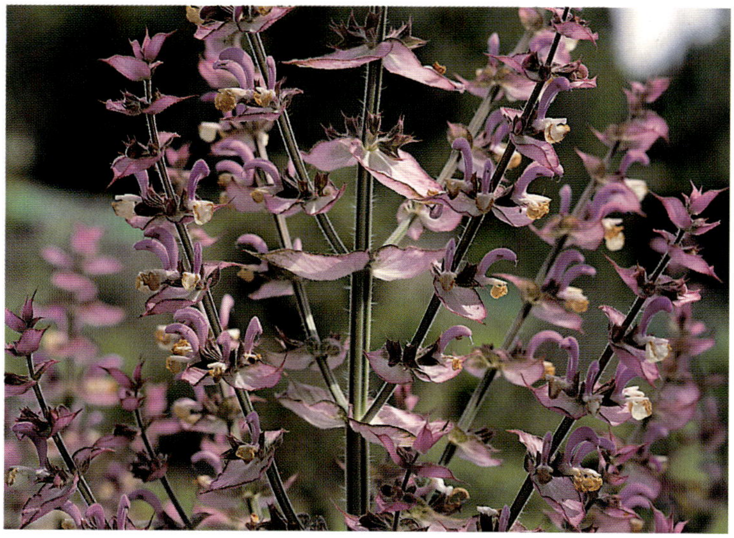

Muskatellersalbeiinhalation

6 Tropfen Muskatellersalbeiöl · 6 Tropfen Zedernholzöl · 6 Tropfen Grapefruitöl
1 Tropfen Thymianöl

■ Mischen Sie die ätherischen Öle in einer Pipettenflasche, und schütteln Sie sie gut durch. Geben Sie 1 bis 2 Tropfen der Grundmischung auf 1 l kochendes Wasser.

Duftlampenmischung

Die gleiche Mischung, wie oben für die Muskatellersalbeiinhalation angegeben, können Sie auch für Ihre Duftlampe verwenden. Geben Sie dafür 5 Tropfen in die Lampe, und stellen Sie sie in das Zimmer des Patienten.

BRONCHITIS

Diese ätherischen Öle eignen sich am besten zur Behandlung.

Wenden Sie jeweils 5 Tropfen des Öls in Duftlampe oder Riechfläschchen an, das Ihnen am angenehmsten ist: Cajeputöl, Eukalyptusöl, Fichtennadelöl, Rosmarinöl, Salbeiöl, Thymianöl, Ysopöl, Zirbelkiefernöl, Zitronenöl.

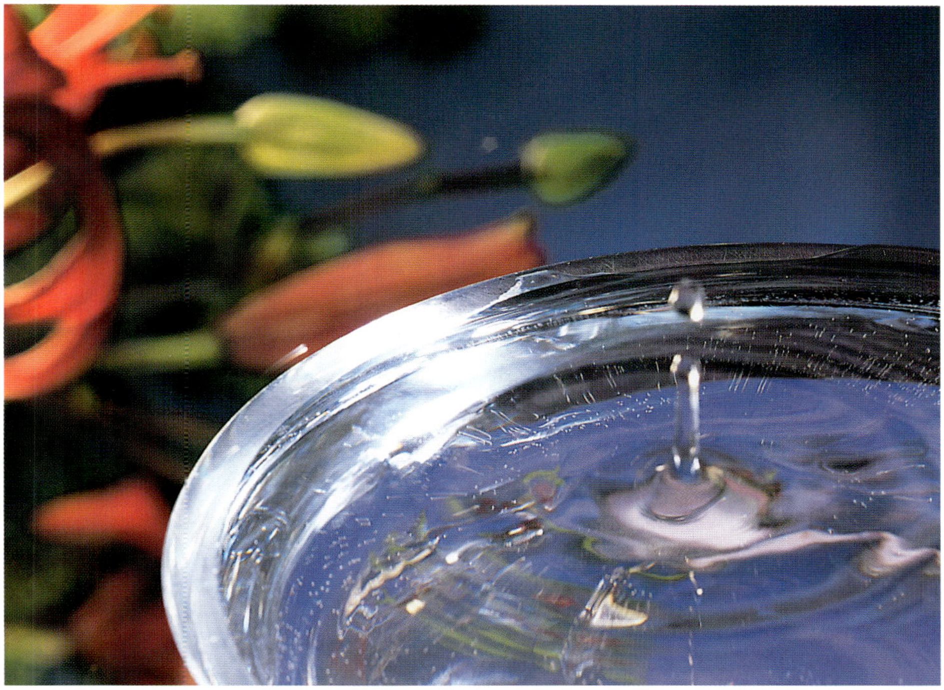

Eine ausreichende Luftfeuchtigkeit in Wohnräumen ist eine wichtige Vorbeugungsmaßnahme gegen Atemwegsbeschwerden aller Art.

Eine akute oder chronische Entzündung der Bronchien tritt meist im Zuge fieberhafter Erkältungen auf. Ihre Entstehung wird jedoch auch durch das Rauchen und ausschließliche Mundatmung, wie sie bei einer längeren Schnupfenerkrankung auftreten kann, gefördert. Erste Anzeichen für eine Bronchitis sind Brennen und Schmerzen in der Brust, Kitzeln im Kehlkopf sowie heftiger, starker Reizhusten bei großer Empfindlichkeit gegen kalte Luft, trockener, sehr schmerzhafter Husten oder tief sitzender Husten mit starker Schleimansammlung. Bei plötzlichem Klima- und Temperaturwechsel und bei Änderungen der Körperlage bzw. -stellung kann es zu länger anhaltenden Hustenanfällen kommen. Damit geht meist ein allgemeines Schwächegefühl und eine leicht erhöhte Körpertemperatur einher. Nach einigen Tagen lässt der Husten in der Regel nach, und der Schleim löst sich. Stetig steigendes Fieber und zunehmende Atembeschwerden können Anzeichen einer beginnenden Lungenentzündung sein. Ebenso wie eine Bronchitis gehört diese in die Hände eines Arztes oder Heilpraktikers. Als begleitende Maßnahme sind – wie bei allen Atemwegsbeschwerden – Anwendungen mit ätherischen Ölen äußerst hilfreich, da sie schleimlösend, reizlindernd und entzündungshemmend wirken.

Luftbefeuchter

Gerade im Winter ist die Luft in den geheizten Räumen trocken und schädigt die angegriffenen Atemwegsorgane zusätzlich. Abhilfe schafft ein Luftbefeuchter auf der Heizung. Hierzu können Sie im Fachhandel spezielle Behälter kaufen, die Sie mit Wasser gefüllt an den Heizkörper hängen. Es reicht aber auch eine mit Wasser gefüllte Schale, die Sie auf den Heizkörper stellen. Geben Sie zu dem Wasser ein paar Tropfen eines der oben genannten Öle. Neben der Verdunstungsfeuchtigkeit verspürt man so die angenehme und lindernde Wirkung der duftenden Substanzen.

Eukalyptusinhalation

6 Tropfen Eukalyptusöl · 2 Tropfen Ysopöl
2 Tropfen Sandelholzöl

■ Geben Sie die ätherischen Öle entweder auf eine Taschentuch oder eine halb gefüllte Schüssel mit heißem Wasser, und atmen Sie tief ein. Wie Sie die Inhalation genau durchführen, lesen Sie bitte auf Seite 22f. nach. 2-mal am Tag durchführen.

Zitronen-Pfefferminz-Inhalation

4 Tropfen Zitronenöl · 4 Tropfen Minzöl
4 Tropfen Lavendelöl · 4 Tropfen Teebaumöl
1 Tropfen Thymianöl

■ Mischen Sie die ätherischen Öle in einer kleinen Flasche mit Pipette, schütteln Sie sie gut durch, und geben Sie anschließend bis zu 2 Tropfen davon in 1 l kochendes Wasser. Die Inhalation lindert den Schmerz, der beim Atmen entsteht, und lässt die Bronchitis schneller abheilen. 2- bis 3-mal am Tag wiederholen.

Wohltuendes Brustöl

10 Tropfen Zedernholzöl · 10 Tropfen Cajeputöl · 10 Tropfen Lavendelöl · 10 Tropfen Douglasieöl · 10 Tropfen Teebaumöl
10 Tropfen Schafgarbenöl · 5 Tropfen Eukalyptusöl (bei Kleinkindern bitte weglassen)
5 Tropfen Ysopöl · 50 ml Mandelöl

■ Mischen Sie die ätherischen Öle in einer Pipettenflasche, und schütteln Sie sie gut durch. Dann geben Sie 5 Tropfen der Mischung zu dem Mandelöl, schütteln sie und bewahren sie in einer dunklen, gut verschließbaren Flasche auf. Bei Bedarf wenden Sie die Mischung 2- bis 3-mal am Tag an. Dazu verreiben sie etwas von dem Öl auf der Brust des Patienten und decken ihn anschließend gut zu.

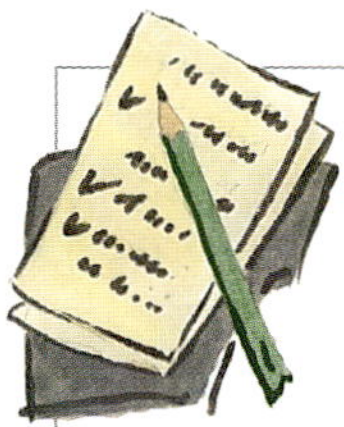

SIND SIE ANFÄLLIG FÜR ATEMWEGSBESCHWERDEN?

	Ja	Nein
Hatten Sie in der letzten Zeit eine Erkältung, die sich hartnäckig über lange Zeit gehalten hat?	☐	☐
Leiden Sie häufig an Schnupfen, Husten oder Nasennebenhöhlenentzündung?	☐	☐
Sind Sie beim kleinsten Windhauch schon erkältet?	☐	☐
Husten Sie morgens nach dem Aufstehen?	☐	☐
Rauchen Sie?	☐	☐
Müssen Sie beruflich viel und laut sprechen?	☐	☐
Geraten Sie beim Treppensteigen leicht außer Atem?	☐	☐
Halten Sie sich meist in geheizten Räumen auf?	☐	☐
Bewegen Sie sich wenig an der frischen Luft?	☐	☐
Haben Sie manchmal das Gefühl, keine Luft zu bekommen, als wäre Ihnen die Brust zugeschnürt?	☐	☐

Je mehr Fragen Sie mit Ja beantwortet haben, desto belasteter dürfte Ihr Atemsystem sein.

Eukalyptus-Ysop-Massageöl

15 Tropfen Eukalyptusöl · 10 Tropfen Ysopöl
5 Tropfen Sandelholzöl · 50 ml eines Trägeröls Ihrer Wahl

■ Mischen Sie die ätherischen Öle in einer kleinen Flasche, und schütteln Sie sie gut durch. Geben Sie anschließend das Trägeröl hinzu, und schütteln Sie die Mischung erneut. Bei Bedarf wenden Sie sie 2- bis 3-mal am Tag an. Dazu verreiben Sie etwa 1 TL von dem Öl auf der Brust des Patienten und decken ihn anschließend gut zu.

Brustwickel

5 Tropfen Cajeputöl · 5 Tropfen Lavendelöl
2 Tropfen Melissenöl · 100 ml Olivenöl

■ Erhitzen Sie das Olivenöl auf 37 °C, und geben Sie dann die ätherischen Öle dazu. Tränken Sie ein Baumwolltuch mit der vorbereiteten Mischung, und verfahren Sie so, wie auf Seite 24 beschrieben.

Eukalyptus-Ysop-Bad

6 Tropfen Eukalyptusöl · 2 Tropfen Ysopöl
2 Tropfen Sandelholzöl · 3–4 EL Honig

■ Geben Sie die Mischung ins heiße Badewasser. Ausreichend für ein Vollbad.

Basilikum-Lavendel-Bad

5 Tropfen Basilikumöl
8 Tropfen Lavendelöl
6 Tropfen Zitronenöl
5 Tropfen Zedernholzöl
3 Tropfen Muskatellersalbeiöl · 2 Tropfen Angelikaöl
3–4 EL süße Sahne

■ Mischen Sie die ätherischen Öle in einer Pipettenflasche, und schütteln Sie sie gut durch. 5 Tropfen davon geben Sie in die Sahne und diese Mischung in das Vollbad. Verweildauer im Bad: Höchstens 15 Minuten bei 37 °C. Am besten gehen Sie hinterher ins Bett.

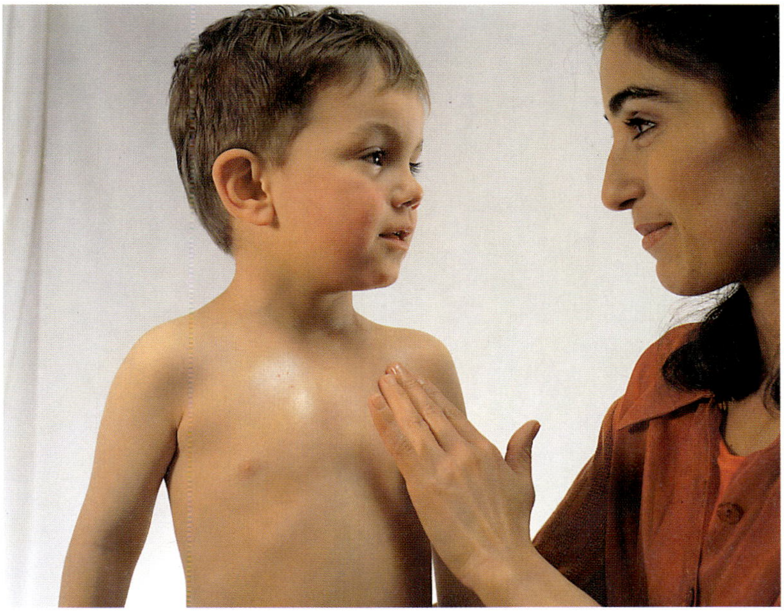

Bei Bronchitis sind Einreibungen eine große Hilfe. Die durch die Körperwärme freigesetzten Dämpfe machen die Atemwege frei.

Ölmischung zur Einnahme

2 Tropfen Eukalyptusöl · 1 Tropfen Ysopöl
1 Tropfen Sandelholzöl · 1 TL Honig

■ Mischen Sie alle Zutaten mit etwas Wasser, und nehmen Sie diese Mischung 3- bis 4-mal täglich nach den Mahlzeiten ein.

Duftlampenöl

5 Tropfen Minzöl · 3 Tropfen Cajeputöl
2 Tropfen Lavendelöl · 2 Tropfen Zitronenöl

■ Geben Sie die Mischung in eine Duftlampe, und stellen Sie sie in dem Zimmer auf, in dem sich der Patient aufhält.

GRIPPALER INFEKT

Diese ätherischen Öle eignen sich am besten zur Behandlung.

Wenden Sie jeweils 5 Tropfen des Öls in Duftlampe oder Riechfläschchen an, das Ihnen am angenehmsten ist: Eukalyptusöl, Fenchelöl, Fichtennadelöl, Kamillenöl, Krauseminzeöl, Lavendelöl, Minzöl, Rosmarinöl, Salbeiöl, Teebaumöl, Thymianöl, Ysopöl, Zimtöl, Zitronenöl, Zypressenöl.

Der grippale Infekt ist im Gegensatz zur echten Grippe vergleichsweise harmlos. Er wird meist bei kaltem oder nasskaltem Wetter übertragen. Ist der Körper unterkühlt und das Abwehrsystem bereits etwas geschwächt, können Viren in die Schleimhautzellen eindringen. Hier vermehren sie sich und lösen die typischen Symptome wie allgemeines Schwächegefühl aus, das mit Frösteln, Glieder-, Muskel- und Kopfschmerzen sowie Appetitlosigkeit einhergeht.

Der grippale Infekt beginnt wie eine Erkältung mit Frösteln, Rachenbeschwerden, Heiserkeit, manchmal hohem Fieber sowie starkem Husten und Schnupfen. Charakteristische Anzeichen sind neben der erhöhten Körpertemperatur Schüttelfrost, gerötete Wangen und glasige, fiebrig glänzende Augen.

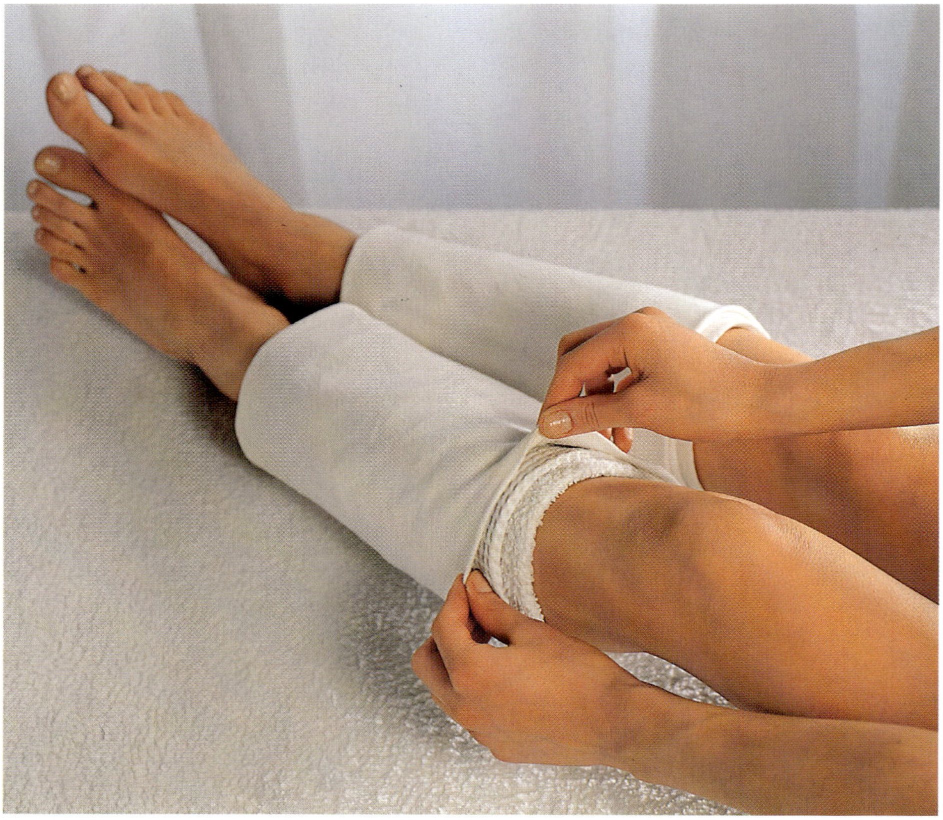

Bevor man Fieber mit Medikamenten senkt, sollte man zu nebenwirkungsfreien Hausmitteln greifen. Der Wadenwickel half schon unseren Großeltern.

Fieber ist eine wichtige und sinnvolle Maßnahme des Körpers zur Bekämpfung von Krankheitserregern, die nicht unterdrückt werden sollte. Steigt die Temperatur jedoch bedrohlich an und geht sie über Tage nicht wieder auf den Normalwert zurück, sollten Sie einen Arzt aufsuchen. Auch wenn sich die Beschwerden, die mit dem Infekt einhergehen, nach etwa drei Tagen nicht wesentlich gebessert oder sogar verschlimmert haben, ist ein Arztbesuch angezeigt. Eine Virusgrippe in Verbund mit hohem Fieber gehört in jedem Fall in ärztliche Behandlung. Bei einem grippalen Infekt hingegen können Sie ohne Bedenken auch viele Anwendungen mit ätherischen Ölen, die unter »Husten« und »Schnupfen« verzeichnet sind, durchführen.

Wadenwickel

Wenn Ihr Kreislauf oder der des Patienten einigermaßen stabil ist und die Füße gut durchblutet sind, ist der Wadenwickel ein gutes Mittel, um das Fieber zu senken. Wählen Sie eines der oben stehenden Öle, das Ihnen zusagt, und geben Sie 3 bis 5 Tropfen davon auf 1 l kaltes Wasser. Wenden Sie den Wickel an, wie auf Seite 24 beschrieben.

Brustwickel

Alternativ zum Wadenwickel können Sie bei etwas schwächerer Konstitution des Patienten einen Brustwickel mit einem ätherischen Öl Ihrer Wahl aus oben stehender Liste anlegen. Dazu nehmen Sie 3 bis 5 Tropfen des gewählten Öls auf 1 l warmes Wasser. Folgen Sie dabei den Empfehlungen auf Seite 24. Der Brustwickel wirkt besonders gut über Nacht.

Salbeibalsam

20 ml Sonnenblumenöl · 20 Tropfen Salbeiöl
15 g Kakaobutter · 4 g Bienenwachs

■ Bienenwachs, Kakaobutter und Sonnenblumenöl in einen Topf geben und den Inhalt in einem Wasserbad bei niedriger Hitze schmelzen und verrühren. Anschließend aus dem Wasserbad nehmen und das Salbeiöl unterrühren. Den Balsam in ein Glasgefäß umfüllen, verschließen und erstarren lassen. Zur Anwendung etwas von dem Balsam zwischen beiden Handflächen verreiben und Hals, Brust und Rücken des Patienten damit einreiben.

Angelikabad zur Vorbeugung

5 Tropfen Angelikaöl · 3 Tropfen Zitronenöl 2 Tropfen Lemongrasöl · 1 Tropfen Muskatellersalbeiöl · 3–4 EL süße Sahne

■ Mischen Sie die Öle unter die Sahne, und geben Sie die Mischung in ein Vollbad. Badedauer: Maximal 15 Minuten. Hinterher gut abtrocknen und bald zu Bett gehen. Sind Sie einer erhöhten Ansteckungsgefahr zu Grippezeiten ausgesetzt, ist ein Bad mit Angelikaöl sehr angenehm, da es eine antiseptische Wirkung hat.

HUSTEN

Diese ätherischen Öle eignen sich am besten zur Behandlung.

Wenden Sie jeweils 5 Tropfen des Öls in Duftlampe oder Riechfläschchen an, das Ihnen am angenehmsten ist: Anisöl, Eukalyptusöl, Fichtennadelöl, Kamillenöl, Teebaumöl, Ysopöl.

Vor allem in der kalten Jahreszeit sowie den Übergangszeiten in Frühjahr und Herbst gehört der Husten zu den unangenehmen Begleiterscheinungen einer handfesten Erkältung. Erkältungsviren verursachen oft Halsschmerzen, die später in Husten übergehen können, der sich seinerseits zu einer Bronchitis, einem handfesten grippalen Infekt auswachsen kann.

Husten ist ein typisches Erkältungssymptom. Dadurch versucht der Körper, Fremdkörper und Schleim aus den Atemwegen zu entfernen. Neben ständigem Hustenreiz und Heiserkeit besteht meist ein Engegefühl im Kehlkopf, manchmal auch Atemnot oder Brechreiz bis hin zu Würgeanfällen. Da der Husten sich äußerst lange hinziehen kann und in so einem schweren Fall sehr an den Kräften zehrt, sollten Sie ihn bereits im Anfangsstadium behandeln.

Duftlampenmischung

2 Tropfen Eukalyptusöl · 1 Tropfen Rosmarinöl · 1 Tropfen Thymianöl · 1 Tropfen Kampferöl · 1 Tropfen Kamillenöl

■ Eine Duftlampe mit dieser Mischung können Sie auch über Nacht neben das Bett des Patienten stellen. Die Öle erleichtern das Durchatmen und damit das Durchschlafen.

Gurgellösung

5 Tropfen Teebaumöl · 5 Tropfen Minzöl 5 Tropfen Lavendelöl · 2 Tropfen Bergamottöl · 3 Tropfen Zitronenöl · 1 Tropfen Thymianöl · 100 ml Wasser

■ Bei einer beginnenden Erkältung mit Halsschmerzen kann diese Lösung mit ätherischen Ölen schnell Linderung verschaffen. Die ätheri-

Statt kodeinhaltigem Hustensaft eine Gurgellösung mit Teebaum- und Minzöl – garantiert nebenwirkungsfrei!

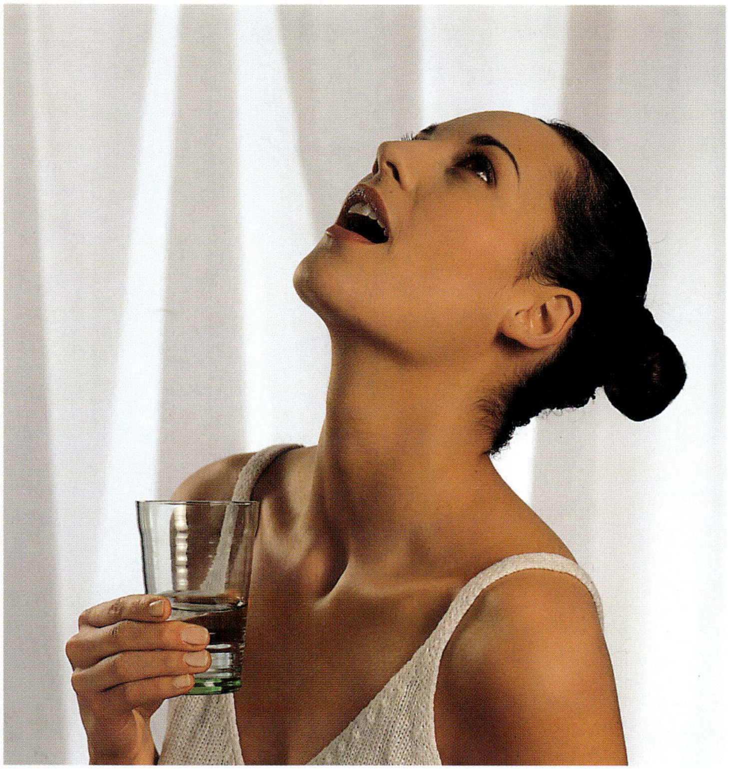

schen Öle mit dem Wasser vermischen, in eine dunkle Flasche füllen und gut verschließen. Zur Anwendung 1 TL der Gurgellösung in 1/2 Glas warmes Wasser geben und 3- bis 5-mal am Tag etwa 2 Minuten lang damit gurgeln.

Dampfbadmischung

10 Tropfen Eukalyptusöl · 10 Tropfen Salbeiöl
5 Tropfen Minzöl · 5 Tropfen Rosmarinöl
5 Tropfen Kamillenöl · 5 Tropfen Thymianöl
5 Tropfen Fichtennadelöl · 4 Tropfen Lavendelöl · 1 Tropfen Kampferöl · 50 ml Wasser

Diese Mischung sollten Sie mit ins Dampfbad nehmen – allerdings nur, wenn Sie sich bereits auf dem Weg der Besserung befinden, da Saunagänge im akuten Krankheitsstadium den Kreislauf zu sehr belasten können. Auch die trockene Sauna ist bei Erkältungskrankheiten weniger zu empfehlen, ein Dampfbad hingegen versorgt die angegriffenen Atemwegsorgane mit genügend Luftfeuchtigkeit, die entspannend auf den Organismus wirkt.

Auch eine beginnende Angina, eine eitrige Mandelentzündung, geht mit hohem Fieber einher. Schüttelfrost, starke Halsschmerzen und Schwierigkeiten beim Schlucken sind weitere Anzeichen. Diese Krankheit gehört in die Hände eines Arztes. Selbstverständlich können Sie begleitend auch mit ätherischen Ölen therapieren.

■ Geben Sie einige Tropfen der fertigen Mischung auf den Verdampfer. Die freigesetzten Stoffe wirken schleimlösend, entkrampfend und beruhigend. Die ätherischen Öle mit dem Wasser vermischen und in einer dunklen Flasche verschlossen aufbewahren.

Benzoe-Eukalyptus-Inhalation

4 Tropfen Benzoeöl · 4 Tropfen Eukalyptusöl
2 Tropfen Schwarzer -Pfeffer-Öl · 2 Tropfen Ysopöl

■ Auch bei Schnupfen verhilft diese Inhalation zu einer deutlich erleichterten Atmung.
Die Öle auf eine Schüssel mit 1 l kochendem Wasser geben. Wie Sie die Inhalation genau durchführen, lesen Sie bitte auf Seite 22f. nach.

Cajeputhalswickel

5 Tropfen Cajeputöl · 5 Tropfen Lavendelöl
2 Tropfen 100%iges Melissenöl · 20 ml lauwarmes Olivenöl

■ Der Wickel wirkt schmerzlindernd und beruhigend. Verrühren Sie die Zutaten, und tränken Sie ein Baumwolltuch damit. Wie Sie die Anwendung weiter durchführen, lesen Sie bitte auf Seite 24 nach.

Benzoe-Ysop-Bad

4 Tropfen Benzoeöl · 4 Tropfen Eukalyptusöl
3 Tropfen Schwarzer-Pfeffer-Öl · 2 Tropfen Ysopöl · 3–4EL Honig

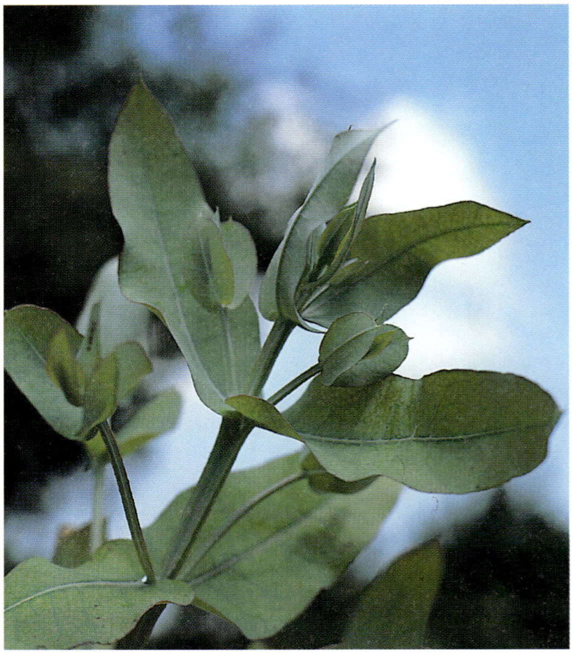

Der Eukalyptusbaum liefert – außer der Nahrung für die Koalabären – das wichtigste Hustenmittel.

■ Mischung in ein Vollbad geben, in dem der Patient nicht länger als 1/4 Stunde verweilen sollte. Am besten danach ins Bett gehen.

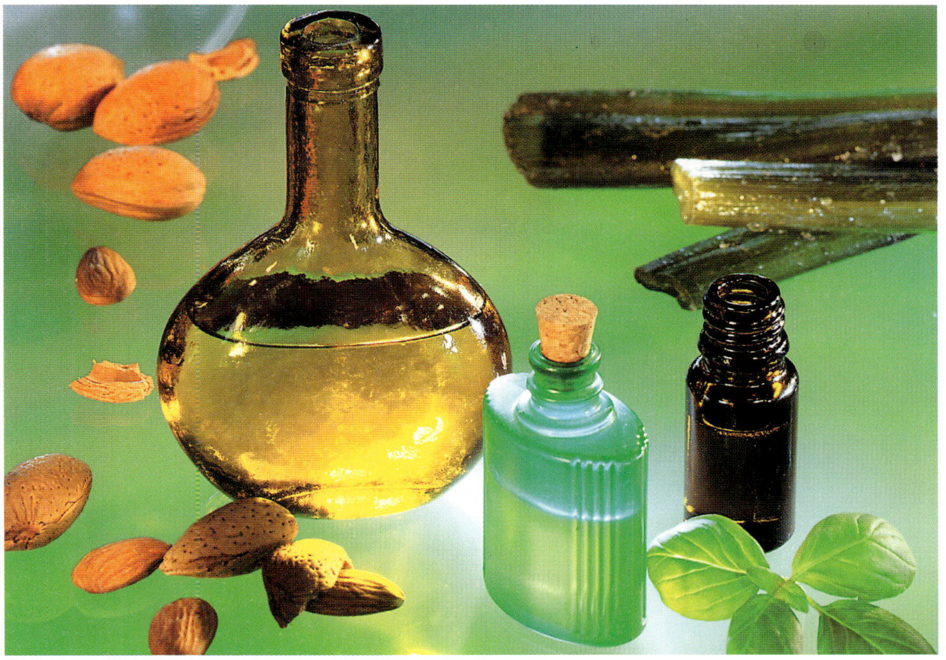

Mandeln und Basilikum: Die Kombination der beiden Öle ergibt ein Mittel, das jede durch Schnupfen verstopfte Nase frei bekommt.

SCHNUPFEN

Diese ätherischen Öle eignen sich am besten zur Behandlung.

Wenden Sie jeweils 5 Tropfen des Öls in Duftlampe oder Riechfläschchen an, das Ihnen am angenehmsten ist: Eukalyptusöl, Fenchelöl, Latschenkiefernöl, Rosmarinöl, Salbeiöl, Teebaumöl, Zirbelkiefernöl.

Zusätzlich zum Husten stellt sich beim Erkälteten meist noch ein Schnupfen ein. Er kündigt sich in der Regel mit Brennen und Kitzeln in Nase und Rachen an, das über einige Tage anhalten kann. Dann schwillt die Nasenschleimhaut langsam zu und sondert innerhalb der folgenden ein bis zwei Tage mehr und mehr Sekret ab: Die Nase läuft. Zu diesen klassischen Symptomen gesellen sich häufig Kopfschmerzen (siehe Seite 85f.), Gliederschmerzen und Frösteln. Die Folge: Der Kopf ist wie verstopft, die Nase läuft oder ist zu, das Atmen fällt schwer, und man fühlt sich völlig erledigt. Hinter dieser harmlosen, jedoch unangenehmen Erkältung stecken in den meisten Fällen Rhinoviren, Krankheitserreger, die sich bevorzugt an der Nasenschleimhaut festsetzen und diese reizen. Ein Schnupfen kann aber auch Vorbote einer ernst zu nehmenden Virusgrippe sein. Er sollte deshalb gut ausgeheilt werden. Ätherische Öle wirken bei der Behandlung von Schnupfen schleimlösend und entzündungshemmend.

Befreiendes Nasenöl

2 Tropfen Angelikaöl · 2 Tropfen Basilikumöl
30 ml Mandelöl

■ Mischen Sie die Zutaten in einer dunklen Flasche, und verschließen Sie sie gut. Sie können bei Bedarf ihren Naseninnenraum mehrmals am Tag mit der Mischung einreiben, die das Atmen deutlich erleichtert.

Duftlampenmischung

10 Tropfen Zitronenöl · 5 Tropfen Rosmarinöl · 3 Tropfen Cajeputöl · 3 Tropfen Myrtenöl

■ Mischen Sie die ätherischen Öle in einer kleinen Flasche mit Pipette, und schütteln Sie sie gut durch. Geben Sie 5 Tropfen davon auf Ihre Duftlampe. Bei Einschlafproblemen aufgrund von Atembeschwerden ist diese Anwendung, die nachhaltig beruhigt, besonders angenehm.

Eukalyptusinhalation

10 Tropfen Eukalyptusöl · 5 Tropfen Rosmarinöl · 5 Tropfen Thymianöl · 5 Tropfen Salbeiöl · 5 Tropfen Kamillenöl · 2 Tropfen Ysopöl

■ Bewahren Sie die Mischung in einer dunklen Flasche gut verschlossen auf. Vor der Anwendung gut durchschütteln. Nehmen Sie 4 bis 10 Tropfen davon als Inhalationszusatz. Die Inhalation befreit die Nasennebenhöhlen vom Schleim und wirkt schmerz- und reizlindernd. Alternativ können Sie statt mit Eukalyptusöl auch mit Zitronenöl in der gleichen Mischung inhalieren.

Basilikum-Eukalyptus-Inhalation

■ Sehr gut bei einer Nasennebenhöhlenverstopfung wirkt die folgende Mischung aus ätherischen Ölen: Jeweils 3 Tropfen Eukalyptusöl, Basilikumöl, Lavendelöl und Minzöl auf 1 l kochendes Wasser geben und inhalieren (die genaue Durchführung können Sie auf Seite 22f. nachlesen). 2- bis 3-mal am Tag durchführen. Alternativ tropfen Sie die Öle auf ein Taschentuch und atmen – immer mal wieder im Lauf des Tages, solange das Tuch Duft abgibt – mehrmals tief ein. Nach Belieben wiederholen. Die Öle können im selben Mischungsverhältnis auch für ein entspannendes Vollbad angewendet werden.

Minzöl ist in der Lage, verstopfte Nasen wieder frei zu machen. Ob direkt aus dem Taschentuch eingeatmet oder im heißen Tee aufgelöst: Die Wirkung ist die gleiche.

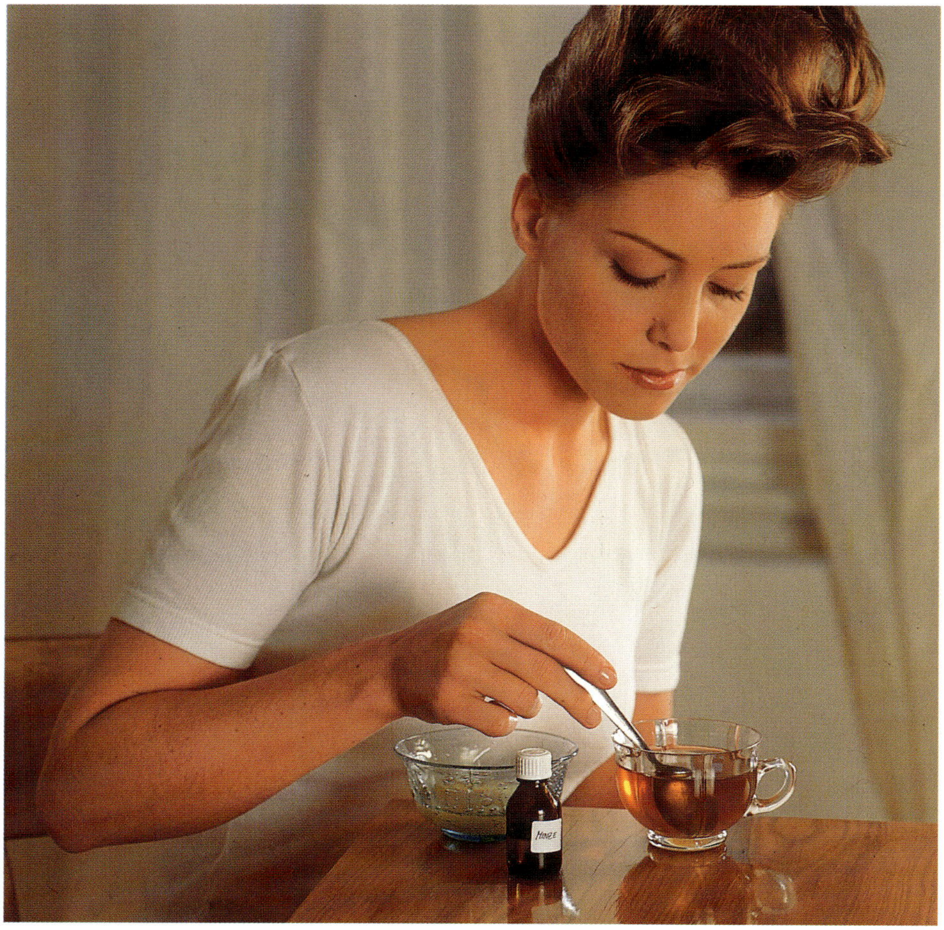

Eukalyptus- oder Minzöl

Der Duft des Eukalyptus oder der Pfefferminze erleichtert die Nasenatmung. Beträufeln Sie ein Taschentuch mit dem Öl, und atmen Sie es öfter ein. Nachts legen Sie ein solches Taschentuch neben das Kopfkissen – das verhilft zu einem ungestörten Schlaf.

Rosmarinerkältungsöl

5 Tropfen Rosmarinöl
5 Tropfen Eukalyptusöl
5 Tropfen Thymianöl
5 Tropfen Zitronenöl
5 Tropfen Zirbelkiefernöl
50 ml Sonnenblumenöl

■ Mischen Sie das Trägeröl in einer dunklen Flasche mit den ätherischen Ölen. Gut verschließen und schütteln. Zur Anwendung nehmen Sie ein paar Tropfen des Öls zwischen beide Handflächen und verreiben es – am besten abends vor dem Einschlafen – auf Hals, Brust und Rücken des Patienten. Anschließend sollte er warm zugedeckt werden. Dieselbe Mischung kann man auch für ein Riechfläschchen verwenden, an dem man immer riechen sollte, wenn einem das Durchatmen schwer fällt.

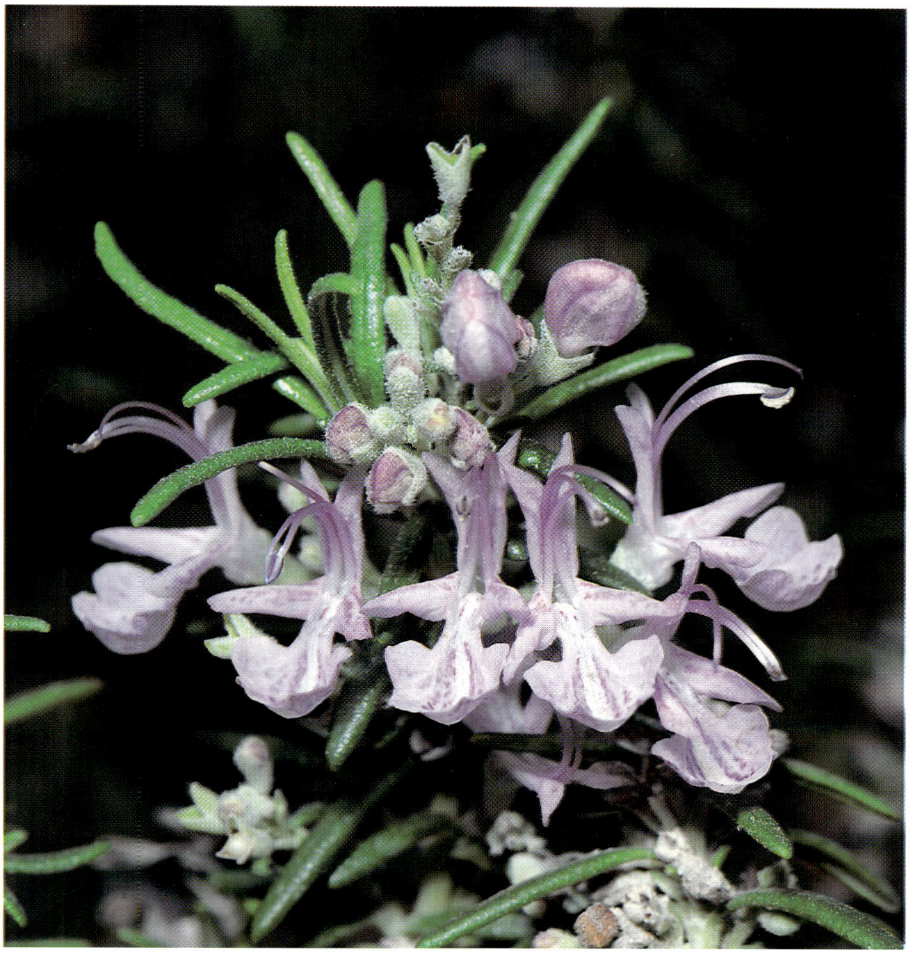

Rosmarin – mit Eukalyptus und Hagelsalz gemischt – ergibt einen belebenden Badezusatz, der auch den Schnupfen vertreiben hilft.

Intensives Massageöl

Sind von dem Schnupfen die Nasennebenhöhlen oder sogar die Stirnhöhlen in Mitleidenschaft gezogen, kann die folgende Zusammensetzung dazu beitragen, die Atemwege zu befreien oder zumindest etwas Linderung zu verschaffen.

8 Tropfen Basilikumöl · 8 Tropfen Eukalyptusöl · 8 Tropfen Lavendelöl · 8 Tropfen Minzöl
50 ml eines Trägeröls Ihrer Wahl

■ Das Trägeröl mit den ätherischen Ölen in einer dunklen Flasche mischen, gut verschließen und schütteln. Zur Anwendung nehmen Sie ein paar Tropfen des Öls zwischen beide Handflächen und verreiben es – am besten abends vor dem Einschlafen – auf Hals, Brust und Rücken des Patienten. Anschließend sollte er warm zugedeckt werden und einige Zeit ruhen.

Rosmarinerkältungsbad

15 Tropfen Rosmarinöl · 10 Tropfen Eukalyptusöl · 5 Tropfen Thymianöl · 500 g Hagelsalz

■ Salz und Öle mit einem Holzspatel verrühren. Das fertige Salz in ein Gefäß umfüllen und gut verschließen. 2 TL pro Vollbad verwenden.

Hält sich der Schnupfen mehr als zehn Tage und treten darüber hinaus Kopfschmerzen und Fieber auf, besteht der Verdacht auf eine eitrige Nasennebenhöhlenentzündung. In diesem Fall sollte sofort der Arzt aufgesucht werden. Bei langwierigen Beschwerden kann es sich auch um Heuschnupfen handeln.

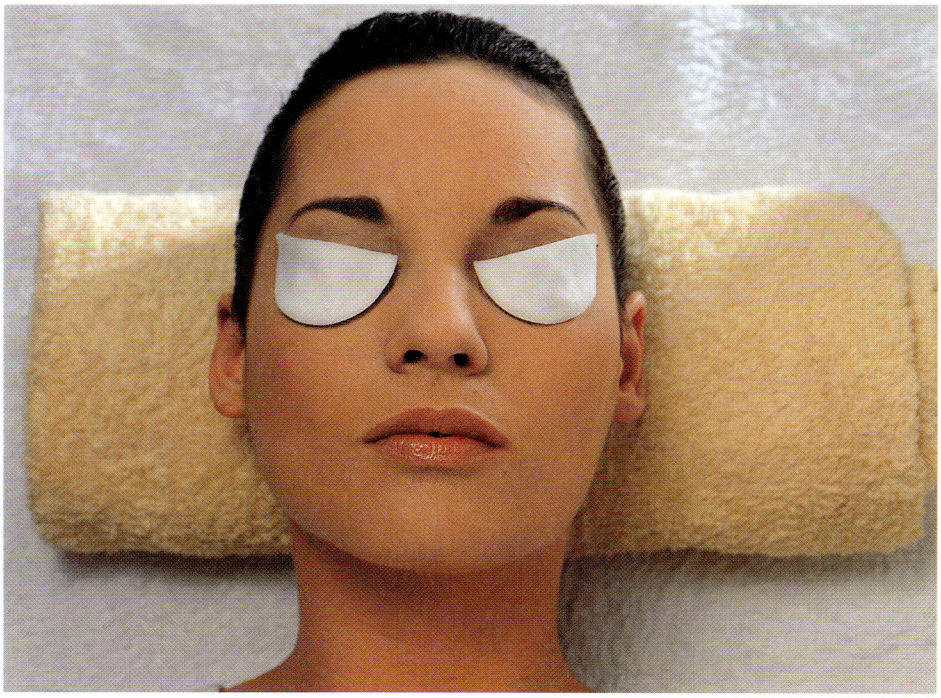

Was gegen geschwollene Augen hilft, kann gegen Bindehautentzündungen nicht wirkungslos sein: kühlende Kompressen mit Rosen- oder Zitronenöl.

Beschwerden im Kopfbereich

BINDEHAUTENTZÜNDUNG

Diese ätherischen Öle eignen sich am besten zur Behandlung.

Wenden Sie jeweils 5 Tropfen des Öls in Duftlampe oder Riechfläschchen an, das Ihnen am angenehmsten ist: Geranienöl, Kamillenöl, Lavendelöl, Rosenöl, Zitronenöl.

Charakteristika dieser Erkrankung sind tränende Augen, Augenbrennen und das Gefühl, einen lästigen Fremdkörper im Auge zu haben. Meist sind die Augen gerötet, zu Sehstörungen im eigentlichen Sinn kommt es jedoch nicht. Eine Bindehautentzündung kann auch mit Schmerzen, Lichtscheu, Tränenfluss und geschwollenen Schleimhäuten einhergehen. Sie ist meist durch Zugluft und allergische Reize bedingt. Eine Selbstbehandlung mit ätherischen Ölen ist nur dann angezeigt, wenn es sich nicht um eine Viruserkrankung des Auges handelt. Diese beginnt meist nur an einem Auge, das zweite entzündet sich knapp zwei Wochen später. Neben den oben genannten Beschwerdeanzeichen treten bei dieser infektiösen Krankheit oft Müdigkeit, Abgeschlagenheit und bisweilen auch eine erhöhte Körpertemperatur auf. Sie gehört unbedingt in die Hände eines Arztes, mit dem Sie allerdings eine begleitende Behandlung mit ätherischen Ölen, die kühlend und entzündungshemmend wirken, abklären. Auch wenn die nicht virusbedingte Bindehautentzündung länger als zwei Tage andauert, sich verschlimmert oder Schmerzen auftreten, sollten Sie den Arzt aufsuchen.

Rosenölkompresse

■ Gegen den andauernden Juckreiz hilft die erfrischende Augenkompresse, die 2- bis 3-mal am Tag auf beide Augen aufgelegt wird. Tauchen Sie 2 Wattepads in 100 ml Rosenhydrolat, drücken Sie sie gut aus, und legen Sie sie auf die geschlossenen Lider. Nach etwa 10 Minuten, wenn die kühlende Wirkung nachgelassen hat, abnehmen.

Zitronenölkompresse

■ Geben Sie 10 Tropfen des Öls in 50 ml Wasser, und legen Sie 2 Wattepads in die Mischung, die Sie anschließend gut ausdrücken.

Legen Sie die Pads für etwa 10 Minuten auf die geschlossenen Augenlider. 2- bis 3-mal am Tag wiederholen.

Calendulaaugenbad

2 Tropfen Calendulaöl · 15 ml destilliertes Wasser (pro Auge)

■ Kochen Sie eine Augenbadewanne aus der Apotheke gründlich aus, und geben Sie dann die Ölmischung hinein. Baden Sie das entzündete Auge 2- bis 3-mal pro Tag darin.

KOPFSCHMERZEN

Diese ätherischen Öle eignen sich am besten zur Behandlung.

Wenden Sie jeweils 5 Tropfen des Öls in Duftlampe oder Riechfläschchen an, das Ihnen am angenehmsten ist: Basilikumöl, Eukalyptusöl, Kamillenöl, Lavendelöl, Majoranöl, Minzöl, Rosmarinöl, Zitronenöl.

Wohl jeder kennt diesen Schmerz als unangenehmen Druck an Stirn, Hinterkopf oder als Spannungsgefühl, das über Schultern und Nacken bis in die Kopfregion reicht. Frauen sind von dieser Beschwerde weit häufiger betroffen als Männer. Und jeder, der schon einmal davon betroffen war, kennt den Kopfschmerz als eine der lästigsten Behinderungen im Alltag. Die Handlungs- und Reaktionsfähigkeit ist durch die Schmerzen herabgesetzt, man kann sich kaum konzentrieren, kommt nur noch langsam voran und wird zusätzlich oft noch gereizt und schnell ärgerlich, da sich der drückende Schmerz schließlich aufs Gemüt schlägt. Im schlimmsten Fall kann Kopfschmerz zu Übelkeit mit Erbrechen und stärkeren Bewusstseinstrübungen führen.

Die Auslöser können banal sein – unregelmäßige Lebensweise mit Schlafentzug oder übermäßigem Genuss von Alkohol und Tabak –, aber auch schwererwiegender körperlicher Natur: Dazu gehören Traumata nach Unfällen ebenso wie Stoffwechsel- oder Kreislaufstörungen (siehe Seite 120ff.) sowie Erkrankungen im Hals-Nasen-Ohren-Bereich (siehe Seite 90) oder der Augen. Nicht zu vergessen sind auch übermäßige Bildschirmarbeit, eine fehlerhafte Körper- und Sitzhaltung sowie Wetterfühligkeit. Auch seelische Störungen können die Ursache für den Kopfschmerz sein: Ängste, Aggressionen, Depressionen, Überlastung haben oft Verspannungen im Kopfbereich zur Folge. Entspannung steht daher für Kopfschmerzpatienten an erster Stelle. Hilfreich dabei sind ätherische Öle, die beispielsweise während Meditationen oder Yogaübungen eingesetzt werden können.

Die Migräne kann auch familiär veranlagt und damit vererbt sein. Ganz geklärt ist die Entstehung der Krankheit nach wie vor nicht.

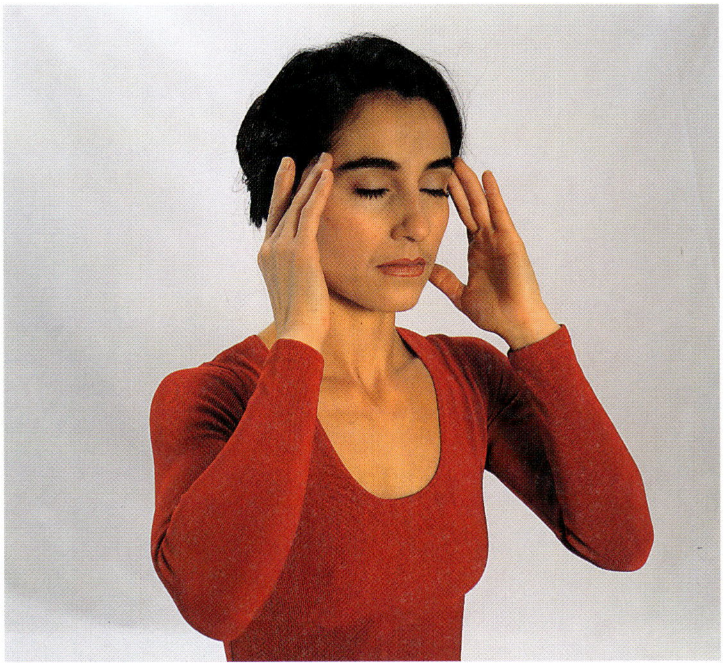

Wenn Sie oft Kopfschmerzen haben, sollten Sie Ursachenforschung betreiben: Die Auslöser sind unterschiedlichster Natur.

Duftlampenmischung

2 Tropfen Kamillenöl · 2 Tropfen Lavendelöl
2 Tropfen Zitronenöl · 1 Tropfen Majoranöl
1 Tropfen Minzöl

Riechflaschenmischung

5 Tropfen Lavendelöl · 1 Tropfen Minzöl
1 Tropfen Zitronenöl · 1 Tropfen Muskatellersalbeiöl · 4 ml Sonnenblumenöl

SIND SIE ANFÄLLIG FÜR BESCHWERDEN IM KOPFBEREICH?

	Ja	Nein
Haben Sie öfters Zahnfleischbluten?	☐	☐
Reagieren Ihre Zähne empfindlich auf heiß und kalt, süß und sauer?	☐	☐
Ist Ihr Zahnfleisch in der letzten Zeit zurückgegangen, und sitzen einige Zähne etwas locker?	☐	☐
Haben Sie öfters Zahnschmerzen, die dann wieder verschwinden?	☐	☐
Zeigen Ihre Bindehaut oder Ihre Regenbogenhaut Auffälligkeiten wie Rötungen und bräunliche Flecken?	☐	☐
Sehen Sie generell in der Dämmerung und nachts schlechter als sonst?	☐	☐
Tränen Ihre Augen häufig, und sind sie gerötet?	☐	☐
Sind Sie oft sehr angespannt, und fühlen Sie sich überfordert?	☐	☐
Leiden Sie bei emotionalen oder beruflichen Belastungen unter Kopfschmerzen oder Migräne?	☐	☐

Je mehr Fragen Sie mit Ja beantwortet haben, desto anfälliger dürften Sie für Beschwerden im Kopfbereich sein.

Erfrischende Massage

3 Tropfen Zitronenöl · 3 Tropfen Lavendelöl
2 Tropfen Muskatellersalbeiöl · 1 Tropfen Canangaöl · 50 ml Wasser

■ Füllen Sie Wasser und Öle in eine dunkle Flasche, verschließen Sie sie und schütteln Sie sie gut. Anschließend geben Sie ein paar Tropfen davon auf ein Taschentuch und reiben sich Schläfen, Stirn und Nackenpartie damit ein.

Minzöl

Gerade bei Katererscheinungen oder nach durchwachten Nächten ist eine Massage des Nackens, der Stirn und der Schläfen mit Minzöl ideal. Das Öl kühlt und erfrischt. Minzöl hat sich auch bei Wetterfühligkeit bestens bewährt.

Nacken- und Schläfenmassage

5 Tropfen Muskatellersalbeiöl · 2 Tropfen Bergamottöl · 1 Tropfen Minzöl · 50 ml Mandelöl

■ Rühren Sie die ätherischen Öle ins Trägeröl ein. Die Mischung zwischen den Handflächen verreiben und vorsichtig Nacken und Schläfen damit massieren. Auch Kinder genießen diese Ölmischung sehr.

Erholungsbad

3 Tropfen Angelikaöl · 2 Tropfen Sandelholzöl
2 Tropfen Lavendelöl · 2 Tropfen Bergamottöl
3–4 EL süße Sahne

■ Rühren Sie die Öle in die Sahne ein, und geben Sie die Mischung ins Vollbad.

MIGRÄNE

Diese ätherischen Öle eignen sich am besten zur Behandlung.

Wenden Sie jeweils 5 Tropfen des Öls in Duftlampe oder Riechfläschchen an, das Ihnen am ange-

nehmsten ist: Basilikumöl, Eukalyptusöl, Kamillenöl, Lavendelöl, Majoranöl, Minzöl, Rosmarinöl, Zitronenöl.

Viele Menschen, die unter dem typisch halbseitigen Kopfschmerz einer Migräne leiden, spüren bei den plötzlich auftretenden Anfällen einen heftigen pulsierenden Schmerz im Bereich einer Schläfe. Dieses Arterienklopfen ist ein typisches Anzeichen für eine Migräne und lässt die Vermutung zu, dass der Migräneschmerz auf eine Entzündung der Gefäße in der Gehirnhaut zurückzuführen ist. Man geht heute davon aus, dass im Vorfeld eines Migräneanfalls die Überleitungen der Nervenzellen gestört sind. Auch eine mangelnde Versorgung bestimmter Hirnregionen mit Sauerstoff, die zu starken Schmerzreaktionen führt, wird angenommen – ohne dass man sich allerdings über die tatsächlichen Ursachen völlig sicher ist.

Als Auslöser für einen Migräneanfall nimmt man Stress, Überarbeitung, Erschöpfung und Schwankungen im Hormonspiegel an. Doch auch sensorische Reize Lichtblitze, Geräusche und bestimmte Gerüche können eine Schmerzattacke auslösen, ebenso bestimmte Nahrungsmittel. Das ist vielen Migränekranken unbekannt, aber wahr: Nüsse, Käse und Schokolade enthalten beispielsweise Tyramin, eine Aminosäure, die für die Bildung von Adrenalin zuständig ist und damit einen Migräneanfall auslösen kann. Aber auch Ursachen wie das plötzliche Absinken des Blutzuckerspiegels (erkennbar am Hunger auf Süßes) oder zu wenig Schlaf können zu einer Migräne führen. Bevor Sie mit der Selbstbehandlung beginnen, sollten Sie einen Facharzt zurate ziehen, denn Migräne wird sehr häufig fehldiagnostiziert.

Melissen-Salbei-Bad

4 Tropfen Melissenöl · 4 Tropfen Salbeiöl
2 Tropfen Lavendelöl · 2 Tropfen Majoranöl

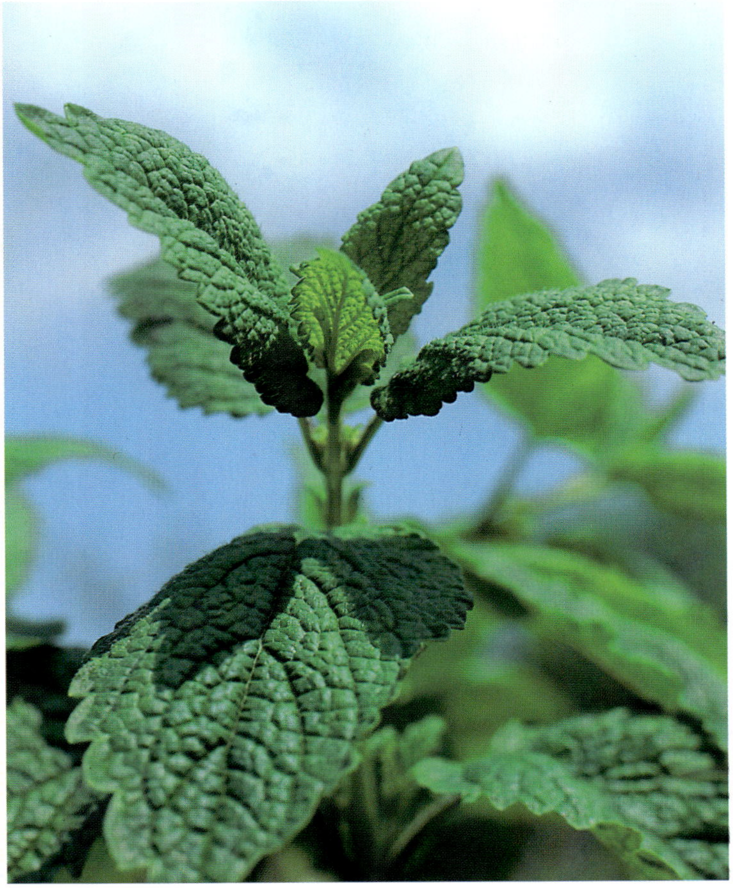

Die Melisse ist nicht nur ein vielseitig verwendbares Gewürz, sondern auch ein wirksames Mittel gegen Migräneanfälle.

■ Geben Sie die Öle mit 3–4 EL Honig ins heiße Badewasser. Das entspannende und gleichzeitig erfrischend wirkende Bad kann bei einem akuten Schmerzzustand oder abends vor dem Schlafengehen durchgeführt werden.

Melissen-Salbei-Massageöl

10 Tropfen Melissenöl · 10 Tropfen Salbeiöl
5 Tropfen Lavendelöl · 5 Tropfen Majoranöl
50 ml eines Trägeröls Ihrer Wahl

■ Öle und Trägeröl in einer dunklen, gut verschließbaren Flasche mischen. Zur Massage von Stirn, Nacken und Schläfen nehmen Sie etwa 1 TL der Mischung zwischen beide Hand-

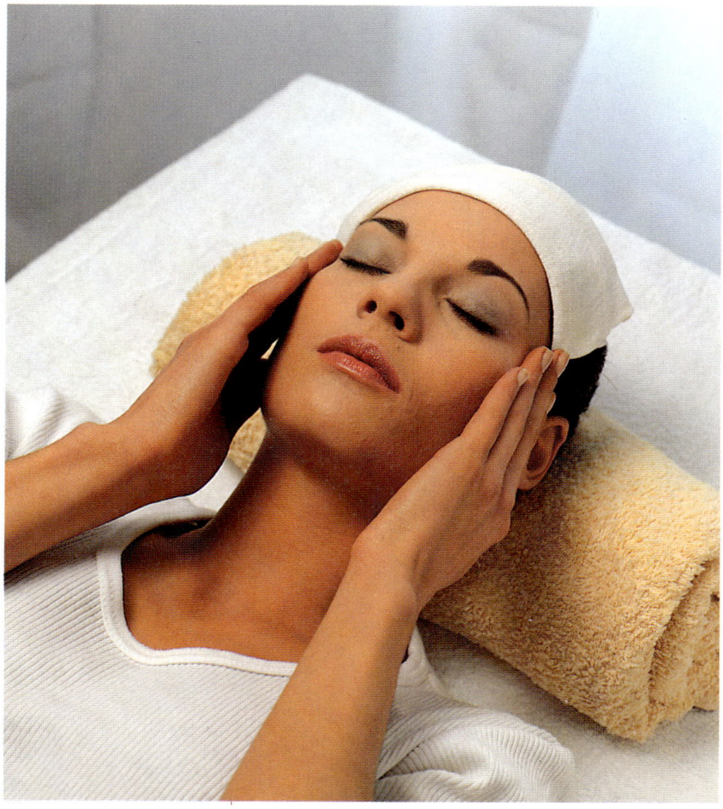

So wenden Sie eine Stirnkompresse richtig an: Tiefe Entspannung stellt den Heilungserfolg sicher.

flächen und tragen es dann sanft kreisend auf. Diese Ölzubereitung eignet sich übrigens auch zur Massage bei rheumatischen Beschwerden (siehe Seite 96f.)

Stirn- und Nackenkompresse

Für eine entspannende Kompresse, die auf die Stirn und die betroffene Schläfe oder im Nacken aufgelegt wird, empfiehlt sich folgende Ölmischung:

4 Tropfen Melissenöl · 4 Tropfen Salbeiöl
2 Tropfen Lavendelöl · 2 Tropfen Majoranöl

■ Legen Sie die Kompresse so auf, wie auf Seite 23 beschrieben. Auch diese Kompresse kann bei rheumatischen Beschwerden (S. 96f.) angewendet werden.

Lavendel-Majoran-Tee

1 Tropfen Lavendelöl · 1 Tropfen Majoranöl
1 Tropfen Melissenöl · 3–4 Tassen kochendes Wasser

■ Trinken Sie 3-mal täglich je 1 Tasse des ungesüßten Tees.

OHRENSCHMERZEN

Diese ätherischen Öle eignen sich am besten zur Behandlung:

Basilikumöl, Bohnenkrautöl, Cajeputöl, Fenchelöl, Kamillenöl, Lavendelöl, Rosenöl, Salbeiöl, Ysopöl.

Gerade Kinder leiden bei fieberhaften Erkältungskrankheiten mit einer Halsentzündung und/oder Schnupfen häufiger unter Ohrenschmerzen. Manchmal kann es sich dabei auch um eine äußerst schmerzhafte Mittelohrentzündung handeln, die mit der Erkältung oder einem Infekt im Nasen-Rachen-Raum einhergeht. Dabei schwellen die Schleimhäute im Nasen-Rachen-Raum derartig an, dass die Ohrtrompete verschlossen wird und das Mittelohr nicht mehr belüftet werden kann. Auslöser der Entzündung sind dann eitererregende Bakterien, häufig Streptokokken oder Grippeviren, die sich in dem Schleim, der nicht mehr abfließen kann, ausbreiten. Typische Anzeichen sind starke Ohrenschmerzen, Ohrgeräusche und Schwerhörigkeit. Meist kommt es dabei noch zu sehr hohem Fieber, einer Abwehrreaktion des Körpers. Eine Mittelohrentzündung gehört immer in die Hand eines Kinder- bzw. Facharztes, da sich die Krankheit bis zu einer Infektion im Gehirn auswachsen kann. Eine Behandlung mit ätherischen Ölen, die entweder fiebersenkende oder entzündungshemmende Wirkstoffe beinhalten, kann begleitend zur medizinischen Therapie helfen, Schmerzen zu lindern. Auch wenn die Ohrenschmerzen nicht im Gefolge einer eitrigen Mittelohrentzündung auftreten, sondern andere Ursachen haben, sollten sie zunächst vom Arzt oder Heilpraktiker untersucht und behandelt werden.

Oliven- und Kampferöl

■ Tränken Sie einen Wattebausch mit jeweils 1 Tropfen Oliven- und Kampferöl, und schieben Sie ihn vorsichtig in das schmerzende Ohr. Der Wattebausch sollte stündlich erneuert werden.

Lavendel- oder Teebaumöl

■ Träufeln Sie 1 bis 2 Tropfen Lavendel- oder Teebaumöl auf einen kleinen Wattebausch, und legen Sie ihn vorsichtig in den Gehörgang. Wechseln Sie die mit Öl getränkte Watte morgens und abends aus.

Warmes Eukalyptusöl

20 Tropfen Eukalyptusöl · 1 EL Mandelöl

■ Mischen Sie die Öle in einer dunklen Pipettenflasche, und schließen Sie diese fest. Zur Behandlung erhitzen Sie 1 TL in kochendem Wasser und geben auf diesen etwas von der Ölmischung. Nehmen Sie dann einen Wattebausch, tränken Sie ihn in dem lauwarmen Öl, und legen Sie ihn vorsichtig in den Gehörgang.

Basilikum-Eukalyptus-Bad

Ein angenehmes Bad bei einer Erkältung, mit der Ohrenschmerzen einhergehen, wird mit folgender Ölmischung erreicht:

4 Tropfen Basilikumöl · 4 Tropfen Eukalyptusöl · 2 Tropfen Minzöl · 3–4 EL Honig

■ Geben Sie die Öle ins heiße Badewasser. Nach dem Bad, das 10 bis 15 Minuten dauern sollte, sollte der Patient sofort ins Bett gehen und gut zugedeckt werden.

So kurieren Sie Ihre Ohrenschmerzen auf die sanfte Art: Kampfer- und Olivenöl mischen …

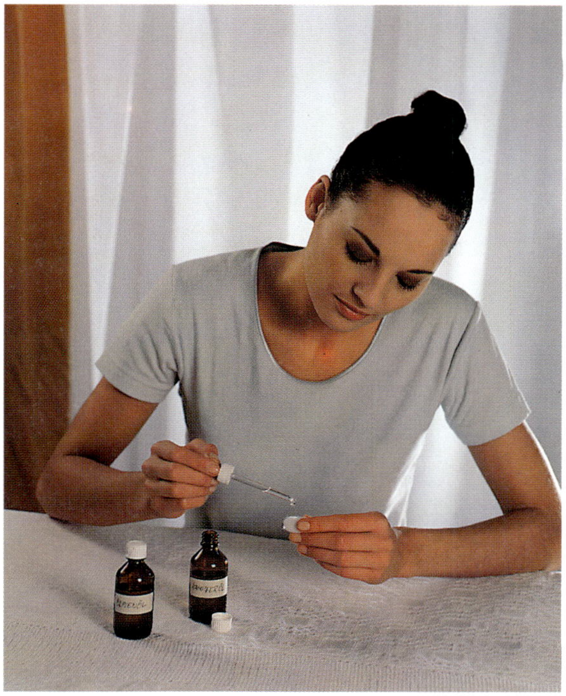

… auf einen Wattebausch träufeln und vorsichtig in das Ohr einführen.

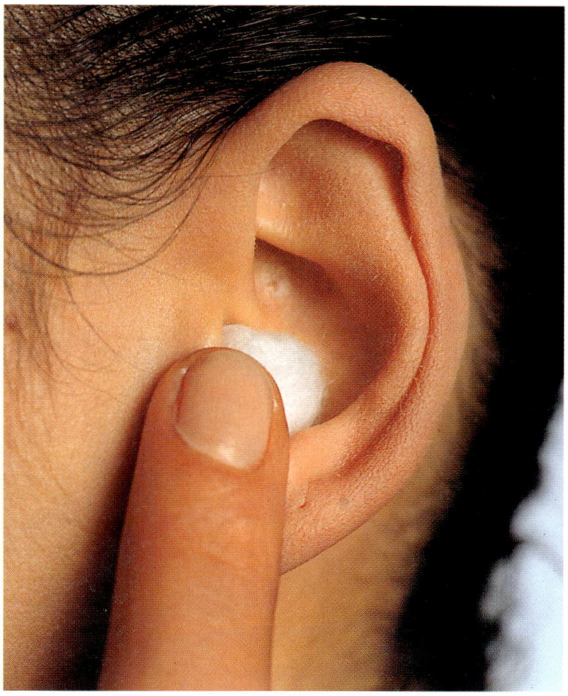

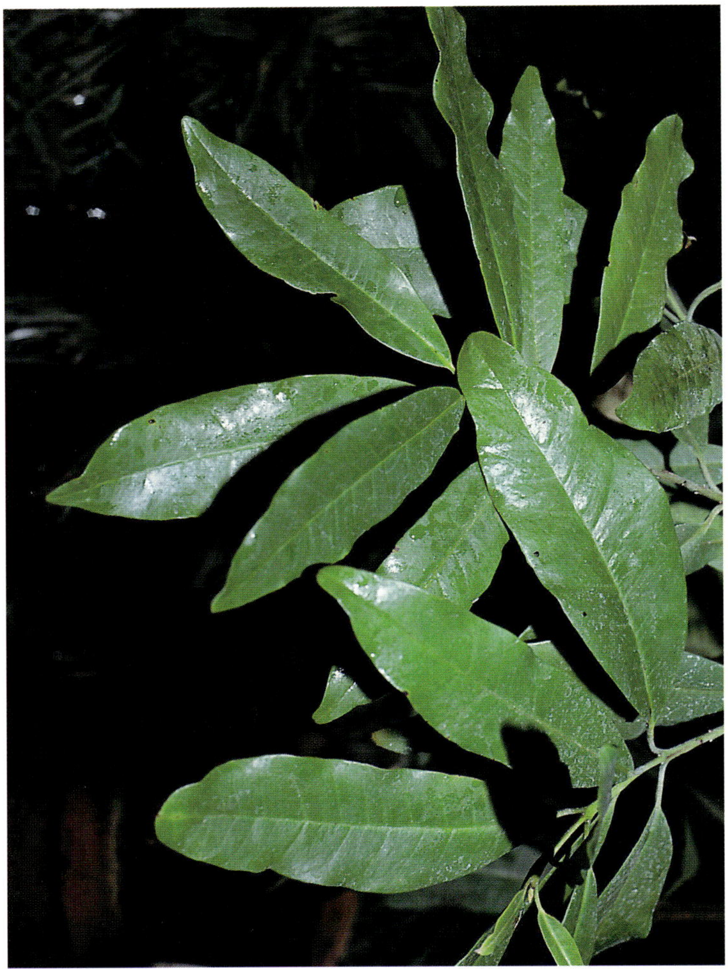

Die Öle des Gewürznelkenbaums ersetzen zwar nicht den Zahnarztbesuch, können aber bei akuten Zahnschmerzen helfen.

ZAHNSCHMERZEN UND ZAHNFLEISCHENTZÜNDUNG

Diese ätherischen Öle eignen sich am besten zur Behandlung:

Cajeputöl, Fenchelöl, Kamillenöl, Lavendelöl, Minzöl, Nelkenöl, Salbeiöl, Thymianöl, Wacholderöl, Zitronenöl.

Ebenso wie Kopfschmerzen sind auch Zahnschmerzen keine Krankheit an sich, sondern ein Zeichen dafür, dass etwas mit Ihrem Kauapparat nicht in Ordnung ist. Sie können auch auftreten, ohne dass die Zähne selbst betroffen sind – etwa bei Kopfschmerzen, Erkältungen oder Neuralgien. Diesen unangenehmen Beschwerden, die sich in sehr unterschiedlicher Art und Weise zeigen – von pochend bis ziehend –, können viele Ursachen zugrunde liegen, etwa ein eitriger Zahn, eine Wurzelentzündung oder eine Fehlstellung von Kiefer oder Zahn. Einerlei, woher Ihre Schmerzen rühren, sie gehören in jedem Fall in zahnärztliche Behandlung. Die Anwendung von entzündungshemmenden ätherischen Ölen kann Ihnen allerdings die Zeit bis zum Zahnarzttermin merklich erleichtern. Auch Zahnfleischentzündungen gehören langfristig in die Hände eines Spezialisten, denn sie sind häufig Ursache für den Verlust von gesunden Zähnen. Doch kann man mit Hilfe bestimmter Öle die Vorbeugung und Heilung von Entzündungen des Zahnfleisches wirkungsvoll unterstützen.

Inhalation bei Hals-Nasen-Ohren-Erkrankungen

■ Dieselbe Ölzusammensetzung wie beim Basilikum-Eukalyptus-Bad kann man auch für eine Inhalation verwenden. Träufeln Sie die ätherischen Öle dazu entweder auf ein Taschentuch, und atmen Sie tief ein, oder geben Sie sie in eine Schüssel, die halb mit kochendem Wasser gefüllt ist. Wie Sie diese Inhalation genau durchführen, lesen Sie bitte auf Seite 22f. nach.

Entzündungshemmendes Zahnöl

4 Tropfen Fenchelöl · 2 Tropfen Kamillenöl
2 Tropfen Lavendelöl · 2 Tropfen Salbeiöl
2 Tropfen Thymianöl · 1 Tropfen Zitronenöl

■ Füllen Sie die Öle in eine dunkle Flasche, verschließen und schütteln Sie sie gut. 3 Tropfen dieser Mischung in 5 ml Wasser geben, nach jedem Zähneputzen den Mund mit dieser Lösung gründlich durchspülen.

Nelkenöl

■ 1 Tropfen Nelkenöl, mit dem Sie Hals und Fleisch des schmerzenden Zahnes einreiben, lindert Zahnschmerzen. Wenn es der Zustand Ihres Zahnfleisches zulässt, massieren Sie das Öl mit der Fingerkuppe vorsichtig ein; andernfalls benutzen Sie ein Wattestäbchen.

Myrrhenmundspülung

8 Tropfen Myrrhenöl · 150 ml Wasser

■ Kochen Sie das Wasser, und lassen Sie es abkühlen. Geben Sie dann die Myrrhentropfen hinzu, und spülen Sie Ihren Mund 2- bis 3-mal täglich mit dieser entzündungshemmenden Lösung.

Störungen des Bewegungsapparats

ARTHRITIS UND GELENKBESCHWERDEN

Diese ätherischen Öle eignen sich am besten zur Behandlung:

Benzoeöl, Kamillenöl, Kampferöl, Kümmelöl, Salbeiöl, Thymianöl, Wacholderöl, Zitronenöl.

Arthritis, eine akute oder chronische Gelenkentzündung, gehört zu den Erkrankungen des rheumatischen Formenkreises. Typische Beschwerden sind die körperliche Unbeweglichkeit nach dem Aufstehen am Morgen und länger anhaltende Schwellungen der Gelenke sowie Schmerzen bei Bewegung oder Druck. Bei einem längeren Krankheitsverlauf kann es überdies zu rheumatoiden Knoten oder auch knotigen Verformungen der Hände kommen. Die Ursachen für diese Krankheit sind bis heute ungeklärt: Diskutiert wird eine Störung des Immunsystems durch Viren oder Bakterien, wobei der Organismus Antikörper bildet, die zu Entzündung und Abbau der Gelenke führen. Bei einer Arthritis ist ein Arztbesuch dringend anzuraten.

Auch mögliche Krankheiten der inneren Organe kommen bei Beschwerden des Bewegungsapparates als Ursache in Betracht, wobei die Gelenkschmerzen häufig in der Nähe der betroffenen Organe auftreten. Ein anderer körperlicher Faktor, der zu Gelenkbeschwerden oder Verformungen im Bewegungsapparat führen kann, ist länger anhaltendes Übergewicht. Zu den psychischen Ursachen, die Gelenkbeschwerden nach sich ziehen, gehört auch ständiger Stress, der zu Muskelverspannungen führt, die sich wiederum auf den Zustand der Wirbelsäule und Gelenke niederschlagen. Gerade bei den 30- bis 40-jährigen treten diese Beschwerden häufiger auf, denn sie sind meist beruflich be-

Aus der Ringelblume wird neben der in der Naturmedizin gebräuchlichen Salbe auch ein wirksames Öl gewonnen.

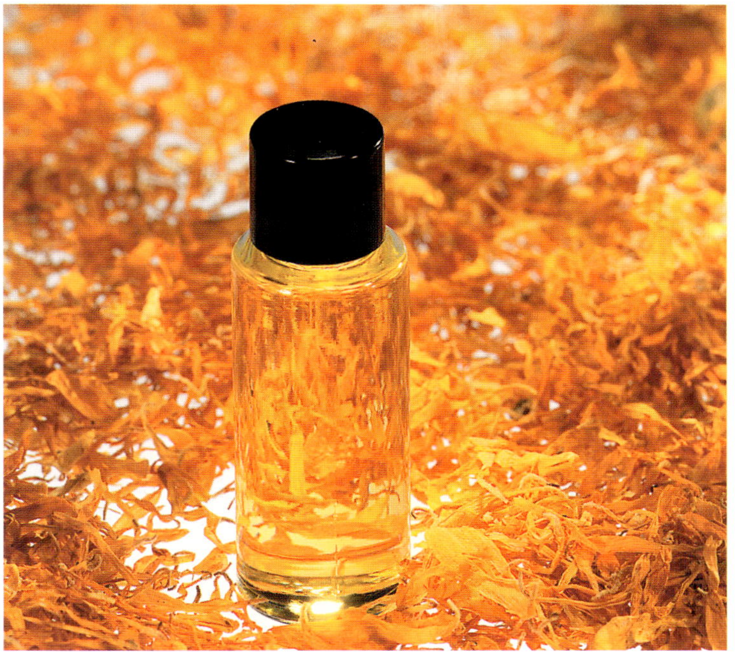

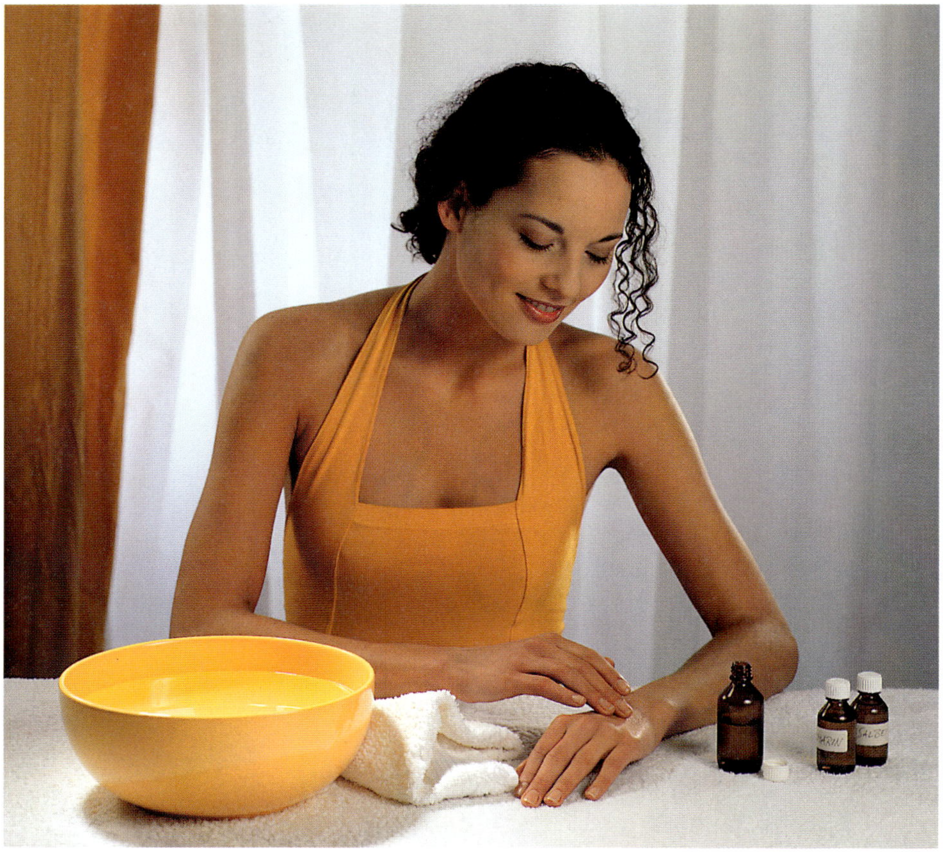

Gegen schmerzende Gelenke: Nach dem entspannenden Hand- oder Fußbad ist die Haut besonders aufnahmebereit für eine wohltuende Massage.

sonders stark gefordert. Bei länger anhaltenden Gelenkschmerzen sollten Sie zum Arzt gehen. Die nachstehenden Empfehlungen sind dann als Unterstützung seiner Therapie zu verstehen.

Calendulaöl

Das Öl der Ringelblume, auch ein beliebtes Trägeröl (siehe Seite 28), ist ideal zur Massage bei rheumatischen Erkrankungen und Arthritis. Sie erhalten das relativ kostspielige Öl in der Apotheke.

Angelikaöl

Auch dieses ätherische Öl, aus der Angelikawurzel gewonnen, wird gern zur mehrmals täglichen Einreibung schmerzender Gelenke verwendet.

Fuß- und Handbäder

Zur Entspannung sind diese Teilbäder sehr empfehlenswert. Wie Sie die Bäder durchführen, lesen Sie bitte auf Seite 20f. nach. Geben Sie 8 bis 10 Tropfen eines Massageöls (siehe unten) oder eines ätherischen Öls Ihrer Wahl als Badezusatz zu. Reiben Sie nach dem Bad Füße und Unterschenkel oder Hände und Unterarme noch mit einem Massageöl Ihrer Wahl ein.

Rosmarin-Salbei-Massageöl

8 Tropfen Rosmarinöl
8 Tropfen Salbeiöl
6 Tropfen Benzoeöl
6 Tropfen Kamillenöl
50 ml Traubenkernöl

■ Mischen Sie die Öle in einer dunklen Flasche und bewahren Sie sie gut verschlossen auf.

Rosmarin-Salbei-Bad

3 Tropfen Rosmarinöl · 3 Tropfen Salbeiöl
2 Tropfen Benzoeöl · 2 Tropfen Kamillenöl

Calendula-Lavendel-Massageöl

12 Tropfen Calendulaöl · 8 Tropfen Lavendelöl · 8 Tropfen Rosmarinöl · 4 Tropfen Benzoeöl · 50 ml Traubenkernöl

■ Mischen Sie die Öle, und bewahren Sie sie in einer dunklen Flasche gut verschlossen auf.

Lavendel-Muskatellersalbei-Bad

7 Tropfen Lavendelöl · 4 Tropfen Geranienöl
2 Tropfen Muskatellersalbeiöl · 3–4 EL Sahne

■ Mischen Sie die Öle mit der Sahne, und geben Sie die Mischung in ein Vollbad. Das Bad wirkt entspannend und heilend.

Kamillen-Salbei-Tee

1 Tropfen Benzoeöl · 1 Tropfen Kamillenöl
1 Tropfen Salbeiöl · 3–4 Tassen kochendes Wasser

■ Fügen Sie die ätherischen Öle dem heißen Wasser zu, und trinken Sie 3-mal täglich von dem ungesüßten Tee.

Calendulabad

3 Tropfen Calendulaöl · 2 Tropfen Lavendelöl
2 Tropfen Rosmarinöl · 1 Tropfen Benzoeöl

■ Geben Sie die Öle ins heiße Badewasser (Voll- oder Teilbad).

Calendulatee

2 Tropfen Calendulaöl · 3–4 Tassen kochendes Wasser

■ Fügen Sie die ätherischen Öle dem Wasser zu, und trinken Sie 3-mal täglich von dem ungesüßten Tee.

HEXENSCHUSS

Diese ätherischen Öle eignen sich am besten zur Behandlung:
Geranienöl, Immortellöl, Kamillenöl, Lavendelöl, Melissenöl, Mimosenöl, Muskatellersalbeiöl, Minzöl, Rosmarinöl, Salbeiöl, Zitronenöl.

Viele der unter 40-jährigen waren schon einmal von dem blitzartig einschießenden Kreuzschmerz betroffen, dem charakteristischen Symptom für den sogenannten Hexenschuss. Man bückt sich oder versucht in einer Haltung, die den Rücken sehr belastet, eine Last zu heben – und schon ist es geschehen. Der Schmerz fährt in den unteren Lenden- und Kreuzwirbelbereich, wo er vorerst lokalisiert bleibt und den Patienten fast bewegungsunfähig macht. Später breitet sich das Ziehen aus und kann bis in die Oberschenkelregion ausstrahlen.

Auch nach einer Unterkühlung durch Nässe oder Zugluft kann es leicht zu dieser schmerzhaften Rückenbeschwerde kommen. Grundursache sind jedoch meist vorfallende Bandscheiben, eine Verdrehung der Wirbelsäule oder eine länger zurückliegende Stauchung oder Prellung. Eine schwache Rückenmuskulatur im unteren Bereich sowie vor allem sitzend ausgeübte Tätigkeit, Übergewicht und ein allgemeiner Bewegungsmangel leisten der

Das Öl aus der Minze ist eines der vielen, die bei Hexenschuss helfen können.

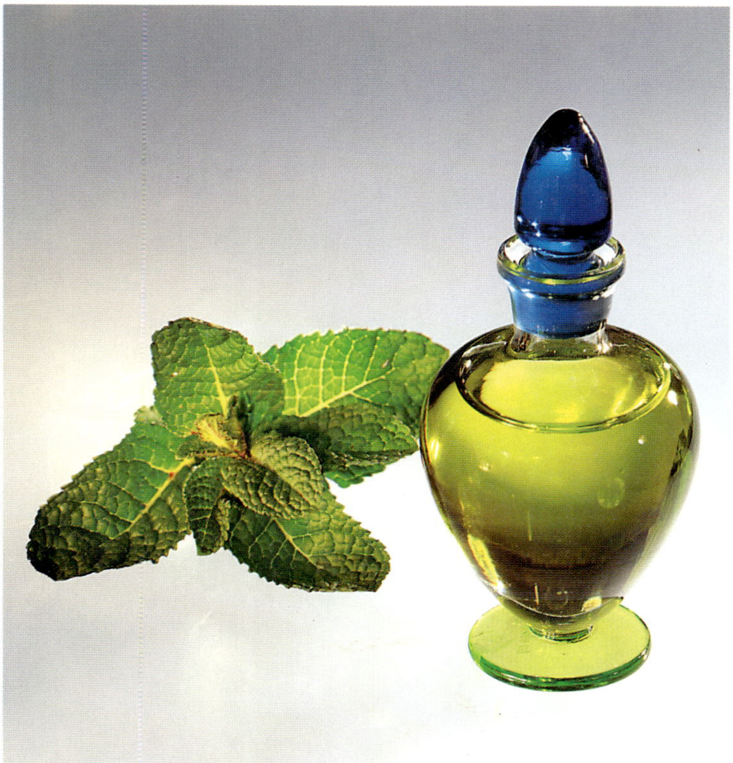

Entstehung eines Hexenschusses Vorschub. Die Beschwerden klingen meistens nach wenigen Tagen wieder ab, doch kann sich der Hexenschuss häufiger und immer stärker wiederholen. Begleitend zur medizinischen Behandlung kann eine Massage mit ätherischen Ölen schmerzlindernd wirken.

Cajeput-Lavendel-Massageöl

5 Tropfen Cajeputöl · 3 Tropfen Lavendelöl
1 Tropfen Rosenöl · 1 Tropfen Melissenöl
30 ml Johanniskrautöl

■ Mischen Sie die ätherischen Öle gut mit dem Johanniskrautöl, und bewahren Sie sie in einer dunklen, gut schließenden Flasche auf. Zur Massage nehmen Sie etwas davon zwischen die Handflächen und massieren vorsichtig den Lendenwirbelbereich des Betroffenen.

Johanniskrautöl

Reiben Sie morgens und abends den Bereich oberhalb des Gesäßes behutsam mit Johanniskrautöl ein.

MUSKELSCHMERZEN UND -KRÄMPFE

Diese ätherischen Öle eignen sich am besten zur Behandlung:

Cajeputöl, Eukalyptusöl, Ingweröl, Kamillenöl, Kampferöl, Korianderöl, Kümmelöl, Lavendelöl, Majoranöl, Muskatnussöl, Nelkenöl, Oreganoöl, Rosmarinöl, Salbeiöl, Schwarzer-Pfeffer-Öl, Thymianöl, Wacholderöl.

Bevor sich ein Hexenschuss wiederholt und dabei immer schmerzhafter wird, sollten Sie ihn behandeln. Einreibungen mit Johanniskrautöl helfen nachhaltig.

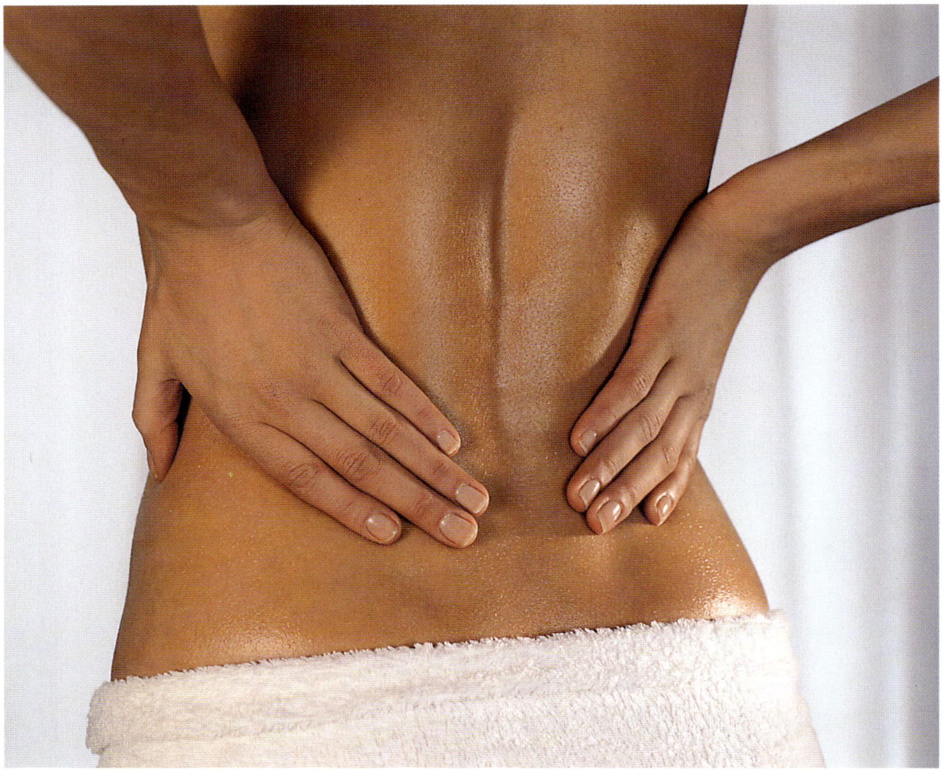

Muskelschmerzen können vielfältige Ursachen haben. Durch Gewalteinwirkung wie Stöße oder Schläge können Muskeln geprellt werden, was meist an Quetschungen oder Blutergüssen erkennbar wird. Schwerwiegender sind Muskelfaserrisse, die oft durch Überanstrengung, etwa beim Sport, ausgelöst werden. Sie gehören unbedingt in ärztliche Behandlung. Auch Muskelzerrungen liegt häufig eine sportliche Überbelastung zugrunde. Die Schmerzen, die diese auslösen, sind krampfartiger Natur, und selbst Lockerungsversuche führen zu keiner Besserung.

Einen Muskelkater hat jeder schon einmal gehabt, der nach längerer sportlicher Abstinenz wieder zur Höchstform auflaufen wollte. Die genauen Ursachen für das schwere und schmerzhafte Gefühl in den betroffenen Körperpartien sind noch nicht vollständig erforscht. Ebenso können Muskelkrämpfe im Gefolge von körperlicher Überanstrengung, etwa beim Sport, auftreten.

Bekannt sind jedoch auch die spontan auftretenden nächtlichen Wadenkrämpfe. Dabei ziehen sich die Muskeln krampfartig zusammen und lassen sich nicht mehr wie sonst bewegen. Auch wenn Muskeln kalt werden oder wenn der Körper mit Mineralstoffen unterversorgt ist, kann es zu Krämpfen kommen.

Massageöl bei Muskelschmerzen

8 Tropfen Eukalyptusöl · 8 Tropfen Rosmarinöl · 12 Tropfen Salbeiöl · 50 ml eines Trägeröls Ihrer Wahl

■ Mischen Sie die ätherischen Öle mit dem Trägeröl in einer dunklen Flasche, und schütteln Sie sie gut durch. Verschlossen aufbewahren. Zur Anwendung nehmen Sie etwas von dem Öl zwischen beide Handflächen und massieren es gründlich auf den betroffenen Körperstellen ein.

Basilikum-Majoran-Bad

Entspannend und belebend bei Muskelkrämpfen ist dieses Bad.

5 Tropfen Basilikumöl · 5 Tropfen Majoranöl

■ Geben Sie die Öle in das heiße Badewasser.

Massageöl für Muskelkrämpfe

15 Tropfen Basilikumöl · 15 Tropfen Majoranöl · 50 ml eines Trägeröls Ihrer Wahl

■ Mischen Sie die ätherischen Öle mit dem Trägeröl in einer dunklen Flasche, und schütteln Sie sie gut durch. Fest verschlossen aufbewahren. Zur Anwendung nehmen Sie etwas von dem Öl zwischen beide Handflächen erwärmen es etwas und massieren es auf den betroffenen Körperstellen ein.

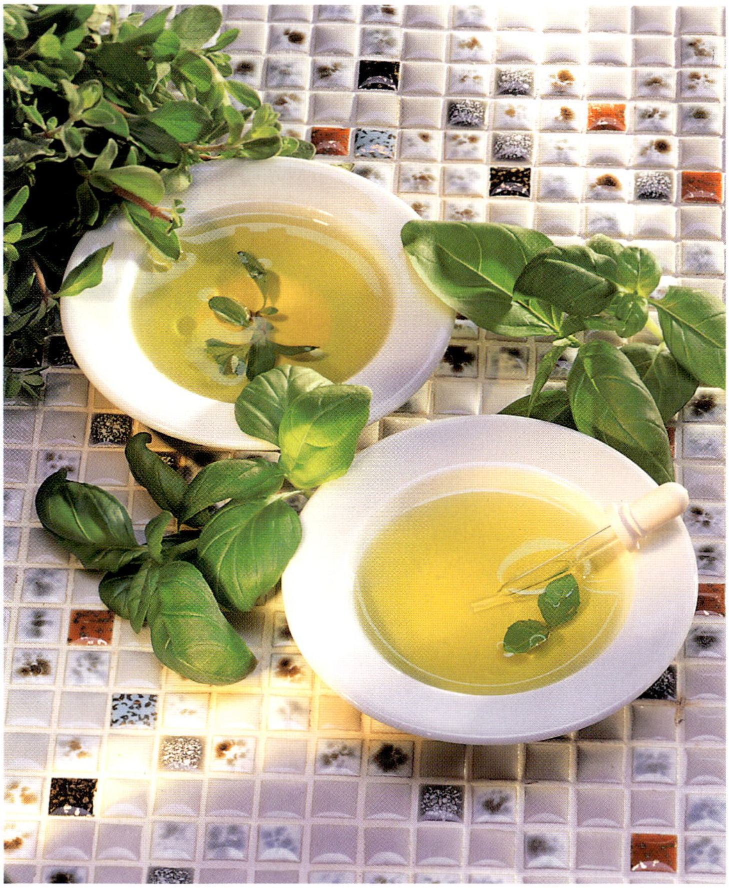

Basilikum und Majoran – in der Küche als Würzmittel bekannt, aber auch als Badezusatz angenehm und wirksam.

Eukalyptus-Rosmarin-Bad

Entspannend und lindernd bei Muskelschmerzen ist diese Mischung aus ätherischen Ölen:

3 Tropfen Eukalyptusöl · 3 Tropfen Rosmarinöl · 4 Tropfen Salbeiöl

■ Mischen Sie die Öle, und geben Sie sie dem heißen Badewasser zu.

Eukalyptus-Rosmarin-Kompresse

■ Mischen Sie die Öle für das Eukalyptus-Rosmarin-Bad mit 1/2 Tasse (100 ml) Wasser. Wie Sie die Kompresse anwenden, lesen Sie bitte auf Seite 23 nach. 2- bis 3-mal am Tag auf die betroffenen Körperstellen auflegen.

RHEUMATISCHE STÖRUNGEN

Diese ätherischen Öle eignen sich am besten zur Behandlung:
Cajeputöl, Eukalyptusöl, Kamillenöl, Korianderöl, Lavendelöl, Majoranöl, Nelkenöl, Neroliöl, Rosmarinöl, Wacholderöl, Ysopöl.

Rein medizinisch betrachtet, versteht man unter Rheuma entzündliche, degenerative und stoffwechselbedingte Erkrankungen, die vor allem die Gelenke und Knochen, aber auch Bindegewebe, Muskeln, Sehnen und Sehnenscheiden, Bänder und Schleimbeutel betreffen können. Dazu gehören Beschwerden des Bewegungsapparates wie rheumatoide Arthritis (siehe Seite 91ff.), Gicht, Osteoporose (Knochenschwund) sowie Arthrosen. Ganz allgemein hingegen bezeichnet man mit Rheuma hauptsächlich die bei diesen unterschiedlichen Erkrankungen typischen Symptome, wie Verdickungen, Sehnenverkürzungen und Schmerzen an den Gelenken. Typische rheumatische Störungen sind morgendliche Steifheit der Gelenke, Schmerzen bei Bewegung oder Druck sowie Gelenkschwellungen. Charakteristisch sind auch schmerzende Knoten an den Gelenken, knotige Verformungen der Hände sowie der »Witwenbuckel«, eine Deformation des Rückens. Diesen Beschwerden liegen zum Teil eine Überbeanspruchung der Gelenke durch Überarbeitung, Leistungssport oder Übergewicht und damit eine vorzeitige Gelenkalterung zugrunde. Eine weitere Ursache ist eine schlechte Stoffwechselsituation durch Überernährung mit Fett und Eiweiß, verbunden mit Bewegungsmangel. Häufig finden sich jedoch auch Antikörper gegen eigenes Gewebe Hier spielen genetische Faktoren eine Rolle. Bei der Behandlung stößt die moderne Schulmedizin an ihre Grenzen. Bis heute kann Rheuma nicht geheilt, sondern allenfalls verzögert und gelindert werden. Bei länger anhaltenden Schmerzen an den Gelenken und anderen Gelenkbeschwerden sollten Sie einen Arzt aufsuchen. Die nachstehenden Empfehlungen sind dann als Unterstützung der ärztlichen Therapie zu verstehen.

Die Knie gehören zu den von rheumatischen Beschwerden am häufigsten und am schmerzhaftesten betroffenen Gelenken.

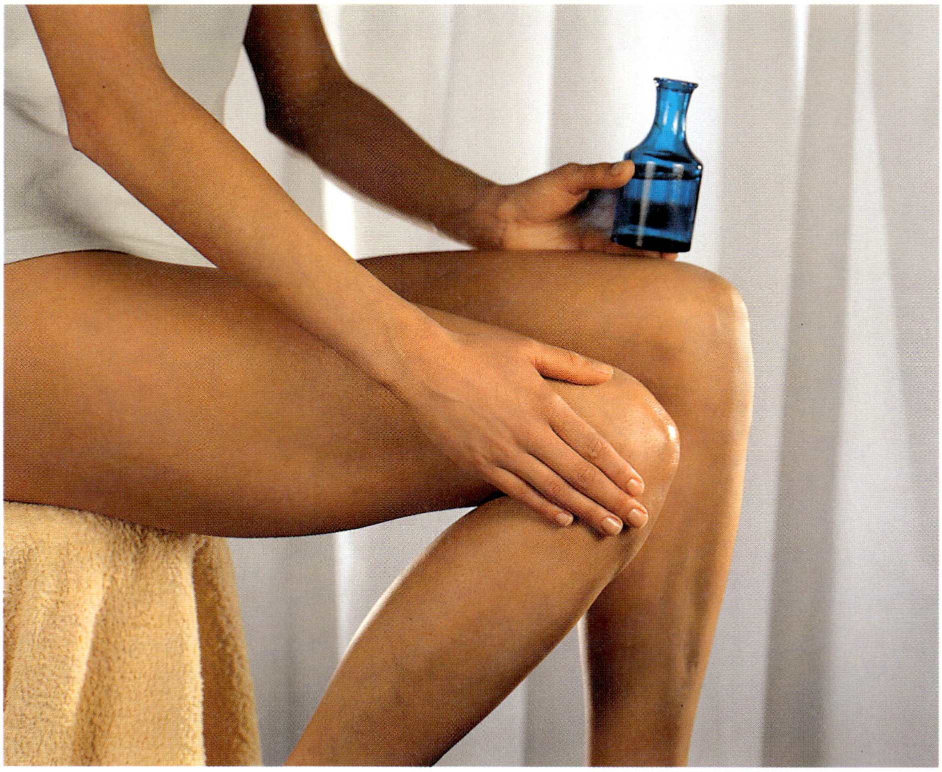

Angelikaöl

Dieses ätherische Öl, aus der Angelikawurzel gewonnen, wird bei Rheuma häufig zur Einreibung der schmerzenden Gelenke angewendet. Wacholder- und Minzöl sind ebenso angezeigt.

Eukalyptus-Wacholder-Massageöl

8 Tropfen Wacholderöl · 8 Tropfen Rosmarinöl · 6 Tropfen Eukalyptusöl · 6 Tropfen Majoranöl · 50 ml eines Trägeröls Ihrer Wahl

■ Mischen Sie die ätherischen Öle mit dem Trägeröl in einer dunklen, gut verschließbaren Flasche, und schütteln Sie diese gut durch. Zur Massage der vom Rheumatismus betroffenen Körperstellen verwenden Sie etwa 1 EL der Mischung, die sie zwischen den Handflächen verteilen.

Melissen-Salbei-Massageöl

■ Wie Sie dieses Öl zubereiten, lesen Sie bitte auf Seite 87f. nach. Massieren Sie die betroffenen Körperteile 2- bis 3-mal täglich (eventuell öfter) mit dem Öl.

Wacholder-Rosmarin-Bad

2 Tropfen Eukalyptusöl · 2 Tropfen Wacholderöl · 2 Tropfen Majoranöl · 3 Tropfen Rosmarinöl · 3–4 EL Honig

■ Geben Sie die Ölmischung ins heiße Badewasser. Verweilen Sie etwa 15 Minuten in dem Bad, und trocknen Sie sich hinterher gut ab. Die Zusammensetzung der Öle ist auch sehr angenehm bei einem Bad, das Arthritisbeschwerden lindern soll.

Melissen-Salbei-Kompresse

■ Kompressen, die mit diesen Ölen getränkt sind, sollten Sie 2-mal täglich auf die betroffenen Körperteile auflegen. Wie Sie die Öle richtig mischen, lesen Sie bitte auf Seite 88 nach.

Majoran-Rosmarin-Tee

1 Tropfen Majoranöl · 1 Tropfen Rosmarinöl
3–4 Tassen kochendes Wasser

■ Trinken Sie 3-mal am Tag je 1 Tasse ungesüßten Tee.

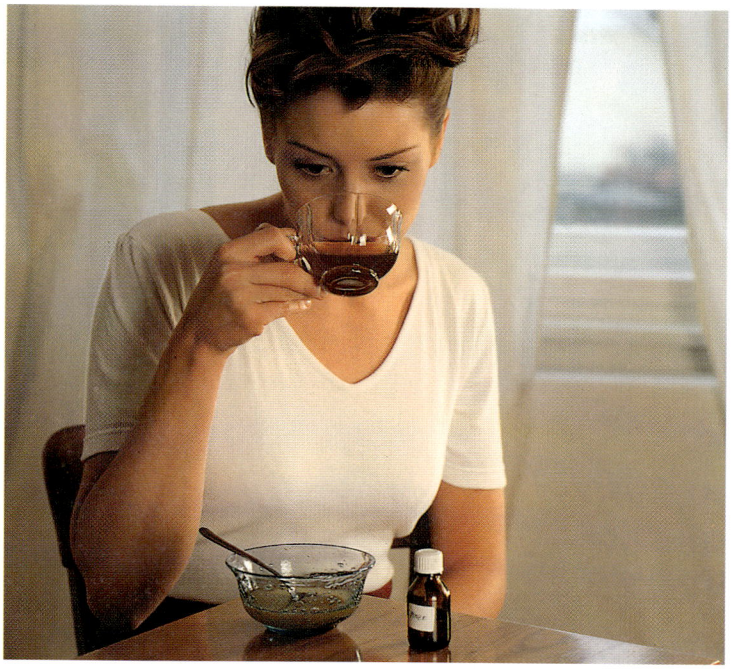

Rheumatische Erkrankungen können auch innerlich behandelt werden – beispielsweise mit einem Majoran-Rosmarin-Tee.

RÜCKEN- UND NACKENSCHMERZEN

Diese ätherischen Öle eignen sich am besten zur Behandlung:

Cajeputöl, Geranienöl, Immortellöl, Kamillenöl, Lavendelöl, Melissenöl, Mimosenöl, Muskatellersalbeiöl, Minzöl, Rosmarinöl, Salbeiöl, Zitronenöl.

Rückenschmerzen gehen meist auf eine dauernde Überbelastung der Wirbelsäule und des Stützapparates durch eine falsche Haltung bei sitzender Tätigkeit, zu langes Stehen, Übergewicht und Bewegungsmangel zurück. Die Muskulatur im Nacken-, Schulter- und Rückenbereich verspannt sich, der Energiefluss ist gehemmt, Schmerzen treten auf, die sich bis hinauf in den Kopfbereich ziehen können. Auch psychische Belastungen spielen ein große Rolle bei der Entstehung von Rückenbeschwerden, denn viele Menschen neigen dazu, sich zu viel aufzulasten oder sich übermäßig mit

Problemen zu beladen. Die mangelnde Fähigkeit oder Gelegenheit, diese im Gespräch loszuwerden oder sich durch entspannende Tätigkeiten davon zu befreien, kann dazu führen, dass Kummer und Sorgen so buchstäblich zur zentnerschweren Last auf den Schultern werden. Massagen und entspannende Bäder sind ein erster Schritt in die richtige Richtung. Sich mehr Zeit für sich zu nehmen und zu ergründen, was genau auf einem lastet und auf welche Weise man dies zukünftig vermeiden kann, kann dabei helfen, schwereren Verschleißerscheinungen der Wirbelsäule vorzubeugen.

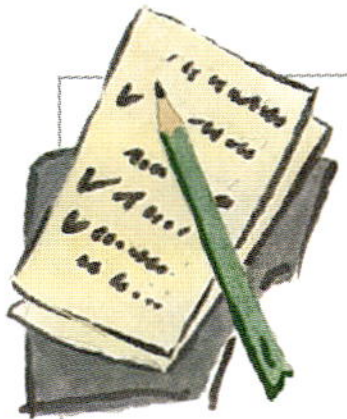

SIND SIE ANFÄLLIG FÜR STÖRUNGEN DES BEWEGUNGSAPPARATES?

	Ja	Nein
Haben Sie chronische, wiederkehrende Rückenschmerzen?	☐	☐
Haben Sie bei und nach körperlichen Belastungen Beschwerden in den Gelenken?	☐	☐
Treten die Gelenkbeschwerden auch in Ruhe auf?	☐	☐
Haben Sie Entzündungsanzeichen (Rötungen, Schwellungen) an einem oder mehreren Gelenken?	☐	☐
Verschlimmern sich bestehende Beschwerden bei Wetterwechsel?	☐	☐
Haben Sie häufig Muskelkrämpfe?	☐	☐
Treten bei Ihnen öfters Schmerzen oder sogar Lähmungserscheinungen in den Beinen auf?	☐	☐
Üben Sie eine überwiegend sitzende oder stehende Tätigkeit aus?	☐	☐
Haben Sie akute oder chronische Beschwerden im Schulter-Nacken-Bereich?	☐	☐

Je mehr Fragen Sie mit Ja beantwortet haben, desto anfälliger dürfte Ihr Bewegungsapparat sein.

Cajeput-Lavendelöl-Massageöl

Wie Sie diese entspannende Ölmischung zubereiten, lesen Sie bitte auf Seite 94 nach.

Johanniskrautöl

Bei Rücken- und Nackenverspannung tut eine sanfte Massage mit Johanniskrautöl sehr gut.

Muskatellersalbeibad

7 Tropfen Muskatellersalbeiöl · 7 Tropfen Cajeputöl · 3 Tropfen Wacholderöl · 2 Tropfen Ingweröl · 3–4 EL süße Sahne

■ Rühren Sie die ätherischen Öle in die Sahne, und geben Sie diese in ein heißes Vollbad. Kreislaufschwache Personen sowie Schwangere und Kinder sollten die Hälfte der empfohlenen Dosis verwenden.

Massageöl

Nehmen Sie die oben beschriebene Mischung für das Muskatellersalbeibad, und geben Sie sie statt in Sahne auf 100 ml Mandelöl. In einer dunklen Flasche gut durchschütteln und fest verschlossen aufbewahren. Zur Massage nehmen Sie etwas von dem Öl zwischen die Handflächen und massieren die Schulter-Nacken-Partie des Patienten damit.

VERSTAUCHUNGEN UND PRELLUNGEN

Diese ätherischen Öle eignen sich am besten zur Behandlung:

Eukalyptusöl, Kampferöl, Lavendelöl, Majoranöl, Rosmarinöl, Salbeiöl, Teebaumöl, Ysopöl.

Bei einer Verstauchung oder Zerrung liegt häufig eine Überdehnung oder sogar ein Riss einer Gelenkkapsel oder der Bänder vor. Sportliche Überbelastung, mangelhaftes Training, fehlende Aufwärmübungen vor dem Sport oder Unfälle sind die häufigste Ursache für diese Beschwerde. Eine Prellung hingegen ist oft auf äußere Gewalteinwirkung zurückzuführen. Vor beiden Verletzungsarten schützen in hohem Maß Dehnübungen, die für jeden Sportler zum festen Aufwärmprogramm gehören sollten und, wenn sie nach dem Training durchgeführt werden, zur Regeneration der belasteten Muskulatur beitragen. Typische Symptome bei Prellungen und Verstauchungen sind akute oder auch anhaltende Schmerzen sowie Rötungen und Schwellungen an der verletzten Stelle. Die Bewegungsfähigkeit der betroffenen Gliedmaßen ist in der Regel eingeschränkt, nach einigen Tagen zeigt sich ein Bluterguss. Eine Selbstbehandlung mit Ölen ist nur bei leichten Prellungen und Verstauchungen angezeigt, bei starken und anhaltenden Schmerzen über mehrere Tage sollten Sie sicherheitshalber einen Arzt konsultieren.

Soforthilfe

Träufeln Sie unverdünntes Lavendel-, Pfefferminz- oder Teebaumöl auf die geprellte Körperstelle, legen Sie anschließend einen Beutel mit Eisstücken darüber. Generell hilft hier in der Erstphase Kälte (denken Sie z. B. an das Kältespray der Masseure bei Sportveranstaltungen), erst nach einiger Zeit ist Wärme angezeigt. So können Massagen mit durchblutungsfördernden Salben erst dann angewendet werden, wenn die anfänglichen Schwellungen oder Rötungen zurückgegangen sind. Vor dem Abklingen eines Blutergusses ist auch die Behandlung mit Einreibungen und Massagen nicht angezeigt – in der Regel verbietet sich das schon durch die starken Schmerzen in der akuten Phase.

Fuß- und Handbad

4 Tropfen Majoranöl · 2 Tropfen Rosmarinöl

■ Geben Sie die Öle in 1 bis 2 l kaltes Wasser, und bedecken Sie damit die zu behandelnden Gelenke völlig. Die betroffenen Körperteile mindestens 10 Minuten lang baden.

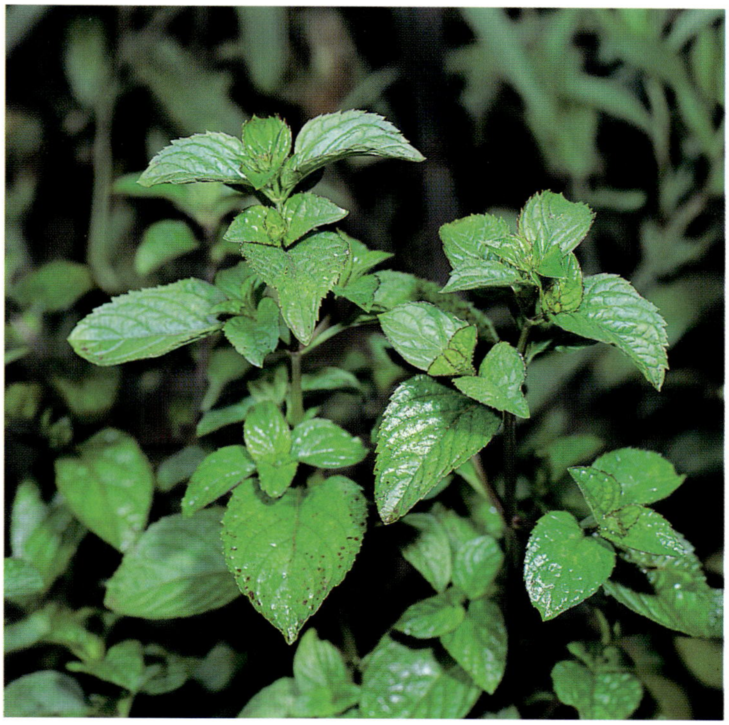

Als Soforthilfemittel bei Muskelproblemen hat sich Pfefferminzöl bewährt: Es kühlt und lindert damit den ersten Schmerz.

Pfefferminzkompresse

Bei Verletzungen der Knochen, Sehnen oder Muskeln sowie bei Blutergüssen tut ein kühlender Umschlag gut. 3 Tropfen Minzöl in 1 l kaltes Wasser geben. Alternativ können Sie auch Teebaumöl verwenden. Wie Sie die Kompresse genau anwenden, lesen Sie bitte auf Seite 23 nach.

Pfefferminz-Lavendel-Öl

7 Tropfen Lavendelöl · 5 Tropfen Minzöl
2 Tropfen Rosmarinöl · 50 ml Johanniskrautöl

■ Mischen Sie die ätherischen Öle mit dem Trägeröl, und bewahren Sie es in einer dunklen Flasche gut verschlossen auf. Zur Anwendung etwas Öl zwischen den Handflächen verreiben und vorsichtig auf die betroffenen Körperstellen auftragen. Bei Knochenverletzungen bitte nicht massieren!

Frauenbeschwerden

AUSFLUSS (SOOR)

Diese ätherischen Öle eignen sich am besten zur Behandlung:
Lavendelöl, Myrrhenöl, Rosenöl, Teebaumöl.

Scheidenpilze sind normalerweise nützliche Bakterien, die die Darm- und Scheidenflora der Frau regulieren und gegen eindringende Krankheitserreger schützen. Ist das Immunsystem der Frau jedoch in Mitleidenschaft gezogen – beispielsweise durch Stress, eine Krankheit, die Einnahme von Antibiotika, eine Stoffwechselerkrankung, einen veränderten Hormonhaushalt durch Schwangerschaft oder das Eintreten der Wechseljahre, durch Krankheitserreger, die durch Geschlechtsverkehr oder durch Kontakte in Schwimmbad oder Sauna übertragen wurden –, kann es zu einer ungesunden Vermehrung der Pilze kommen.

Soorpilze bezeichnet man medizinisch als *Candida albicans.* Die Scheidenschleimhaut schwillt an, juckt und reagiert empfindlich auf Berührung und beim Wasserlassen. Dabei kommt es zu Flüssigkeitsabsonderung, meist in Form von weißem, unangenehm riechendem Ausfluss. Beschwerden beim Sitzen und bei Bewegung, Ziehen, Jucken und Druckgefühl stellen sich ein. Nicht zu verwechseln ist diese Art von Ausfluss, mit der schmerzfreien Schleimabsonderung, die kurz vor dem Eisprung einsetzt und der keine krankheitsbedingten Ursachen zugrunde liegen.

Soor lässt sich mit ätherischen Ölen selbst behandeln. Nimmt der Ausfluss über Wochen zu oder tritt nach einer Woche der Selbstbehandlung keine Besserung ein, sollten Sie einen Arzt aufsuchen.

Ein sinnfälliger Zusammenhang: Die »Blüte der Frauen« liefert ein Öl, das bei Frauenleiden wie Ausfluss und Wechseljahrebeschwerden hilft.

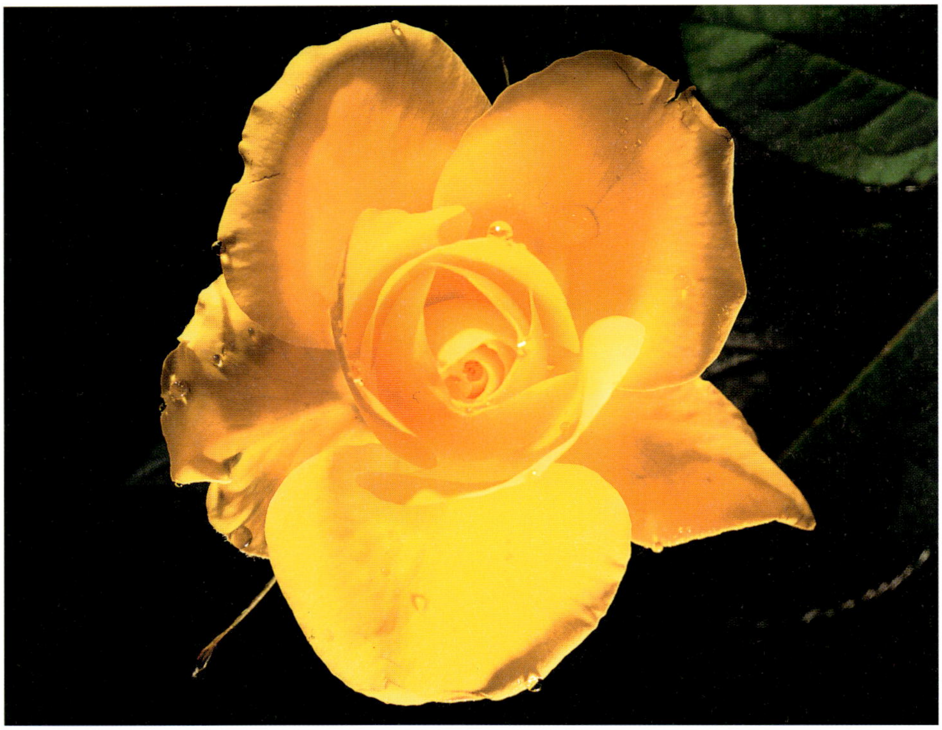

Myrrhen-Lavendel-Mischung

4 Tropfen Lavendelöl
2 Tropfen Myrrhenöl
15 ml Johanniskrautöl

■ Mischen Sie die ätherischen Öle mit dem Trägeröl in einer dunklen Flasche, schütteln Sie diese gut durch, und bewahren Sie sie anschließend fest verschlossen auf. Zur Anwendung nehmen Sie einige Tropfen davon auf einen Wattebausch und tupfen vorsichtig den äußeren Scheidenbereich, der häufig mit einem weißlichen Belag des Pilzes bedeckt ist, ab. Diese Behandlung können Sie 2- bis 3-mal am Tag durchführen.

Rosenölwaschung

2 Tropfen Rosenöl · 1 l lauwarmes Wasser

■ Mischen Sie das Öl mit dem Wasser, und waschen Sie damit 2-mal am Tag vorsichtig den äußeren Scheidenbereich. Auch Ihr Partner, der unter Umständen ebenfalls infiziert ist, sollte seinen Genitalbereich regelmäßig mit der antibakteriell wirkenden Ölmischung reinigen, um eine Wiederansteckung zu vermeiden.

Teebaumtampon

Geben Sie 2 Tropfen Teebaumöl auf die Spitze eines Tampons, und führen Sie ihn ein. Alle 3 Stunden wechseln. Während der Menstruation sollten Sie auf die Behandlung verzichten.

Sitzbad

6 Tropfen Teebaumöl · 2 Tropfen Myrrhenöl
2–3 l lauwarmes Wasser

■ Füllen Sie die Mischung in eine große Schüssel, die Sie als Sitzbadewanne verwenden können. Spülen Sie anfangs Ihre Scheide gründlich mit der Flüssigkeit aus, und setzen Sie sich anschließend 10 Minuten in das Bad. Bei Bedarf 2-mal am Tag anwenden.

BLASENENTZÜNDUNG

Diese ätherischen Öle eignen sich am besten zur Behandlung:

Bergamottöl, Cajeputöl, Eukalyptusöl, Kamillenöl, Kiefernnadelöl, Lavendelöl, Melissenöl, Muskatellersalbeiöl, Sandelholzöl, Teebaumöl, Thymianöl, Wacholderöl.

Der zunehmende Harndrang, bei dem meist nur spärliche Urinmengen unter immer stärkeren Schmerzen ausgeschieden werden, ist das erste Anzeichen für eine akute Blasenentzündung. Die durch Bakterien verursachte Erkrankung tritt bei Frauen häufiger als bei Männern auf: Da die weibliche Harnröhre wesentlich kürzer als die des Mannes ist, gelangen die Erreger von der Mündung leichter bis in die Blase. Im Verlauf der Erkrankung verändert sich das Aussehen des Urins: Er wird trüb, mitunter sogar blutig. Kennzeichnend für eine Blasenentzündung sind darüber hinaus auch die starken krampfartigen Schmerzen nach dem Wasserlassen, die sich vor allem im fortgeschrittenen Krankheitsstadium bemerkbar machen.

Eine Blasenentzündung entsteht meist durch eine Auskühlung des Unterleibs, die wiederum durch kalte Füße gefördert wurde. Dadurch wird das Immunsystem so geschwächt, dass bestimmte Bakterien zum Ausbruch der Entzündung führen können. Eine Blasenentzündung kann auch als Folge von Geschlechtsverkehr entstehen, indem die Krankheitserreger von der

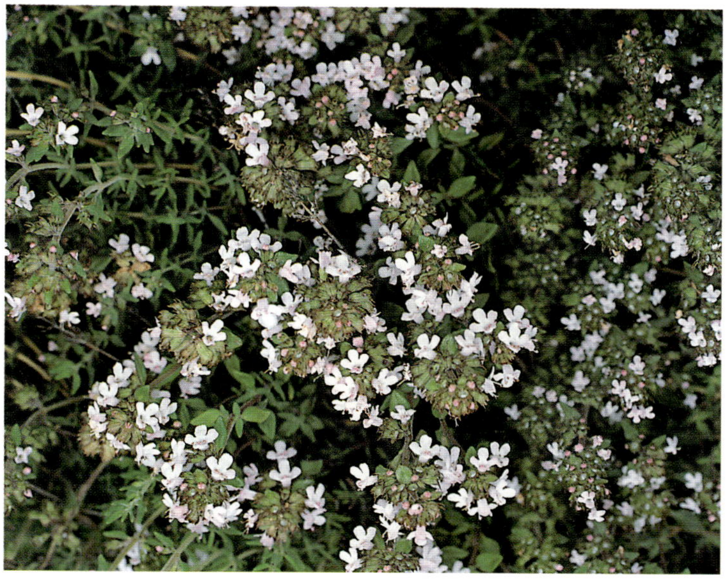

Blasenentzündungen sind ein typisches Frauenleiden – der Thymian ist ein typisches Heilkraut dafür.

Blasenentzündungen sind nur in seltenen Fällen mit Fieber verbunden. Wenn doch, müssen Sie sofort einen Arzt aufsuchen, da dann auch Nieren oder Harnleiter von der Entzündung betroffen sein können.

Scheide aus in die Blase wandern. Aber auch psychische Ursachen, wie emotionale Verkampfungen, Probleme beim »Loslassen« oder mangelndes Vertrauen in den (Geschlechts-)Partner, können die Entstehung einer Blasenentzündung begünstigen.

Gerade einfache, unkomplizierte Entzündungen der Blase im Anfangsstadium lassen sich sehr gut mit keimtötenden und entkrampfenden Ölen behandeln. Lassen die Beschwerden nach einigen Tagen nicht nach, sollten Sie einen Arzt oder Heilpraktiker aufsuchen.

SIND SIE ANFÄLLIG FÜR FRAUENBESCHWERDEN?

	Ja	Nein
Hatten Ihre näheren weiblichen Verwandten ernsthafte Krankheiten an den Geschlechtsorganen?	☐	☐
Hatten Sie bereits Kinder?	☐	☐
Hatten Sie schon einmal eine Fehlgeburt oder eine Schwangerschaftsunterbrechung?	☐	☐
Fühlen Sie sich überfordert durch Familie und Beruf?	☐	☐
Leiden Sie unter starken psychischen Belastungen?	☐	☐
Sind Sie über 35 Jahre alt, rauchen Sie, und nehmen Sie die Antibabypille?	☐	☐
Haben Sie häufig wechselnde Geschlechtspartner?	☐	☐
Bereitet es Ihnen Probleme, über Ihre Sexualität zu sprechen?	☐	☐
Haben Sie häufig Beschwerden vor und während der Periode?	☐	☐
Gehen Sie nie oder unregelmäßig zur Krebsvorsorge und Brustuntersuchung?	☐	☐

Je mehr Fragen Sie mit Ja beantwortet haben, desto gefährdeter sind Ihre Geschlechtsorgane.

Kamillen-Melissen-Sitzbad

Je 3 Tropfen Melissenöl, Kamillenöl, Lavendelöl · 2–3 l heißes Wasser · 1–2 TL Honig

■ Setzen Sie sich 10 Minuten lang in die entzündungshemmende Ölmischung. Bei Bedarf 2-mal am Tag anwenden.

Bergamotte-Lavendel-Sitzbad

4 Tropfen Bergamottöl · je 3 Tropfen Lavendelöl, Teebaumöl, Muskatellersalbeiöl

1 Tropfen Thymianöl · 1 Tropfen Wacholderöl

2–3 l heißes Wasser · 1–2 TL Honig

■ Setzen Sie sich 10 Minuten lang in die antibakteriell wirkende Ölmischung. Bei Bedarf 2-mal am Tag anwenden.

Wacholder-Eukalyptus-Öl

2 Tropfen Eukalyptusöl · 2 Tropfen Wacholderöl · 2 Tropfen Sandelholzöl · 15 ml Johanniskrautöl

■ Mischen Sie die Öle mit dem Trägeröl in einer dunklen Flasche, schütteln Sie diese gut durch, und bewahren Sie sie fest verschlossen auf. Zur Behandlung tragen Sie nach der gründlichen Reinigung des Scheidenbereichs mit lauwarmem Wasser (keine Seife!) etwas von der antiseptisch wirkenden Ölmischung mit Hilfe eines Wattebausches auf die äußeren Genitalien auf. 2- bis 3-mal am Tag anwenden.

SCHWANGERSCHAFT UND GEBURTSVORBEREITUNG

Diese ätherischen Öle eignen sich am besten zur Behandlung.

Wenden Sie jeweils 5 Tropfen des Öls in Duftlampe oder Riechfläschchen an, das Ihnen am angenehmsten ist: Geranienöl, Jasminöl, Lavendelöl, Muskatellersalbeiöl, Neroliöl, Orangenöl, Rosenöl, Sandelholzöl, Rosmarinöl.

Die Entstehung eines neuen Menschen ist unlösbar an die Körperlichkeit und das seelische Befinden der werdenden Mutter gekoppelt. So können gerade die ersten Schwangerschaftsmonate von depressiven Verstimmungen (siehe Seite 125f.) verdunkelt sein, und der Körper kann auf den Hormonschub mit Schwangerschaftserbrechen reagieren. Um seelische Spannungen auszugleichen, den Energiefluss zwischen Mutter und Kind zu erhalten, das Wohlbefinden zu steigern und schwangerschaftsbedingten körperlichen Beeinträchtigungen wie Übelkeit, Wasseransammlungen, Durchblutungsstörungen, Kreislaufproblemen oder Schwangerschaftsstreifen vorzubeugen, sind ätherische Öle durchaus empfehlenswert. Auch bei der Vorbereitung zur Geburt und bei der Nachsorge im Wochenbett sind verschiedene Öle sehr hilfreich. Sie wirken entspannend und stimmungsaufhellend.

Duftlampenmischung

Diese Mischung wirkt entkrampfend und lindernd bei Schwangerschaftsübelkeit:
30 Tropfen Orangenöl · 15 Tropfen Neroliöl
8 Tropfen Pfefferminzöl · 8 Tropfen Sandelholzöl

■ Mischen Sie die ätherischen Öle mit dem Trägeröl in einer dunklen Flasche, schütteln Sie diese gut durch, und bewahren Sie sie anschließend fest verschlossen auf. 5 Tropfen davon geben Sie in eine Duftlampe.

Tangerinenmassageöl

7 Tropfen Tangerinenöl · 5 Tropfen Lavendelöl · 1 Tropfen Rosenöl · 1 Tropfen Neroliöl
70 ml Mandelöl · 30 ml Jojobaöl

■ Die Wirkstoffe der Tangerine harmonisieren Körper und Seele und sind optimal zur Vorbeugung von Schwangerschaftsstreifen. Massieren Sie sich jeden Morgen mit einem Tangerinenkörperöl vom Gesicht bis zu den Füßen, und schenken Sie besonders Ihrer strapazierten Bauchhaut Beachtung.

Vorbeugendes Körperöl

7 Tropfen Lavendelöl · 3 Tropfen Zedernholzöl · 3 Tropfen Sandelholzöl · 1 Tropfen Rosenöl · 100 ml Jojobaöl

■ Mischen Sie die ätherischen Öle mit dem Trägeröl in einer dunklen Flasche, schütteln Sie sie gut durch, und bewahren Sie sie anschließend fest verschlossen auf. Auch mit diesem Körperöl, das Sie täglich anwenden sollten, können Sie der Entstehung von Schwangerschaftsstreifen vorbeugen.

Pflegendes Massageöl

15 Tropfen Lavendelöl · 10 Tropfen Weihrauchöl · 5 Tropfen Zitronengrasöl
50 ml Jojobaöl

■ Vermischen Sie die ätherischen Öle mit dem Trägeröl in einer dunklen Flasche, schütteln Sie diese gut durch, und bewahren Sie sie an-

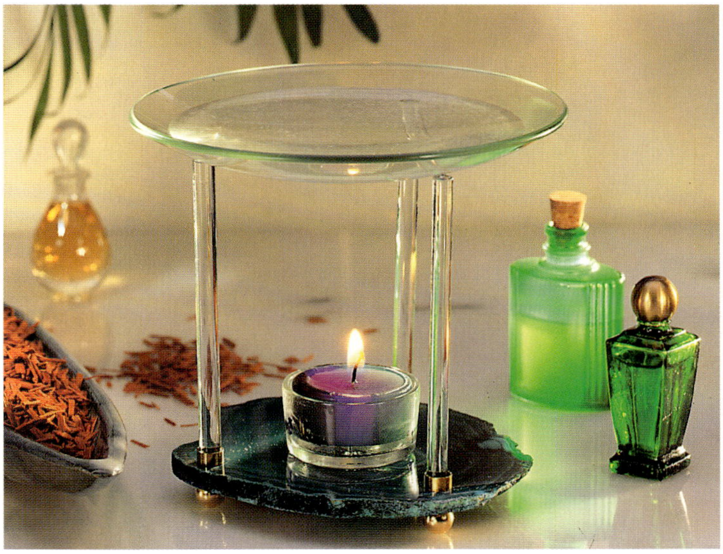

Wichtig in der Schwangerschaft sind Gelassenheit und Entspannung. Entsprechende Duftmischungen können helfen.

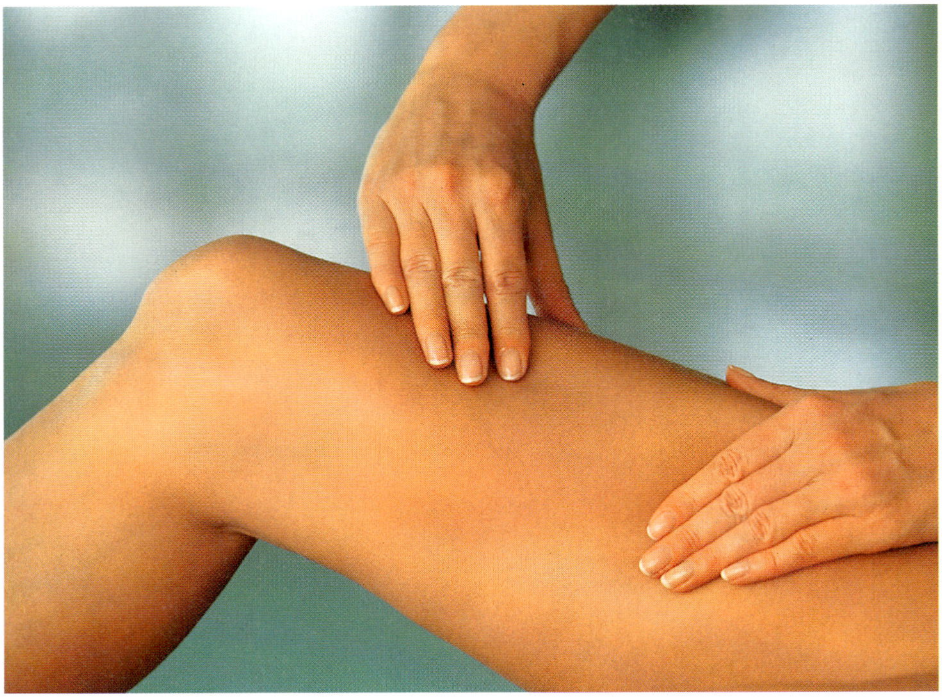

Sanfte Massagen – auch Bürstenmassagen – mit Lavendel-, Tangerinen- und anderen Ölen helfen, die gefürchteten Schwangerschaftsstreifen zu vermeiden.

schließend fest verschlossen auf. Diese Ölmischung eignet sich besonders zur Vorbeugung von Unterhautrissen, die zu Schwangerschaftsstreifen führen. Massieren Sie sich am besten täglich nach einer Bürstenmassage die besonders strapazierten Hautpartien um Brust, Bauch, Hüften und Oberschenkel.

Grapefruitölmischung gegen Krampfadern

10 Tropfen Grapefruitöl · 5 Tropfen Wacholderöl · 5 Tropfen Zypressenöl · 5 Tropfen Lavendelöl · 30 ml Aloe-vera-Öl · 70 ml Jojobaöl

■ Mischen Sie die ätherischen Öle mit dem Trägeröl in einer dunklen Flasche, schütteln Sie sie gut durch, und bewahren Sie sie anschließend fest verschlossen auf. Diese Mischung eignet sich besonders gut bei der Neigung zu Durchblutungsstörungen in den Beinen, die mit fortschreitender Schwangerschaft und der erhöhten Gewichtszunahme auch zu Krampfadern führen können. Das Öl von den Füßen in Richtung Herz einmassieren. Bei Bedarf 2-mal am Tag anwenden. Die Beine direkt nach der Anwendung nicht dem Sonnenlicht aussetzen, da die Haut jetzt sehr lichtempfindlich ist.

Teebaumölmischung bei Hämorrhoiden

10 Tropfen Teebaumöl
5 Tropfen Kamillenöl
5 Tropfen Lavendelöl
5 Tropfen Zypressenöl
50 ml Johanniskrautöl

■ Mischen Sie die ätherischen Öle mit dem Trägeröl in einer dunklen Flasche, schütteln Sie sie gut durch, und bewahren Sie sie anschließend fest verschlossen auf. Bei Durchblutungsstörungen im Enddarmbereich aufgrund der Gewichtszunahme und möglicher Verstopfung kann es bei vielen Schwangeren zu Hämorrhoiden kommen. Tupfen Sie nach Reinigung des Afterausgangs regelmäßig etwas von der entzündungshemmenden Ölmischung in die Öffnung und um die geschwollenen Adern herum.

Massage zur Geburtsvorbereitung

2 Tropfen Rosenholzöl · 1 Tropfen Rosenöl
1 Tropfen Jasminöl · 100 ml Mandelöl

■ Mischen Sie die ätherischen Öle mit dem Trägeröl in einer dunklen Flasche. Gut durchschütteln und fest verschlossen aufbewahren. Lassen Sie sich von Ihrem Partner oder Ihrer Hebamme diese Ölmischung während der Wehenpausen im Uhrzeigersinn auf den Bauch oder den Rücken einmassieren. Es wirkt entkrampfend und hilft der Frau dabei, sich zu öffnen.

Entspannendes Lavendelbad

Bei Rücken- und Kreuzschmerzen haben sich 3 Tropfen Lavendelöl auf ein 37 °C warmes Vollbad bewährt. Bleiben Sie höchstens 10 Minuten in der Badewanne.

In den ersten fünf Schwangerschaftsmonaten sind die folgenden Öle nicht empfehlenswert, da sie Blutungen auslösen können: Angelikaöl, Basilikumöl, Cistrosenöl, Eisenkrautöl, Fenchelöl, Korianderöl, Liebstöckelöl, Melissenöl, Muskatellersalbeiöl, Oreganoöl, Rosmarinöl, Wacholderöl, Ysopöl, Zedernöl. Bei Neigung zu Fehlgeburt ist in den ersten Monaten auch ein sehr vorsichtiger Umgang mit Lavendelöl und Kamillenöl anzuraten.

WECHSELJAHREBESCHWERDEN

Diese ätherischen Öle eignen sich am besten zur Behandlung.

Wenden Sie jeweils 5 Tropfen des Öls in Duftlampe oder Riechfläschchen an, das Ihnen am angenehmsten ist: Fenchelöl, Geranienöl, Kamillenöl, Lavendelöl, Melissenöl, Minzöl, Rosenöl, Salbeiöl, Sandelholzöl, Zypressenöl.

Als »zweite Pubertät« werden die Wechseljahre einer Frau bisweilen bezeichnet oder als »zweite Fruchtbarkeit«. Nun nimmt diese im biologischen Sinne zwar ab, da die Eierstöcke um das 50. Lebensjahr der Frau ihre Funktionsfähigkeit verlieren, doch im geistigen Sinn kann der nun folgende Lebensabschnitt – je nachdem, wie kreativ die betroffene Frau damit umgeht – tatsächlich als positiv, schöpferisch und aktiv erlebt werden. Die Kennzeichen des beginnenden Wechsels, in dessen Verlauf der Hormonhaushalt erst einmal ordentlich durcheinander gerät, sind mit denen des prämenstruellen Syndroms (PMS) vergleichbar. Depressive Verstimmungen und Reizbarkeit wechseln mit Angstgefühlen und aggressiver Stimmung. Die Brüste spannen, man findet nur unregelmäßig Schlaf, Blutungszyklen mit zu starken und unregelmäßigen Blutungen entziehen dem Körper Mineralstoffe. Hitzewallungen und plötzliche Schweißausbrüche machen der Frau zu schaffen. Das Selbstwertgefühl kann leiden, und auch eine Beziehung muss unter Umständen während der Wechseljahre eine arge Belastungsprobe durchstehen.

Wichtig sind dabei der bewusste und sensible Umgang der Frau mit sich selbst sowie eine positive Einstellung gegenüber diesem natürlichen Reifungsprozess. Entspannende Anwendungen mit

Kamille entspannt und harmonisiert. Dies ist in den Wechseljahren sehr erwünscht, wenn Frauen ihr Leben neu definieren.

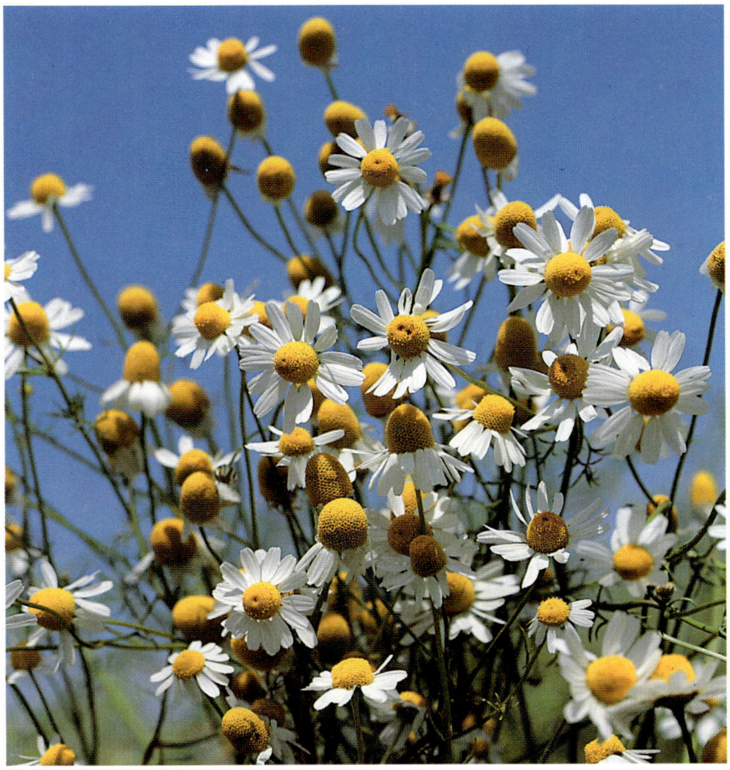

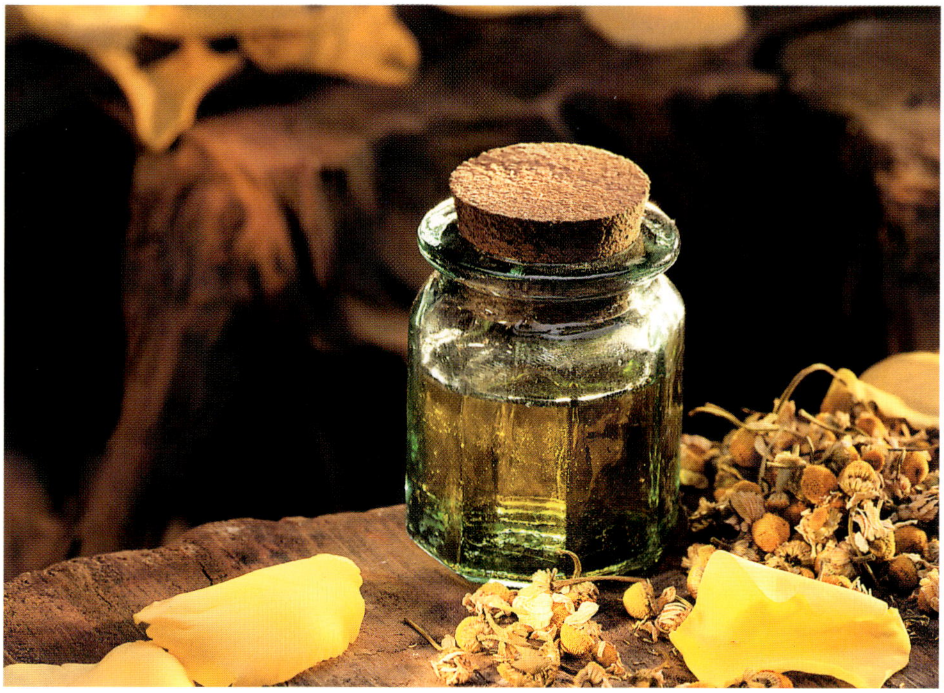

Hitzewallungen sind die bekanntesten Wechseljahrebeschwerden. Ein kühlendes Gesichtsöl mit Kamillen- und Rosenöl bringt Linderung.

ätherischen Ölen helfen dabei, die seelischen Schwankungen auszugleichen und den Kreislauf in Schwung zu halten. Eine medizinische Betreuung ist nur selten nötig.

Nerolimassageöl

3 Tropfen Neroliöl · 3 Tropfen Zypressenöl
2 Tropfen Sandelholzöl · 2 Tropfen Rosenöl
30 ml eines Trägeröls Ihrer Wahl

■ Mischen Sie die ätherischen Öle mit dem Trägeröl in einer dunklen Flasche. Gut durchschütteln und anschließend fest verschlossen aufbewahren. Die Anwendung des Öls zur Ganzkörpermassage wirkt harmonisierend auf den Hormonhaushalt und beugt auf diese Weise Stimmungsschwankungen und der Stärke der anderen Beschwerdesymptome vor. Auch eine Teilmassage der Lendengegend und der Schultern mit dieser Mischung ist sehr angenehm.

Nervenstärkendes Lavendelölbad

5 Tropfen Lavendelöl
3 Tropfen Myrtenöl
3 Tropfen Geranienöl
1 Tropfen Melissenöl
3–4 EL süße Sahne

■ Geben Sie die ätherischen Öle zur Sahne, und schütten Sie sie in das Badewasser. Baden Sie nach Bedarf 2- bis 3-mal wöchentlich darin. Das Bad stabilisiert die Stimmung und wirkt positiv auf den Gesamtzustand.

Duftlampenmischung

5 Tropfen Bergamottöl
1 Tropfen Ylang-Ylang-Öl
1 Tropfen Zimtrindenöl

■ Lassen Sie den Duft dieser Öle in dem Zimmer wirken, in dem Sie sich tagsüber am meisten aufhalten. Er wirkt entspannend und stimmungsaufhellend.

Kühlendes Gesichtsöl

5 Tropfen Kamillenöl · 5 Tropfen Rosenöl
2 Tropfen Neroliöl · 2 Tropfen Sandelholzöl
50 ml Jojobaöl

■ Mischen Sie die ätherischen Öle mit dem Trägeröl in einer dunklen Flasche. Gut durchschütteln und anschließend fest verschlossen aufbewahren. Morgens und abends oder bei Bedarf bei einem Hitzeschub auf Stirn, Schläfen und am Dekolleté verwenden.

Duftendes Körperöl

5 Tropfen Lavendelöl · 5 Tropfen Bergamottöl
3 Tropfen Zedernholzöl · 1 Tropfen Neroliöl
1 Tropfen Rosenöl · 100 ml Jojobaöl

■ Mischen Sie die ätherischen Öle mit dem Trägeröl in einer dunklen Flasche. Gut durchschütteln und anschließend fest verschlossen aufbewahren. Ölen Sie sich jeden Morgen mit dieser erfrischend duftenden Ölmischung ein. Das hebt die Stimmung, lindert körperliche Beschwerdeanzeichen und entlastet den Körper bei Hitzewallungen.

Kühlende Inhalation

Träufeln Sie etwas Minzöl auf ein Taschentuch, und atmen Sie es tief ein, wenn es zu einem Hitzeschub kommen sollte.

ZYKLUSPROBLEME

Diese ätherischen Öle eignen sich am besten zur Behandlung:

Kamillenöl, Majoranöl, Melissenöl, Muskatellersalbeiöl, Rosenöl, Wacholderöl, Zypressenöl.

Die Tage während der Monatsblutung sind für einige Frauen oft mit unangenehmen Begleiterscheinungen verbunden. Vor allem junge Mädchen und Frauen sind davon betroffen: schmerzhaft spannende Brüste, ziehende und stechende Schmerzen im Unterleib, Kreuzschmerzen, Kreislaufschwäche, Übelkeit, Verdauungsprobleme.
Auch die Stimmung ist oft nicht die beste. In über der Hälfte aller Fälle liegen seelische Probleme zugrunde, in deren Gefolge sich die inneren Geschlechtsorgane, vor allem die Gebärmutter, verkrampfen. In anderen Fällen können gutartige Wucherungen der Gebärmuttermuskulatur für die Beschwerden verantwortlich sein.
Aber auch für ältere Frauen kann das prämenstruelle Syndrom (PMS) eine große Belastung sein. An den Tagen vor den Tagen klagen sie über Bauch- und Kopfschmerzen, Übelkeit und/oder Spannungsgefühle in den Brüsten. Hinzu kommen oft Kopfschmerzen oder Ödeme (Wasseransammlungen im Gewebe) sein. Die körperlichen Beschwerden gehen häufig mit einer gereizten oder eher depressiven Stimmungslage einher. Auch hier spielt die Hormonausschüttung eine tragende Rolle. Ätherische Öle fördern sanft und natürlich die Regulation des Hormonspiegels, ohne den Körper mit Medikamenten – wie etwa synthetischen Hormonpräparaten – zu belasten, und sind daher ideal zur Beeinflussung von Zyklusstörungen.

Entspannendes Bad

2 Tropfen Rosenöl · 3 Tropfen Lavendelöl
3–4 EL süße Sahne

■ Geben Sie die Öle ins heiße Badewasser. Bei PMS-Beschwerden entspannt diese Mischung besonders gut. Bei Bedarf 2- bis 3-mal wöchentlich bis zu 3 Wochen lang vor der Periode ein Vollbad nehmen.

Damit der Zyklus nicht zur Qual wird: Entspannende Bäder beruhigen und entkrampfen.

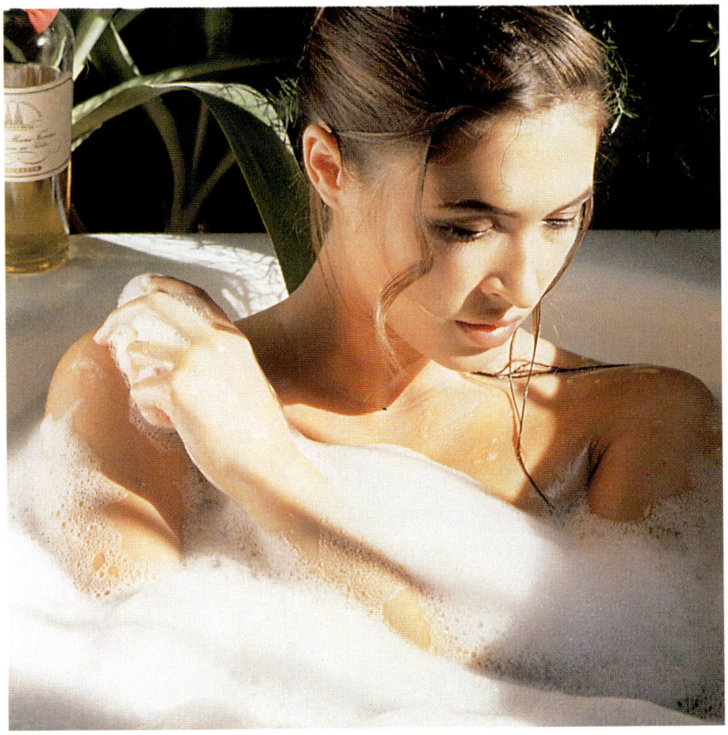

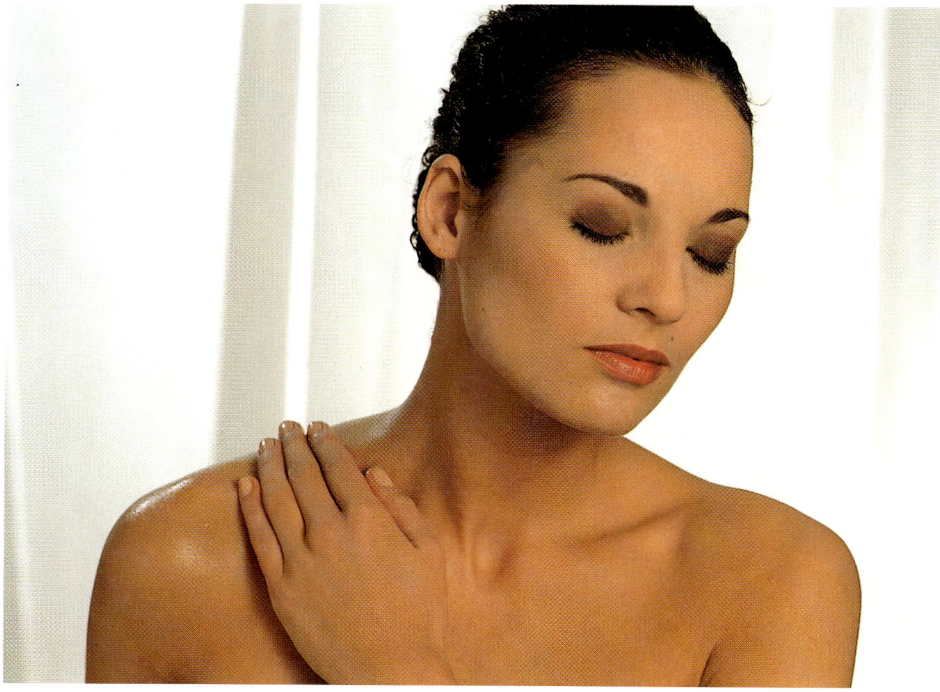

Massagen der Schulter- und Nackenpartie helfen entspannen. Bei krampfartigen Schmerzen ist eine Massage von Bauch, Lenden- und Rückengegend angezeigt.

Entspannende Massage

4 Tropfen Lavendelöl · 2 Tropfen Melissenöl
4 Tropfen Muskatellersalbeiöl · 2 Tropfen Rosenöl · 30 ml Mandelöl

■ Regelmäßige Massagen von Schultern und Nacken oder des ganzen Körpers mit dieser Ölmischung, mit denen Sie bis zu 3 Wochen vor der Periode beginnen sollten, lindern PMS-Beschwerden. Die ätherischen Öle mit dem Trägeröl in einer dunklen Flasche mischen, gut durchschütteln und anschließend fest verschlossen aufbewahren.

Massageöl bei Ödemen

3 Tropfen Wacholderöl · 2 Tropfen Lavendelöl
2 Tropfen Rosmarinöl · 30 ml eines Trägeröls Ihrer Wahl

■ Um Wasseransammlungen im Körper, die oft mit dem PMS einhergehen, vorzubeugen, empfiehlt sich eine tägliche Ölmassage der Lendenregion, der Waden, des Bauches und gegebenenfalls der Brüste. Beginnen Sie mit der Massage einige Tage vor Eintreten des PMS.

Schmerzlindernde Massage

5 Tropfen Basilikumöl
2 Tropfen Lavendelöl
2 Tropfen Geranienöl
2 Tropfen Bergamottöl
2 Tropfen Ylang-Ylang-Öl
70 ml Johanniskrautöl
30 ml Mandelöl

■ Angenehm bei krampfartigen Periodenschmerzen ist eine Massage von Bauch, Lendengegend und Rücken mit dieser entspannenden Ölmischung, die Sie bei Bedarf mehrmals täglich anwenden können.

Muskatellersalbei-Lavendel-Bad

8 Tropfen Muskatellersalbeiöl · 8 Tropfen Rosenöl · 8 Tropfen Lavendelöl · 8 Tropfen Kamillenöl

■ Ebenso entspannend wie hilfreich zur Herstellung Ihres hormonellen Gleichgewichts bei einem unregelmäßigen Zyklus wirkt dieses Ölbad, das Sie 2- bis 3mal wöchentlich nehmen sollten.

Kamillen-Melissen-Massage

10 Tropfen Kamillenöl · 10 Tropfen Melissenöl · 10 Tropfen Rosenöl · 50 ml Mandelöl

■ Mischen Sie die ätherischen Öle mit dem Trägeröl in einer dunklen Flasche. Gut durchschütteln und anschließend fest verschlossen aufbewahren. Die Mischung hat sich als Massageöl bewährt, das bei einem unregelmäßigen Zyklus langfristig regulierend wirkt. Verwenden Sie das Öl am besten täglich zur Ganzkörpermassage oder zur entspannenden Teilmassage der Lendenregion.

Rosen-Lavendel-Massage

3 Tropfen Rosenöl · 3 Tropfen Lavendelöl 2 Tropfen Melissenöl · 2 Tropfen Muskatellersalbeiöl · 1 Tropfen Kamillenöl · 30 ml Mandelöl

■ Mischen Sie die ätherischen Öle mit dem Trägeröl in einer dunklen Flasche. Gut durchschütteln und anschließend fest verschlossen aufbewahren. Auch diese Massagemischung hat sich bei einem unregelmäßigen Zyklus bewährt. Verwenden Sie das Öl täglich zur Massage von Bauch, Beinen und Rücken.

Warme Kompresse

4 Tropfen Majoranöl · 4 Tropfen Muskatellersalbeiöl · 3 Tropfen Kamillenöl · 1 Schüssel heißes Wasser

■ Kompressen wirken entkrampfend und schmerzlindernd. Mischen Sie die Öle in das heiße Wasser, und tauchen Sie ein sauberes Baumwolltuch hinein. Auswringen, auf den Bauch bzw. die Kreuzgegend legen und ein Handtuch darüber wickeln. Legen Sie sich hin, und decken Sie sich warm zu. Die Kompresse sollte 2 Stunden lang heiß einwirken.

Ausgleichende Anwendungen

Zur Harmonisierung des inneren Gleichgewichts beim PMS seien auch die Anwendungen empfohlen, die bei depressiven Verstimmungen oder bei Kopfschmerzen angezeigt sind. Lesen Sie hierzu auf den Seiten 85f. und 125f. nach.

Haut und Haare

AKNE

Diese ätherischen Öle eignen sich am besten zur Behandlung:
Cajeputöl, Kamillenöl, Kampferöl, Lavendelöl, Petitgrainöl, Salbeiöl, Wacholderöl, Zedernholzöl, Lemongrasöl.

Bei dieser meist chronisch auftretenden Hauterkrankung sind die Poren der Haut durch eine erhöhte Talgproduktion verstopft. Beim Blick in den Spiegel zeigen sich Mitesser, Pickel und Pusteln. Die Haut ist fettig und rauh. In schlimmeren Fällen bilden sich auch Knoten, die beim Versuch, sie auszudrücken, unschöne und hartnäckige Narben hinterlassen können. Akne ist überwiegend hormonell

Das Öl der Libanonzeder ist ein probates Mittel bei vielen Erkrankungen der Haut.

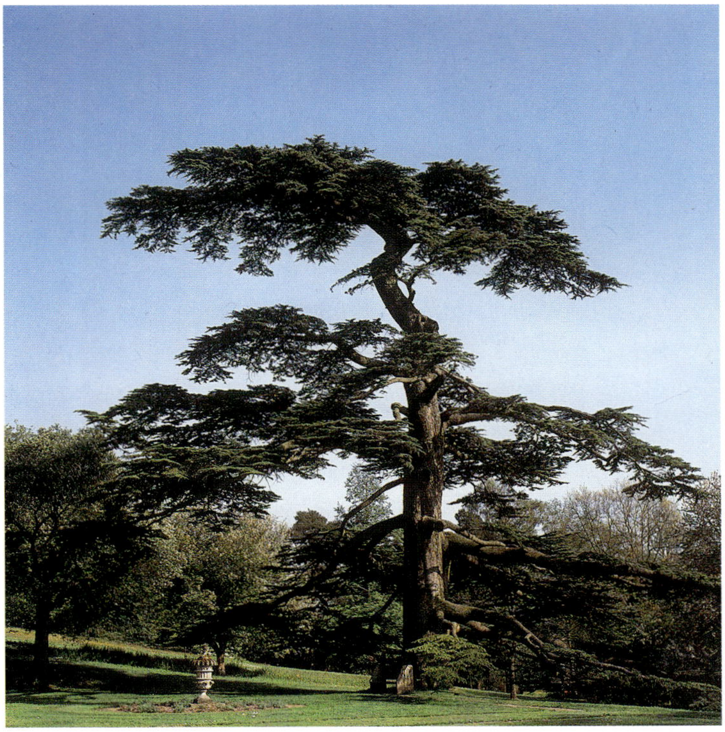

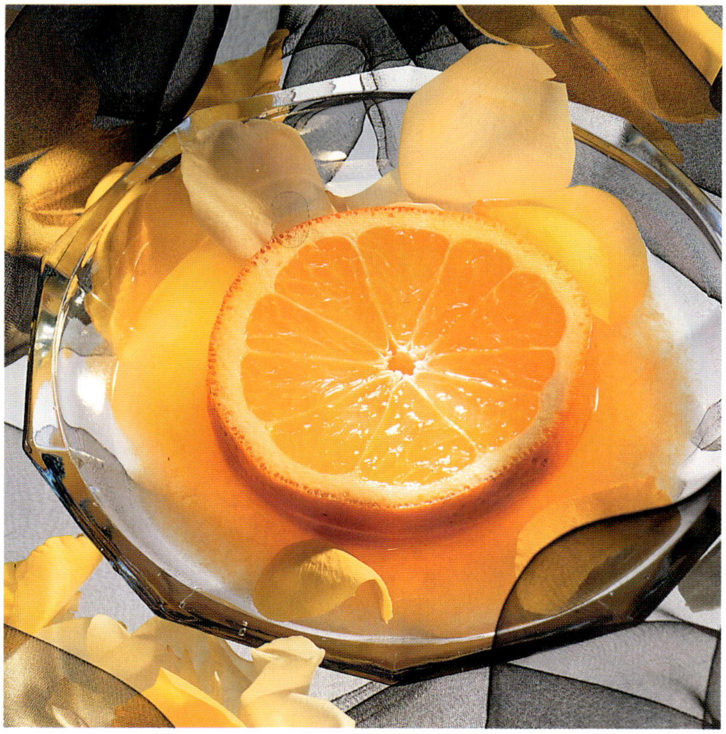

Orangensaft stillt nicht nur den Durst, er kann auch als Basis für eine klärende Gesichtslotion dienen.

bedingt: Im Zuge der hormonellen Umstellung in der Pubertät steigt auch die Bildung des männlichen Keimdrüsenhormons Testosteron bei Mädchen wie bei Jungen an. Dies regt die Produktion der Talgdrüsen an – bei manchen Menschen mehr, bei anderen weniger. Je nach Veranlagung verstopfen die Ausführgänge, der Talg kann nicht mehr abfließen, und es entstehen Mitesser. Werden diese durch Keime, die sich auf der Haut oder in den Talggängen befinden, zusätzlich infiziert, kommt es zu eitrigen Entzündungen. Akne ist übrigens keineswegs eine reine Pubertätserscheinung, sondern kann aufgrund der Hormonumstellung auch während einer Schwangerschaft auftreten.

Suchen Sie einen Arzt auf, sobald sich die Akne stark und flächendeckend ausbreitet. Er kann helfen, der Bildung tiefer Entzündungsherde, die unschön vernarben können, vorzubeugen.

Manche Menschen besitzen auch eine genetische Veranlagung zu Akne. Immer mit zu berücksichtigen ist bei diesem Hautleiden auch die psychische Situation. Denn berufliche oder private Anspannung und Stress verstärken die Ausprägung der Krankheit bzw. begünstigen ihre Entstehung. Eine Selbstbehandlung mit ätherischen Ölen kann den Hormonhaushalt beeinflussen und den Körper umstimmen, so dass die Beschwerden leichter abklingen. Sie kann auch parallel zur medizinischen Therapie stattfinden.

Gesichtsöl

7 Tropfen Wacholderöl · 7 Tropfen Lemongrasöl · 50 ml Sesamöl

■ Mischen Sie die ätherischen Öle mit dem Trägeröl in einer dunklen Flasche. Gut durchschütteln und anschließend fest verschlossen aufbewahren. Nach der morgendlichen und abendlichen Reinigung das Gesicht mit einem Kosmetiktuch trockentupfen und etwas von dem Gesichtsöl auf die betroffenen Hautpartien auftragen. Es wirkt desinfizierend und reizlindernd.

Klärende Gesichtslotion

1 Tasse frisch gepresster Orangensaft
2 EL Rosenwasser

■ Mischen Sie den Saft mit dem Rosenwasser, und verwenden Sie die Lotion möglichst morgens und abends, bevor Sie das Gesichtsöl auftragen.

Reinigungspads

5 Tropfen Zedernholzöl · 5 Tropfen Wacholderöl · 1/2 Tasse kaltes Wasser

■ Mischen Sie die ätherischen Öle mit dem Wasser, und tränken Sie mehrere Wattepads in der Lösung. Die Pads bewahren Sie anschließend in einer gut verschließbaren Dose (kein

Metall verwenden!) auf. Reinigen Sie die von Akne betroffenen Hautpartien morgens und abends mit den Wattepads, und trocknen Sie sich hinterher mit Kosmetiktüchern ab.

Gesichtsmaske

1 Tropfen Lavendelöl · 2 EL Heilerde · 1 EL kaltes Wasser · 1 EL naturreiner Joghurt

■ Verrühren Sie das Öl mit der Heilerde, dem Wasser und dem Joghurt zu einer dickflüssigen Paste, und tragen Sie diese nach der Reinigung des Gesichts – am besten abends – auf. Etwa 10 Minuten einwirken lassen und anschließend mit in lauwarmem Wasser getränkten Wattepads abnehmen. Wenden Sie die Gesichtsmaske 2-mal wöchentlich – nach Belieben öfter – an.

Nachtpflege

3 Tropfen Petitgrainöl · 3 Tropfen Zitronenöl
3 Tropfen Zedernholzöl · 30 ml Jojobaöl

■ Mischen Sie die ätherischen Öle mit dem Trägeröl in einer dunklen Flasche. Gut durchschütteln und anschließend fest verschlossen aufbewahren. Tragen Sie die Ölmischung abends sparsam auf die sorgfältig gereinigte Haut auf.

EKZEM (DERMATITIS)

Diese ätherischen Öle eignen sich am besten zur Behandlung:

Geranienöl, Kamillenöl, Lavendelöl, Neroliöl, Minzöl, Salbeiöl, Sandelholzöl, Wacholderöl, Zypressenöl.

Ein Ekzem oder eine Dermatitis entsteht meist durch eine Unverträglichkeitsreaktion auf bestimmte Reizstoffe. Es zeigt sich in flächenhaft ausgebreiteten Knötchen oder Bläschen, die schuppen, nässen oder sogar bluten können und in der Regel heftig jucken. Die betroffene Hautregion ist zudem flächig gerötet. Sogenannte Kontaktekzeme entstehen durch eine nicht allergische Unverträglichkeitsreaktion, eine toxische Reaktion oder eine Allergie auf direkten Körperkontakt mit einem Reizstoff. Dabei muss man nicht unbedingt an Umweltgifte denken – schon eine zu enge Jeans kann im Schritt und an den Oberschenkeln zu Ekzemen führen.

Wie bei den meisten krankhaften Hauterscheinungen spielen bei der Entstehung eines Ekzems eine mögliche Unverträglichkeit von bestimmten Pflegepräparaten, Ernährungsfehler und der Zustand des Hormonhaushalts eine wesentliche Rolle. So kann es bei Hormonumstellungen während der Pubertät, einer Schwangerschaft oder der Wechseljahre leicht zu zwar unschönen, aber relativ unproblematischen Ekzemen kommen. Stress und eine unausgeglichene Gefühlslage können die Symptome noch fördern.

Neroliöl – aus Orangenblüten gewonnen – und Geranienöl verfügen über hautpflegende Eigenschaften.

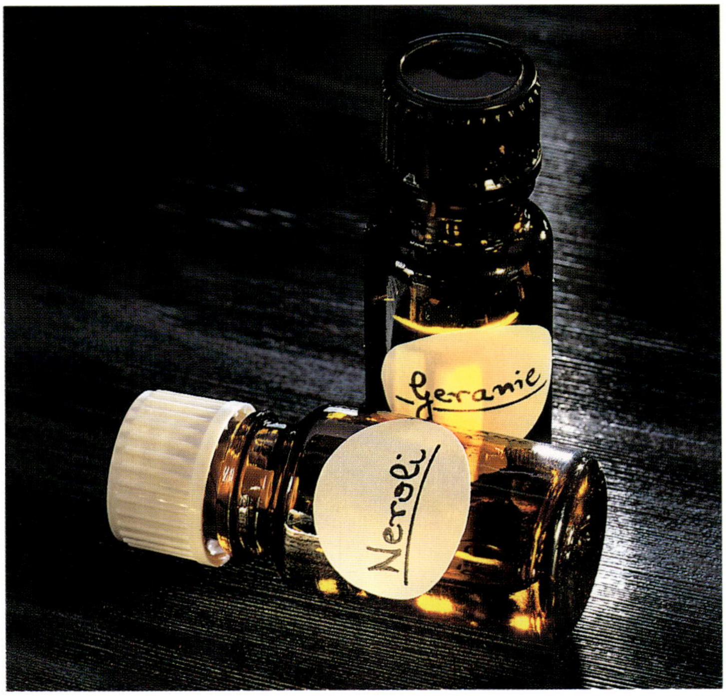

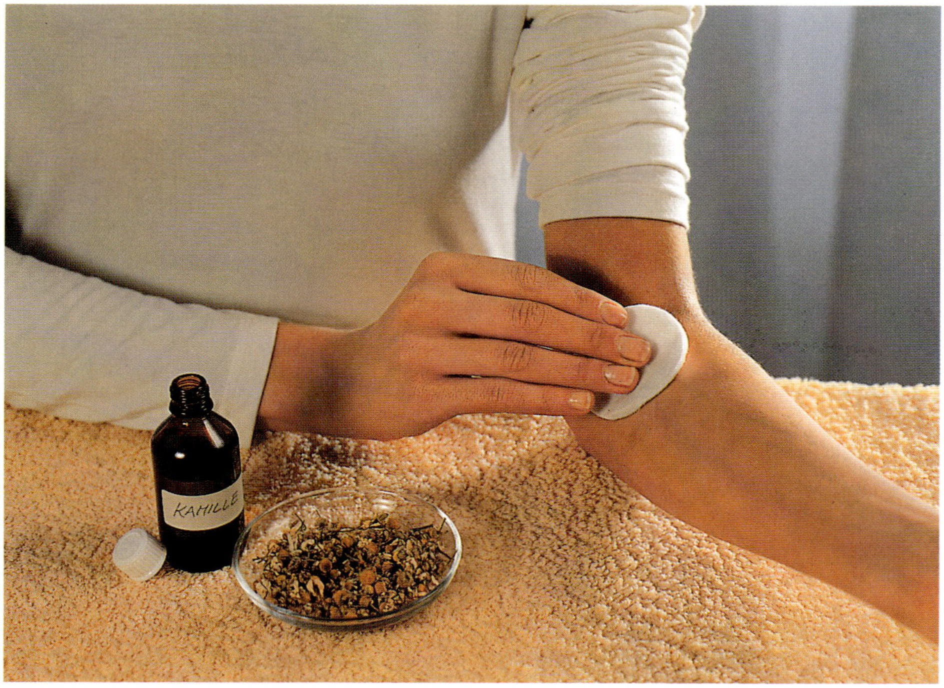

Kamillenöl tut nicht nur dem gereizten Magen, sondern auch der entzündeten Haut gut. Kompressen lindern Ekzeme und Akne.

Gesichtsöl für sehr trockene Haut

4 Tropfen Geranienöl
4 Tropfen Lavendelöl
30 ml Jojobaöl

■ Mischen Sie die ätherischen Öle mit dem Trägeröl in einer dunklen Flasche. Gut durchschütteln und anschließend fest verschlossen aufbewahren. Bei einem extrem trockenen Ekzem tragen Sie dieses Gesichtsöl nach der morgendlichen und abendlichen Reinigung mit lauwarmem Wasser auf die betroffenen Hautstellen im Gesicht oder am Dekolleté auf.

Massageöl bei einem Stressekzem

4 Tropfen Geranienöl · 4 Tropfen Lavendelöl
3 Tropfen Wacholderöl · 1 Tropfen Sandelholzöl · 30 ml Jojobaöl

■ Mischen Sie die ätherischen Öle mit dem Trägeröl in einer dunklen Flasche. Gut durchschütteln und anschließend fest verschlossen aufbewahren. Bei einem Ekzem, das sich bei Stress verschlimmert, tut eine Nacken-, Schultern- und Rückenmassage mit diesem Öl sehr gut. Es wirkt entspannend und entzündungshemmend.

Kamillenkompresse

2 Tropfen Kamillenöl · 2 Tropfen Lavendelöl
1 Tropfen Geranienöl · 1/2 l kaltes Wasser

■ Tränken Sie Wattepads in der Lotion, und betupfen Sie mit diesen vorsichtig die betroffenen Hautpartien.

HAARAUSFALL

Diese ätherischen Öle eignen sich am besten zur Behandlung:
Lavendelöl, Rosmarinöl, Salbeiöl, Thymianöl, Ylang-Ylang-Öl, Zedernholzöl.

Wer nach dem Frisieren büschelweise Haare in seiner Bürste findet und auch bei der Kopfwäsche und -massage Haare lässt, leidet unter verstärktem Haarausfall. Häufig macht man sich zu Unrecht Sorgen, denn der Verlust von 80 bis 100 Haaren pro Tag ist normal – in der Regel wachsen mit der Zeit genauso viele Haare wieder nach. Erst wenn man über einen längeren Zeitraum mehr Haare verliert, als anschließend wieder nachwachsen, kann man von einem krankhaften Haarausfall sprechen. Die Ursachen sind vielfältig: Hormonstörungen, ein Mangel an bestimmten Spurenelementen und Mineralstoffen im Organismus, Schilddrüsenunter- oder -überfunktion, Infektionen wie Lungenentzündung oder Blutvergiftung.

Auch manche Medikamente können zu Haarausfall führen, ebenso wie es nach einer Entbindung und während der Wechseljahre bei Frauen infolge der Hormonumstellung dazu kommen kann. Klima- oder Jahreszeitenwechsel sind eine Belastung für die Haare. Psychische Ursachen wie erhöhten Stress, Überlastung im Beruf oder im Privatleben sowie einen schweren Schock sollte man ebenfalls in Betracht ziehen. Da ätherische Öle bei regelmäßiger Anwendung unseren Hormonspiegel günstig beeinflussen können, bieten sie sich auch bei diesem Beschwerdebild an.

Rosmarin-Zedernholz-Haarwasser

15 Tropfen Rosmarinöl · 10 Tropfen Wacholderöl · 10 Tropfen Zedernholzöl · 50 ml 70%iger Alkohol

■ Mischen Sie die ätherischen Öle mit dem Trägeröl in einer dunklen Flasche, schütteln Sie sie gut durch, und bewahren Sie sie anschließend fest verschlossen auf. Massieren Sie einige Tropfen des Haarwassers sanft in die Kopfhaut ein, ohne an den Haaren zu reißen. Setzen Sie dazu die fünf Finger jeder Hand fest auf der Schädeldecke an, und bewegen Sie die Kopfhaut hin und her. 2-mal am Tag 3 Minuten lang durchführen.

Rosmarin-Ylang-Ylang-Haarwasser

3 Tropfen Rosmarinöl · 3 Tropfen Ylang-Ylang-Öl · 2 Tropfen Zedernholzöl · 1/2 TL Wodka 30 ml Melissengeist

■ Mischen Sie die ätherischen Öle mit dem Trägeröl in einer dunklen Flasche. Gut durchschütteln und anschließend fest verschlossen aufbewahren. Besonders bei Haarausfall, der durch Stress verursacht ist, wirkt eine sanfte Kopfmassage mit diesem Haarwasser harmonisierend und entspannend. Nach Bedarf 2-mal am Tag 3 Minuten lang durchführen.

HERPES SIMPLEX

Diese ätherischen Öle eignen sich am besten zur Behandlung:

Bergamottöl, Eukalyptusöl, Geranienöl, Lavendelöl, Teebaumöl, Zitronenöl.

Erkennbar ist der *Herpes simplex* an eng beieinander stehenden Bläschen auf der Haut. Am häufigsten tritt diese ansteckende Hauterkrankung in der Nähe der Schleimhäute der Lippenregion oder bei einem anderen Typus, dem *Herpes simplex II*, im Genitalbereich auf.

Ein Ausbruch kündigt sich einige Tage im Voraus an: Die betroffenen Stellen jucken und spannen, dann treten die Bläschen auf, die später zusammenfließen. Nach einigen Tagen trocknen sie aus, es bildet sich eine Kruste.

Ursache für eine Infektion mit einem Herpesvirus ist eine Schmier- oder Tröpfcheninfektion durch Lippenkontakt oder auch durch Geschlechtsverkehr. Ist das Virus einmal in den Körper eingedrun-

Rosmarinöl ist ein bewährtes Mittel gegen Haarausfall. Wichtig ist die richtige Massage, die die Kopfhaut kräftigt.

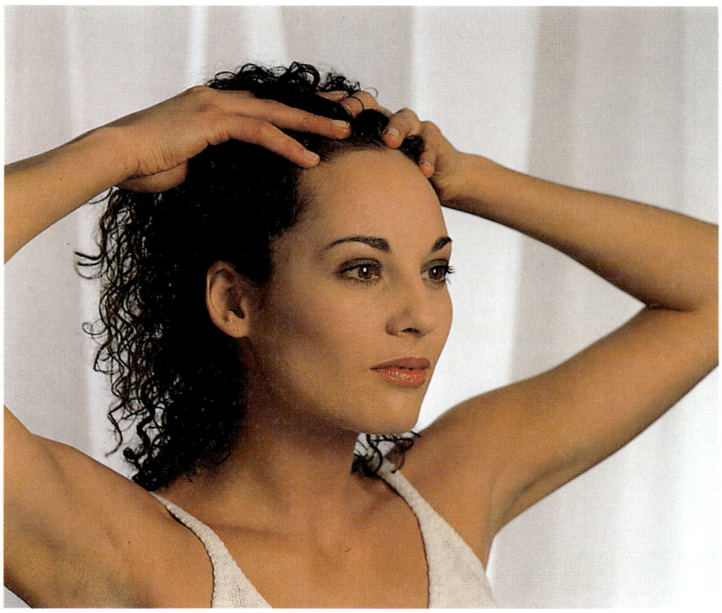

gen, kann es immer wieder zum Ausbruch der Hautkrankheit kommen. Auslöser dafür können intensive Sonneneinwirkung, Fieber, seelische Belastungen und auch starke Ekelgefühle sein. Je angegriffener das Immunsystem ist, desto leichter bricht der Herpes aus.

Während er im Lippenbereich nur lästig und unattraktiv ist, kann sich der Genitalherpes zu einer schweren psychischen Belastung für die Betroffenen auswachsen. In diesem Fall sollte unbedingt ein Arzt hinzugezogen werden. Doch auch wenn es beim Lippenherpes zu Komplikationen, zu häufigem Wiederauftreten oder zu einer großflächigen Verbreitung beispielsweise in Richtung der Augen kommt, ist ein Arztbesuch angezeigt.

Antiherpestropfen

4 Tropfen Geranienöl · 4 Tropfen Eukalyptusöl · 4 Tropfen Zitronenöl · 15 ml Calendulaöl

■ Mischen Sie die ätherischen Öle mit dem Trägeröl in einer dunklen Flasche. Gut durchschütteln und anschließend fest verschlossen aufbewahren. Trocknen Sie die infizierten Stellen nach der Reinigung mit lauwarmem Wasser immer mit einem sauberen, nur hierfür benutzten Handtuch ab, so dass sich die Bläschen nicht weiter ausbreiten können. Anschließend tropfen Sie etwas von der heilenden Ölmischung auf die erkrankten Stellen. Mehrmals täglich wiederholen, bis die Beschwerden abgeklungen sind.

Teebaumöl

Unverdünntes Teebaumöl wirkt der Ausbreitung des Virus entgegen und ist antiseptisch. Mehrmals täglich auf die betroffenen Hautstellen auftragen. Alternativ können Sie auch reines Rosenöl verwenden.

INSEKTENSTICHE UND JUCKREIZ

Diese ätherischen Öle eignen sich am besten zur Behandlung:

Kamillenöl, Lavendelöl, Nelkenöl, Salbeiöl, Sassafrasöl, Thymianöl, Zitronenöl.

Calendula, das Öl aus der Ringelblume, hilft bei Herpes simplex. *Die Anwendung ist umso wirksamer, je frühzeitiger sie erfolgt.*

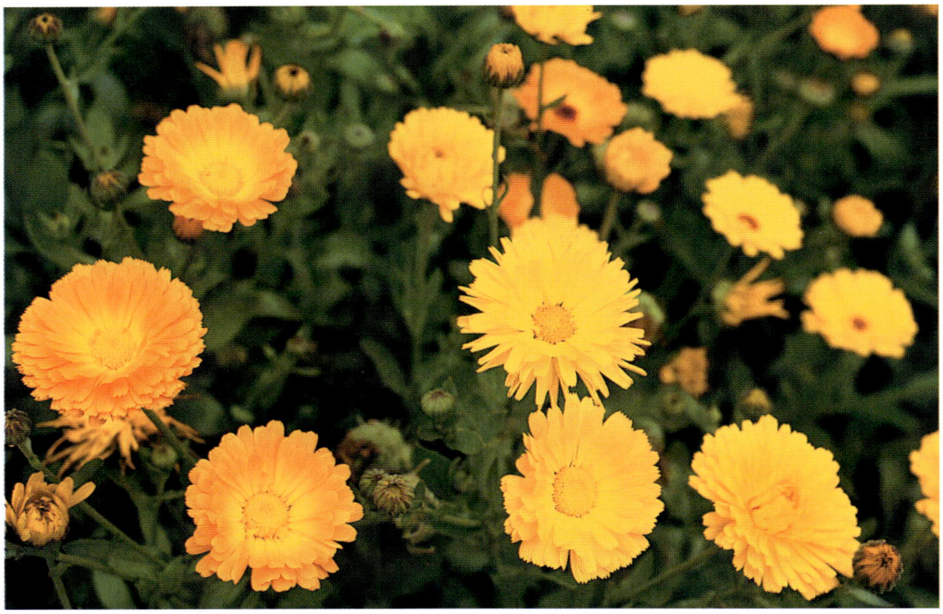

Nach einem Insektenstich kommt es zunächst zu einem stechenden, mehr oder minder starken Schmerz; die Umgebung der Stichstelle rötet sich und schwillt an, es besteht starker Juckreiz. Die Stacheln von Bienen sollten Sie sofort vorsichtig mit einer Pinzette entfernen.

Insekten reagieren stark auf den Geruch des Menschen, weshalb durch eine vorbeugende Einreibung mit bestimmten Ölen schon eine realtiv gute

Schutzwirkung gegen die lästigen Plagegeister erreicht werden kann. Sind Sie bereits gestochen worden, gibt es eine ganze Reihe pflanzlicher Öle, die antiseptisch und abschwellend wirken sowie den Juckreiz nehmen.

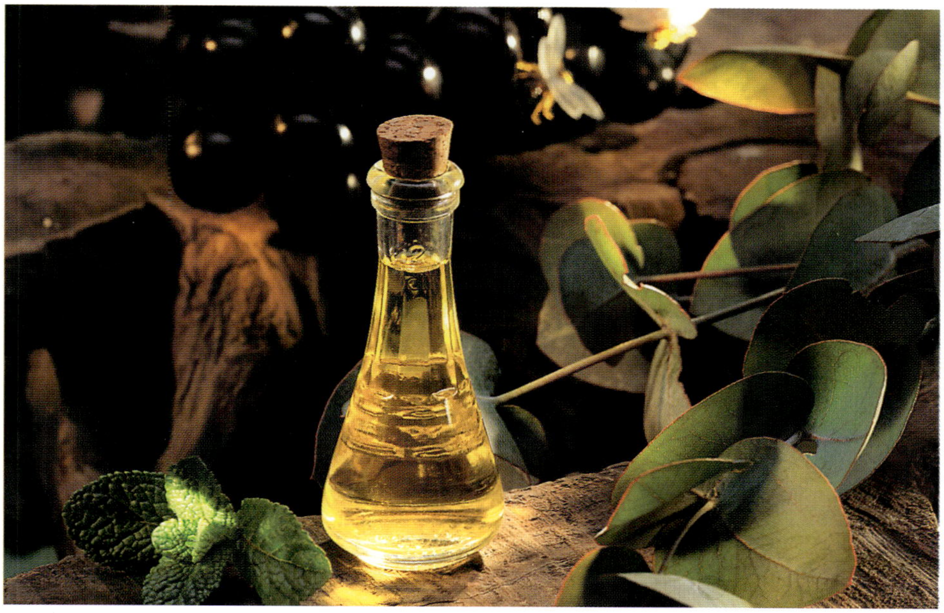

Es muss nicht immer ein chemisches Spray sein, wenn man sich lästige Insekten vom Leib halten will. Eukalyptus- und Minzöl tun's auch.

Zur Vorbeugung

Damit es gar nicht erst zum Stich kommt, sollten Sie sich, zumal wenn Sie sich in insektenreichen Gegenden wie z. B. an stehenden Gewässern oder in einer tropischen Gegend aufhalten, vorsorglich mit reinem Zitronen- oder Nelkenöl einreiben. Insekten abweisende Öle sind Basilikumöl, Eukalyptusöl, Geranienöl, Minzöl, Zedernholzöl.

Insekten abweisendes Körperöl

12 Tropfen Eukalyptusöl · 6 Tropfen Minzöl
6 Tropfen Zedernholzöl · 50 ml Traubenkernöl

■ Mischen Sie die ätherischen Öle mit dem Trägeröl in einer dunklen Flasche. Gut durchschütteln und anschließend fest verschlossen aufbewahren. 1/2 Stunde bevor Sie das Haus – oder im Urlaub das Hotelzimmer – verlassen, sollten Sie sich mit dieser Insekten abweisenden Ölmischung einreiben.

Juckreizstillende Öle

Tragen Sie jede Stunde je 1 Tropfen Lavendel- und Teebaumöl auf die betroffene Stelle auf, bis der Juckreiz nachlässt. Aus den beiden Ölen lässt sich auch eine wirkungsvolle Einreibung herstellen, die man über mehrere Tage 2-mal auf den Stich aufträgt, bis alle Beschwerden abgeklungen sind.

4 Tropfen Lavendelöl · 4 Tropfen Teebaumöl
1 TL Johanniskrautöl

■ Mischen Sie die ätherischen Öle mit dem Trägeröl in einer dunklen Flasche. Gut durchschütteln und anschließend fest verschlossen aufbewahren.

Bei allergischen Reaktionen, die mit Herzrasen und schlimmstenfalls einem Kreislaufzusammenbruch einhergehen, sowie bei Stichen in Mund, Nase oder Hals, vor allem von Bienen, Wespen oder Hornissen, müssen Sie sofort den Notarzt kommen lassen.

Minzöl

Die ätherischen Öle der Pfefferminze kühlen, nehmen den Juckreiz und bringen die Schwellung zum Abklingen. Alternativ können Sie auch Eukalyptusöl mit einem sauberen Finger auf die geschwollene Stelle auftragen. Die Öle nehmen beide das starke Hitzegefühl. Mehrmals am Tag wiederholen.

VERBRENNUNGEN

Diese ätherischen Öle eignen sich am besten zur Behandlung:
Kamillenöl, Lavendelöl, Rosmarinöl, Salbeiöl.

Rein medizinisch betrachtet, sind Verbrennungen Hautentzündungen, die durch den Kontakt mit offenem Feuer, heißem Wasser oder übermäßiger Sonneneinwirkung verursacht sind. Sie führen zu Rötung und Schwellung (Verbrennungen ersten Grades). Häufig entwickeln sich an der verbrannten Hautstelle Brandblasen, aus denen nach und nach helle Gewebsflüssigkeit austritt (Verbrennungen zweiten Grades). Bei leichten Verbrennungen klingen die Beschwerden nach einigen Tagen wieder ab. Zu ihnen gehören auch die Symptome des Sonnenbrands, die jeder Sonnenanbeter, der sich zu lange ungeschützt im Freien aufhält, gut kennt. Nach intensivem Sonnengenuss sind ganze Hautpartien stark gerötet. Sie schwellen kurze Zeit später an und verursachen Schmerzen selbst bei leichter Berührung. Nach ein paar Tagen löst sich die verbrannte Hautschicht ab. Da die Haut mit jedem Sonnenbrand stark strapaziert wird, erholt sie sich mit der Zeit immer langsamer von den dadurch verursachten Schäden. Bei Verbrennungen, die größere Hautflächen bedecken – bei Erwachsenen mehr als zehn und bei Kindern mehr als fünf Prozent der Körperoberfläche –, müssen Sie umgehend den Arzt aufsuchen. Auch offene Verbrennungen gehören in ärztliche Behandlung, ebenso Verbrennungen oder Verbrühungen dritten Grades, bei denen das Gewebe völlig zerstört wurde.

Bei Verbrennung oder Verbrühungen dürfen Sie keine fetten, sondern nur ätherische Öle verwenden!

Das Öl des Lavendels hilft bei Verbrennungen zweiten Grades – also dann, wenn die Haut Brandblasen bildet und Gewebsflüssigkeit austritt.

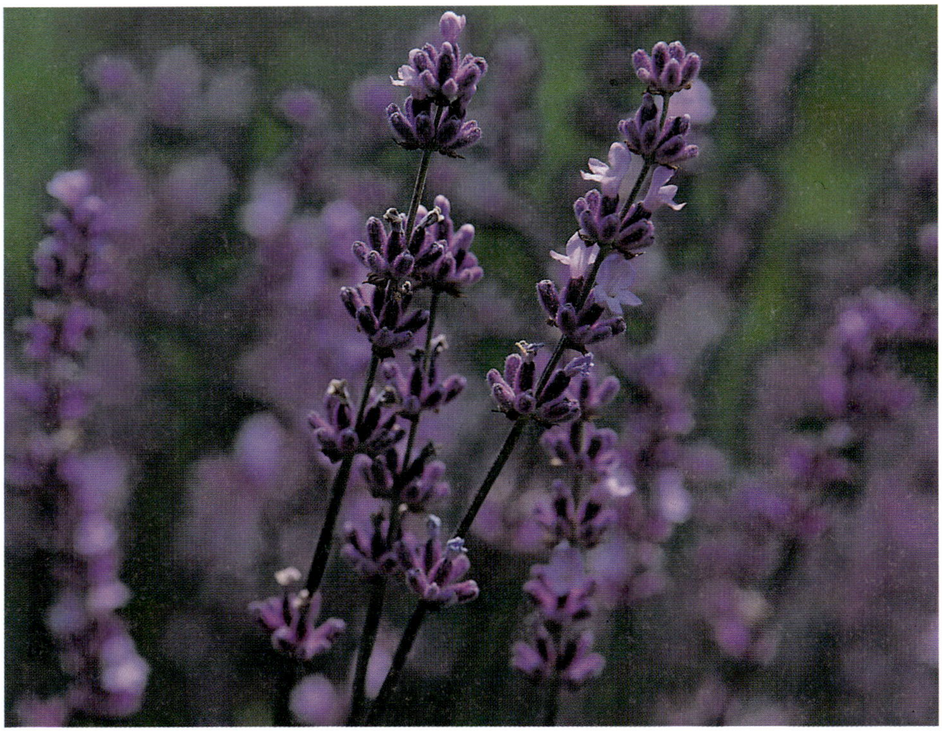

Soforthilfe I

Halten Sie die verbrannte Hautstelle unter fließendes kaltes Wasser. Geben Sie dann ein paar Tropfen Calendula- oder Kamillenöl in 1/2 l kaltes Wasser. Tauchen Sie ein sauberes Baumwolltuch oder einen Wattepad in die Mischung, und legen Sie es auf die verbrannte Stelle. Befestigen Sie den Umschlag vorsichtig mit einem Gazeverband, und wechseln Sie ihn, sobald das kühlende Gefühl nachlässt.

Soforthilfe II

Tragen Sie reines Lavendelöl auf die betroffene Hautpartie auf, legen Sie dünne Gaze über die Verbrennung, und betropfen Sie diese alle 2 Stunden erneut mit dem Öl. Nach 24 Stunden sollten die Verbrennungsfolgen abgeklungen sein.

Soforthilfe III

Einen Sonnenbrand lindert mehrmals täglich unverdünnt aufgetragenes Teebaumöl.

Einreibung zur Wundpflege

5 Tropfen Lavendelöl · 5 Tropfen Teebaumöl
30 ml Johanniskrautöl

■ Mischen Sie die ätherischen Öle mit dem Trägeröl in einer dunklen Flasche. Gut durchschütteln und anschließend fest verschlossen aufbewahren. Tragen Sie etwas von der Mischung auf die vom Sonnenbrand betroffenen Hautpartien mehrmals täglich auf, bis die Beschwerden abgeklungen sind.

WARZEN

Diese ätherischen Öle eignen sich am besten zur Behandlung:
Lavendelöl, Teebaumöl.

Die Familie der Warzen hat zahlreiche Mitglieder, die je nach Erscheinungsbild und Erreger unterschieden werden. Eines ist jedoch allen gemeinsam: Es handelt sich in der Regel immer um gutartige Hautveränderungen, die durch die sogenannten Papillomaviren (HPV) hervorgerufen werden. Virusbedingte Warzen kommen hauptsächlich bei Kindern, Jugendlichen und jungen Erwachsenen vor. Verbreitet sind gewöhnliche Warzen, Dornwarzen und Flachwarzen. Gewöhnliche Warzen sind die häufigsten; sie kommen meist um eine sogenannte Mutterwarze herum gruppiert vor und treten bevorzugt an schlechter durchbluteten Körperteilen wie Füßen und Händen auf. Sie sind etwa stecknadelkopfgroß und graubraun mit zerklüfteter Oberfläche. Eine Variante davon sind die Dornwarzen. Sie finden sich

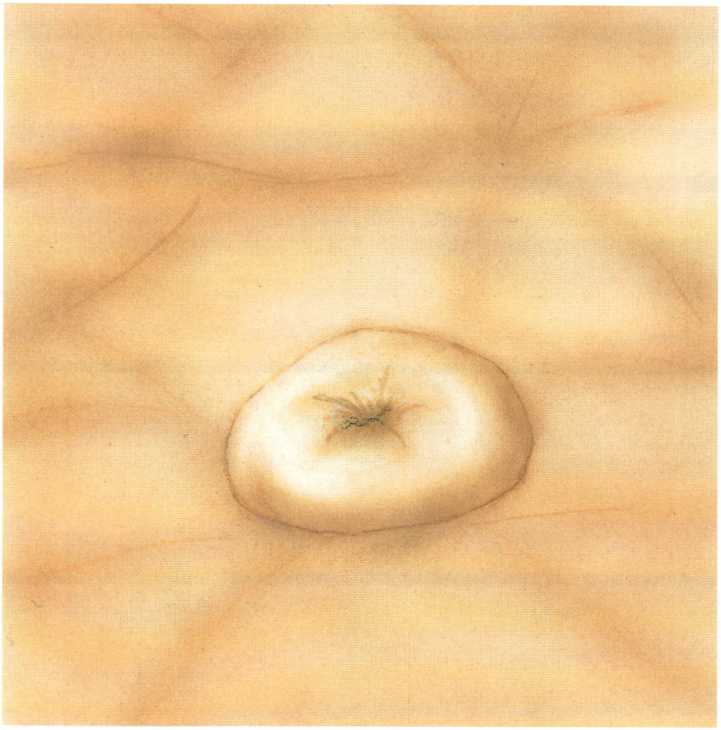

Dellwarzen erkennen Sie an der typischen Vertiefung in der Mitte, die dieser Hautkrankheit ihren Namen gegeben hat.

fast ausschließlich an den Fußsohlen, haben in ihrer Mitte einen kleinen dunklen Punkt und sind meist äußerst schmerzhaft, da sie beim Gehen und Stehen durch das Körpergewicht in die Fußsohlen gedrückt werden und dabei wie ein Dorn stechen. Dornwarzen sind leicht übertragbar, am schnellsten fängt man sie sich in öffentlichen Schwimmbädern, Saunen oder in Hotelbadezimmern ein. Flachwarzen hingegen treten überwiegend bei Kindern und Jugendlichen, bevorzugt an Kinn, Wangen und Hals, auf. Die kleinen, bräunlich gelben, oft auch juckenden Hauterhebungen werden durch Hautkontakt übertragen. Eine Sonderstellung nehmen die Dellwarzen ein, die durch eine Art Pockenviren übertragen werden. Vor

Suchen Sie besonders bei größeren Dellwarzen einen Arzt auf und auch dann, wenn trotz Ihrer Behandlungsbemühungen die Warzen nicht verschwinden sollten.

allem bei Kindern finden sich häufig die weißlichen Knötchen, die in der Mitte leicht eingedellt sind. Dellwarzen verbreiten sich durch Schmierinfektion oder durch Handtücher und übertragen sich entsprechend rasch.

Lavendelöl

Die Warzen mehrmals täglich mit Lavendelöl betupfen. Bei regelmäßiger Durchführung dieser Behandlung verschwinden sie in der Regel.

Teebaumöl

Eine Alternative zum Lavendel ist reines Teebaumöl. Dieses Allroundmittel können Sie mehrmals täglich und über einen längeren Zeitraum auf die Warzen auftupfen.

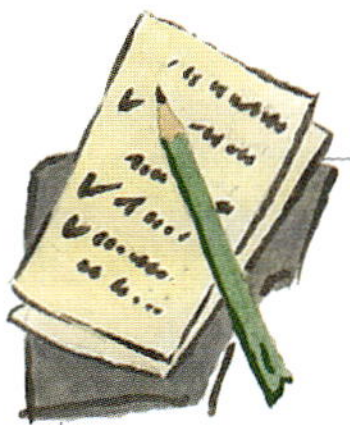

SIND SIE ANFÄLLIG FÜR HAUTKRANKHEITEN?

	Ja	Nein
Hatten Sie öfter Ausschläge, Rötungen oder Juckreiz, die ohne erklärliche Ursache auftraten?	☐	☐
Hatten Sie als Kind oder Jugendlicher Warzen oder Akne?	☐	☐
Reagieren Sie auf bestimmte Nahrungs-, Putz- oder Waschmittel mit Rötungen und Juckreiz?	☐	☐
Haben Sie extrem trockene oder sehr fette Haut?	☐	☐
Leiden Sie häufig unter Mitessern und Pickeln?	☐	☐
Gibt es in Ihrer Familie erblich bedingte Hautkrankheiten wie Schuppenflechte oder Neurodermitis?	☐	☐
Hatten Sie schon einmal starken Haarausfall?	☐	☐
Reagieren Sie in emotional belastenden Situationen mit Schweißausbrüchen?	☐	☐

Je mehr Fragen Sie mit Ja beantwortet haben, desto anfälliger sind Sie für Hautreaktionen, und desto sensibler reagiert Ihre Haut.

WUNDEN UND LEICHTERE VERLETZUNGEN

Diese ätherischen Öle eignen sich am besten zur Behandlung:

Cajeputöl, Eukalyptusöl, Geranienöl, Kamillenöl, Lavendelöl, Pfefferminzöl, Rosmarinöl, Salbeiöl, Teebaumöl, Thymianöl, Wacholderöl.

Leichtere Verletzungen bedürfen meist nicht der ärztlichen Versorgung – außer wenn die Wunde nicht aufhört zu bluten. Dann ist die Verletzung so tief, dass die verletzte Haut genäht werden sollte. Am wichtigsten bei der Selbstbehandlung ist die Reinigung der Wunde, damit diese sich nicht infizieren kann. Ist Schmutz hineingeraten, prüfen Sie bitte, ob die Tetanusimpfung aufgefrischt werden sollte. Den Schmerz kann man meist mit kühlenden ätherischen Ölen lindern, die das Gewebe auch bei der Regeneration und Heilung unterstützen.

Reinigung der Wunde

1/2 TL Calendulaöl · 300 ml abgekochtes Wasser

■ Mischen Sie das Öl mit dem Wasser, und baden Sie die Wunde darin, oder waschen Sie sie mit einem sauberen Tuch vorsichtig aus.

Teebaumölumschlag

2 Tropfen Teebaum-, Pfefferminz- oder Lavendelöl in 1 l kaltes Wasser mischen. Ein sauberes Baumwolltuch damit tränken und auf die betroffene Stelle legen.

Wundpflege

5 Tropfen Lavendelöl · 5 Tropfen Teebaumöl
30 ml Johanniskrautöl

■ Mischen Sie die ätherischen Öle mit dem Trägeröl in einer dunklen Flasche. Gut durchschütteln und anschließend fest verschlossen aufbewahren. Tragen Sie etwas von der Ölmischung auf die gereinigte Wunde auf, und befestigen Sie darüber nötigenfalls eine sterile Wundauflage aus der Apotheke mit einer nicht zu fest gewickelten Mullbinde.

ZELLULITE

Diese ätherischen Öle eignen sich am besten zur Behandlung:
Fenchelöl, Geranienöl, Lavendelöl, Orangenöl, Oreganoöl, Patschuliöl, Rosmarinöl, Wacholderöl, Zypressenöl.

Bei dieser Veränderung der Struktur des Unterhautfettgewebes ist der Lymphkreislauf sehr schwach. Da die Lymphe nicht richtig zirkulieren kann, lagert sie sich in Form von Stoffwechselschlacken im Bindegewebe ab. Die betroffenen Hautregionen sind meistens die im Oberschenkel- und Gesäßbereich, manchmal an den Armen oder Beinen. Das in seiner Struktur veränderte Gewebe sieht etwas schwammig aus und ähnelt einer Apfelsinenschale, was der Zellulite den Beinamen Orangenhaut eingebracht hat. Deutlich erkennbar wird sie, wenn man die Haut an den davon betroffenen Stellen zwischen zwei Fingern zusammendrückt. Die Bindegewebsstruktur von Frauen begünstigt die Entstehung von Zellulite, es gibt jedoch auch gelegentlich Männer, die unter dieser Gewebeänderung leiden. Massagen und Bäder mit ätherischen Ölen entspannen und fördern die Durchblutung sowie den Schlackenabtransport unter der Haut.

Fenchelölbad

4 Tropfen Fenchelöl · 2 Tropfen Rosmarinöl
2 Tropfen Salbeiöl · 1 Tropfen Wacholderöl

■ 2- bis 3-mal die Woche sollten Sie ein Vollbad mit dieser Ölmischung nehmen. Verweilen Sie jedoch nicht länger als 15 Minuten im Bad, und nehmen Sie es am besten tagsüber, da das Rosmarinöl anregend wirkt.

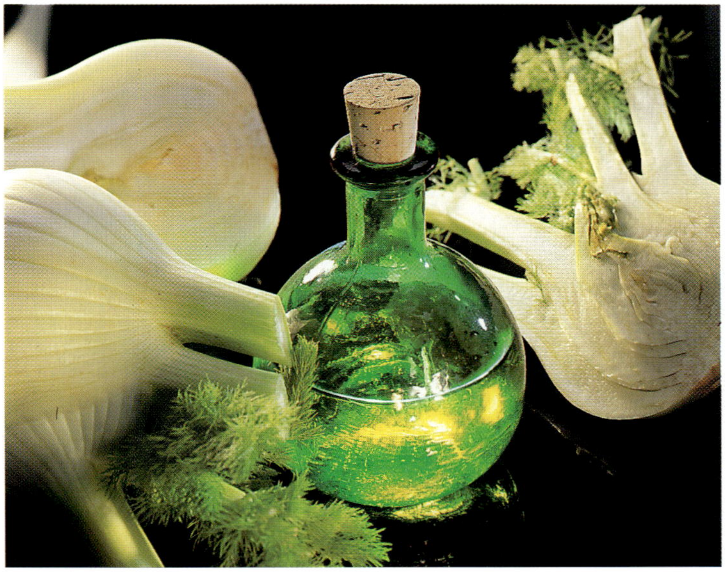

Mit Fenchel gegen die Zellulite: Er dient nicht nur einer gesunden Ernährung, sondern liefert auch Öl für Bäder und Massagen.

Wacholder-Rosmarin-Massageöl

4 Tropfen Wacholderöl · 4 Tropfen Rosmarinöl · 3 Tropfen Patschuliöl · 3 Tropfen Zypressenöl · 30 ml Jojobaöl oder ein anderes Trägeröl

■ Mischen Sie die Öle mit dem Trägeröl in einer dunklen Flasche. Gut durchschütteln und anschließend fest verschlossen aufbewahren. Massieren Sie diese entgiftende und entwässernde Mischung 2-mal am Tag leicht kreisend auf den betroffenen Hautstellen ein.

Grapefruit-Zypressen-Massageöl

10 Tropfen Grapefruitöl · 5 Tropfen Zypressenöl · 5 Tropfen Rosmarinöl · 30 ml Aloevera-Öl

■ Mischen Sie die Öle mit dem Trägeröl in einer dunklen Flasche. Gut durchschütteln und anschließend fest verschlossen aufbewahren. Massieren Sie diese durchblutungsfördernde Mischung am besten morgens leicht kreisend auf den betroffenen Hautstellen ein.

Kreislaufstörungen

BLUTDRUCK, HOHER

Diese ätherischen Öle eignen sich am besten zur Behandlung:
Kamillenöl, Lavendelöl, Majoranöl, Melissenöl, Neroliöl, Ylang-Ylan-Öl, Zypressenöl.

Kreislaufstörungen, gleich welcher Ausprägung und Stärke, nehmen heutzutage mehr und mehr zu: als Folge einer krank machenden Lebensweise, die mit den Grundbedürfnissen von Körper und Seele nur noch sehr wenig zu tun hat. Hauptursachen für die Durchblutungsstörungen lebenswichtiger Organe wie Herz, Lunge oder Gehirn sind das Rauchen, regelmäßiger und übermäßiger Alkoholgenuss, falsche Ernährungsgewohnheiten mit zu viel Cholesterin und Fett auf dem Speiseplan sowie Bewegungsmangel.

Auch Fußmassagen können bei hohem Blutdruck helfen: Besonders wirksam sind sie nach einem entspannenden Bad.

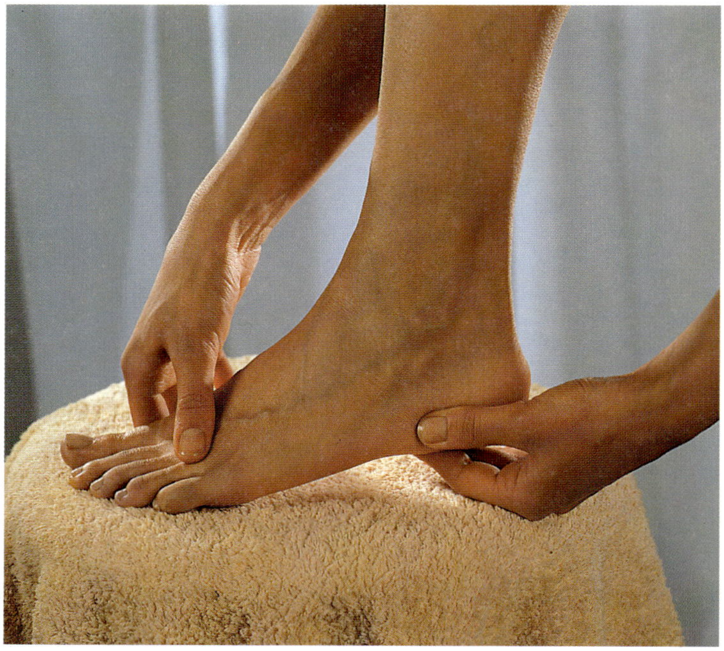

Aber auch die mangelnde Fähigkeit, die Dinge so anzunehmen, wie sie nun einmal sind, kann zu erhöhtem Blutdruck führen. Oft ist der erste Schritt zur Besserung getan, wenn man lernt, sich selbst als unvollkommenes Wesen zu akzeptieren und dem Leben entspannter und heiterer gegenüberzutreten. Erhöhte Blutdruckwerte verursachen zunächst kaum Beschwerden, weshalb Bluthochdruck häufig als Bagatellerkrankung auf die leichte Schulter genommen wird. Zu Unrecht, denn durch den hohen Druck sind die Blutgefäße ständig überbeansprucht. Auf die Dauer kommt es zu Veränderungen an Arterien und Venen, die schweren Krankheiten wie Arteriosklerose, Herzinfarkt, Schlaganfall und Nierenversagen den Weg ebnen können.

Entspannendes Vollbad

3 Tropfen Majoranöl · 3 Tropfen Ylang-Ylang-Öl · 3–4 EL süße Sahne

■ Baden Sie 2-mal die Woche (bei höchstens 37 °C) in dieser entspannenden und beruhigenden Ölmischung, die blutdrucksenkend wirkt.

Zitronenkörperöl

4 Tropfen Zitronenöl · 2 Tropfen Muskatellersalbeiöl · 2 Tropfen Wacholderöl · 1 Tropfen Ylang-Ylang-Öl · 15 ml Jojobaöl

■ Mischen Sie die ätherischen Öle mit dem Trägeröl in einer dunklen Flasche. Gut durchschütteln und anschließend fest verschlossen aufbewahren. Massieren Sie Rücken, Brust und Bauch regelmäßig mit dem entspannenden Körperöl. Auch eine Fußmassage mit diesem Öl tut sehr gut.

Entspannendes Badeöl

30 Tropfen Petitgrainöl · 20 Tropfen Muskatellersalbeiöl · 20 Tropfen Lavendelöl
10 Tropfen Patschuliöl · 2 TL Aloe-vera-Öl

■ Mischen Sie die ätherischen Öle mit dem Trägeröl in einer dunklen Flasche. Gut durchschütteln und anschließend fest verschlossen aufbewahren. Für ein Vollbad verwenden Sie etwa 6 Tropfen dieser Mischung. Sie wirkt entspannend und hilft dabei, das innere Gleichgewicht wiederherzustellen.

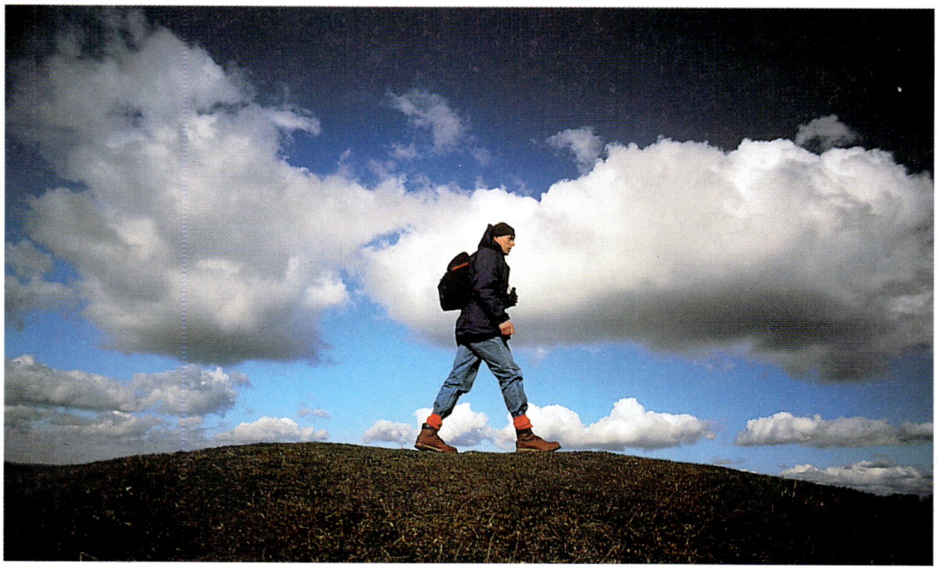

Ausdauersport ist das beste Mittel, einen zu niedrigen Blutdruck auf Touren zu bringen. Besonders eignen sich Sportarten wie Wandern und Radfahren.

BLUTDRUCK, NIEDRIGER

Diese ätherischen Öle eignen sich am besten zur Behandlung.

Wenden Sie jeweils 5 Tropfen des Öls in Duftlampe oder Riechfläschchen an, das Ihnen am angenehmsten ist: Kampferöl, Melissenöl, Muskatellersalbeiöl, Rosmarinöl, Thymianöl, Ysopöl, Zitronenöl.

Ein zu niedriger Blutdruck zeigt sich durch Müdigkeit, geringe Leistungsfähigkeit, Konzentrationsschwäche sowie durch kalte Hände und Füße. Bei Blutdruckabfall durch plötzliches Aufstehen oder zu langes Stehen kommt es zu Herzjagen, Schwindelanfällen, Schwarzwerden vor den Augen und Leeregefühl im Kopf. Zu niedriger Blutdruck ist konstitutionell bedingt, oder er kann vererbt sein. Ein niedriger Blutdruck liegt vor, wenn der Messwert bei Frauen unter 100/80 mm Hg (Millimeter Quecksilbersäule) und bei Männern unter 110/80 mm Hg liegt.

Diese Veranlagung, die vor allem bei sehr schlanken Menschen und in jedem Lebensalter auftreten kann, stellt an sich keine Gefahr für die Gesundheit dar. Frauen sind in der Regel häufiger von zu niedrigem Blutdruck betroffen als Männer. Auch Bewegungsmangel, Medikamente gegen zu hohen Blutdruck sowie eine Schwangerschaft in den ersten Monaten können zu einem Druckabfall führen. Bei Neigung zu Kreislaufzusammenbrüchen, Schwindel- und Ohnmachtsanfällen müssen Sie Ihren Blutdruck ärztlich überwachen lassen.

Ansonsten lässt sich ein zu niedriger Blutdruck sehr gut selbst behandeln: Regelmäßiger Ausdauersport stärkt den Kreislauf und verhindert Schwächeanfälle. Bei Neigung zu morgendlicher Erschöpfung hilft in vielen Fällen ein erhöhtes Fußende des Bettes. So muss der Kreislauf in der Nacht gegen die Schwerkraft arbeiten und bleibt auf Touren.

Rosmarin-Salbei-Riechsalz

2 TL grobkörniges Speisesalz · 1/2 TL Heilerde · 5 Tropfen Rosmarinöl · 2 Tropfen Salbeiöl

■ Mischen Sie das Salz mit der Heilerde in einer kleinen Schüssel, und geben Sie anschließend die ätherischen Öle hinzu. Sorgfältig verrühren und das Riechsalz anschließend in ein

Fläschchen mit einer etwas größeren Öffnung füllen. Der Duft des Salzes hat kreislaufstärkende Wirkung.

Erfrischendes Gesichtsöl

5 Tropfen Patschuliöl · 5 Tropfen Rosenöl
3 Tropfen Sandelholzöl · 1 Tropfen Geranienöl · 60 ml Jojobaöl

■ Mischen Sie die ätherischen Öle mit dem Trägeröl in einer dunklen Flasche. Gut durchschütteln und fest verschlossen aufbewahren. Das Gesichtsöl, 2-mal täglich nach der Reinigung angewendet, zaubert etwas Röte auf die Wangen und pflegt trockene Haut, die mit zu niedrigem Blutdruck recht häufig einhergeht.

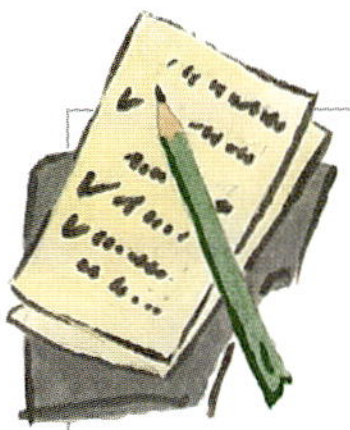

SIND SIE ANFÄLLIG FÜR KREISLAUFSTÖRUNGEN?

	Ja	Nein
Sind in Ihrer Familie schon häufig Herz- und Gefäßkrankheiten aufgetreten?	☐	☐
Haben Sie deutliches Übergewicht?	☐	☐
Leiden Sie unter Diabetes, Gicht oder Bluthochdruck?	☐	☐
Rauchen Sie, und trinken Sie regelmäßig Alkohol?	☐	☐
Essen Sie gern kalorienhaltige Nahrungsmittel und viel Fleisch?	☐	☐
Treiben Sie selten oder gar nicht Sport?	☐	☐
Kommen Sie bei körperlicher Betätigung schnell außer Atem?	☐	☐
Haben Sie Wadenschmerzen beim Gehen?	☐	☐
Schlafen Ihnen häufig Arme und Beine ein?	☐	☐
Haben Sie fast immer kalte Hände und Füße?	☐	☐

Je mehr Fragen Sie mit Ja beantwortet haben, desto überlasteter dürfte Ihr Herz-Kreislauf-System sein.

Geranienkörperöl

6 Tropfen Geranienöl · 6 Tropfen Ylang-Ylang-Öl · 3 Tropfen Melissenöl · 60 ml Jojobaöl

■ Mischen Sie die ätherischen Öle mit dem Trägeröl in einer dunklen Flasche. Gut durchschütteln und anschließend fest verschlossen aufbewahren. Massieren Sie sich mindestens 1-mal täglich vom Kopf bis zu den Schultern mit dieser durchblutungsfördernden und kreislaufanregenden Ölmischung.

Durchblutungsförderndes Bad

4 Tropfen Schwarzer-Pfeffer-Öl · 4 Tropfen Wacholderöl · 2 Tropfen Benzoeöl

■ Diese Ölmischung regt die Durchblutung an, weshalb man das Bad nicht vor dem Schlafengehen nehmen sollte. Wer morgens Zeit hat, sollte es sich 2-mal wöchentlich gönnen.

KRAMPFADERN

Diese ätherischen Öle eignen sich am besten zur Behandlung:

Minzöl, Rosmarinöl, Salbeiöl, Wacholderöl, Teebaumöl, Zitronenöl, Zypressenöl.

Krampfadern, wegen ihres verdrehten Verlaufs auch Krummvenen genannt, sind erweiterte Beinvenen, die sichtbar unter der Haut verlaufen. Ursache für ihr Auftreten ist ein Stau des zum Herzen zurückfließenden Bluts, weil die Venenklappen nicht mehr richtig schließen. Die Beinhaut fühlt sich dabei prall gefüllt an, die Beine selbst müde und schwer. Krampfadern können durch eine genetische Veranlagung zu Bindegewebsschwäche, die durch jahrelange Fehlhaltungen und zu wenig Bewegung verstärkt wird, verursacht sein. Auch die Einnahme der Antibabypille kann ihre Bildung fördern. Bei blutenden Krampfadern sollten Sie dringend einen Arzt konsultieren. Hilfreich ist zunächst Bewegung – vor allem Wassersport und Spaziergänge. Legen Sie außerdem Ihre Beine möglichst oft hoch, um den Rückfluss des Blutes zu erleichtern. Regelmäßige Massagen mit ätherischen Ölen sind sehr wohltuend.

Eine besondere Art von Krampfadern sind Hämorrhoiden. Diese knotenförmigen Erweiterungen der Mastdarm- und Aftervenen bereiten meist wenig Beschwerden, so dass man sie oft erst bemerkt, wenn sich helles Blut im Stuhl zeigt. Oft kommt es zu Juckreiz und einem brennenden Gefühl am After. Im weiteren Verlauf kann es zu Blutungen zwischen den Stuhlentleerungen und zu krampfartigen Schmerzen kommen. Hämorrhoiden können erblich bedingt sowie durch einen lokalen Venenstau, Verstopfung während einer Schwangerschaft und durch zu häufiges Sitzen oder Stehen verursacht sein.

Zur Sicherung der Diagnose und zur Einleitung einer entsprechenden Behandlung sollten Sie einen Arzt aufsuchen. Aromaöle können die Therapie unterstützen.

Zypressen-Salbei-Einreibung

3 Tropfen Zypressenöl · 2 Tropfen Salbeiöl
1 Tropfen Minzöl · 30 ml Calendulaöl

■ Mischen Sie die ätherischen Öle mit dem Trägeröl in einer dunklen Flasche. Gut durchschütteln und anschließend fest verschlossen aufbewahren. Nehmen Sie etwas von dem Öl zwischen die Handflächen, verreiben Sie es, und massieren Sie es in streichenden Bewegungen sanft von den Fußknöcheln aufwärts in Richtung Herz ein.

Teebaumölmischung bei Hämorrhoiden

■ Siehe Seite 104

Grapefruitölmischung gegen Krampfadern

■ Siehe Seite 104

Geranienkörperöl

12 Tropfen Geranienöl · 6 Tropfen Lavendelöl · 6 Tropfen Rosmarinöl · 6 Tropfen Zypressenöl · 50 ml Sojaöl

■ Mischen Sie die ätherischen Öle mit dem Trägeröl in einer dunklen Flasche. Gut durchschütteln und anschließend fest verschlossen aufbewahren. Massieren Sie das Öl 2-mal täglich von den Füßen aufwärts über den ganzen Körper ein. Nach Belieben können Sie auch nur eine Beinmassage mit dem Öl vornehmen.

Durchblutungsfördernder Tee

1 Tropfen Benzoeöl · 1 Tropfen Schwarzer-Pfeffer-Öl · 1 Tropfen Wacholderöl · 3–4 Tassen kochendes Wasser

■ 3-mal täglich ungesüßt 1 Tasse von dem Tee trinken.

Das Öl aus der Zypresse hilft nachhaltig bei Krampfadern. Die Massage führen Sie von den Fußknöcheln aufwärts durch.

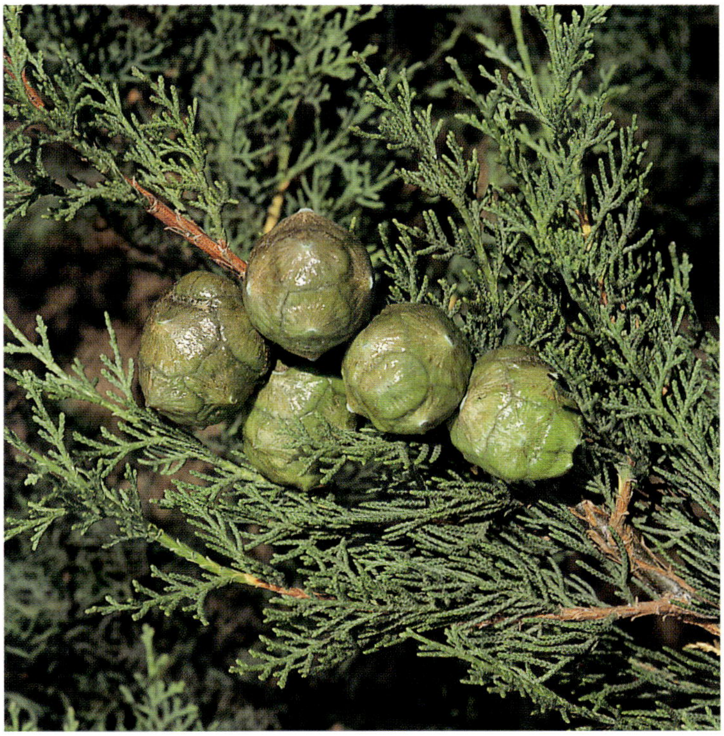

Nervlich bedingte Beschwerden

ÄNGSTE UND BEKLEMMUNGSGEFÜHLE

Diese ätherischen Öle eignen sich am besten zur Behandlung von akuten Angstzuständen:
Angelikaöl, Baldrianöl, Basilikumöl, Bergamottöl, Galbanumöl, Iriswurzelöl, Korianderöl, Lavendelöl, Melissenöl, Mimosenöl, Muskatellersalbeiöl, Sandelholzöl, Vanilleöl, Ylang-Ylang-Öl.
Diese ätherischen Öle eignen sich am besten zur Behandlung von Beklemmungsgefühlen:
Kiefernöl, Lemongrasöl, Mandarinenöl, Muskatellersalbeiöl, Orangenöl, Rosmarinöl, Ylang-Ylang-Öl, Zedernöl, Zitronenöl.

Ein Gefühl der Beklemmung und der Enge um die Brust stellt sich häufig während einer Angst- oder Schocksituation ein. Dabei kann ein dramatisches Erlebnis wie etwa ein Unfall vorausgegangen sein oder ein plötzliche Veränderung, die den Menschen aus seinem gewohnten Rhythmus reißt und mit etwas völlig Neuem und Beängstigendem konfrontiert. Hierzu gehört etwa die Angst vor einer Prüfung, einer Rede oder einem bevorstehenden Gespräch mit dem Chef. Der Atem stockt und bleibt im akuten Fall für kurze Zeit vielleicht ganz weg. Es fällt schwer, tief durchzuatmen. Stattdessen atmet man flach in kurzen Atemstößen und atmet mehr Luft ein als aus. Dadurch kommt es zu einer Mangelversorgung des Gehirns mit Sauerstoff, was im schlimmsten Fall zu einer Ohnmacht führen kann.
Dauert die Belastung an und ist man bereits über einen längeren Zeitraum großen partnerschaftlichen, familiären oder beruflichen Belastungen ausgesetzt, kann es auch zu längerfristigen Atemproblemen kommen, die von dem Gefühl begleitet werden, dass man angesichts der Lebenssituation einfach keine Luft mehr bekommt. Bei einem Schock hilft oft schon das tiefe Einatmen bestimmter ätherischer Öle, um wieder zur Besinnung zu kommen.

Öl aus der sprichwörtlich empfindlichen Mimose gehört zu den weniger gebräuchlichen ätherischen Ölen. Es hilft bei nervlichen Beschwerden.

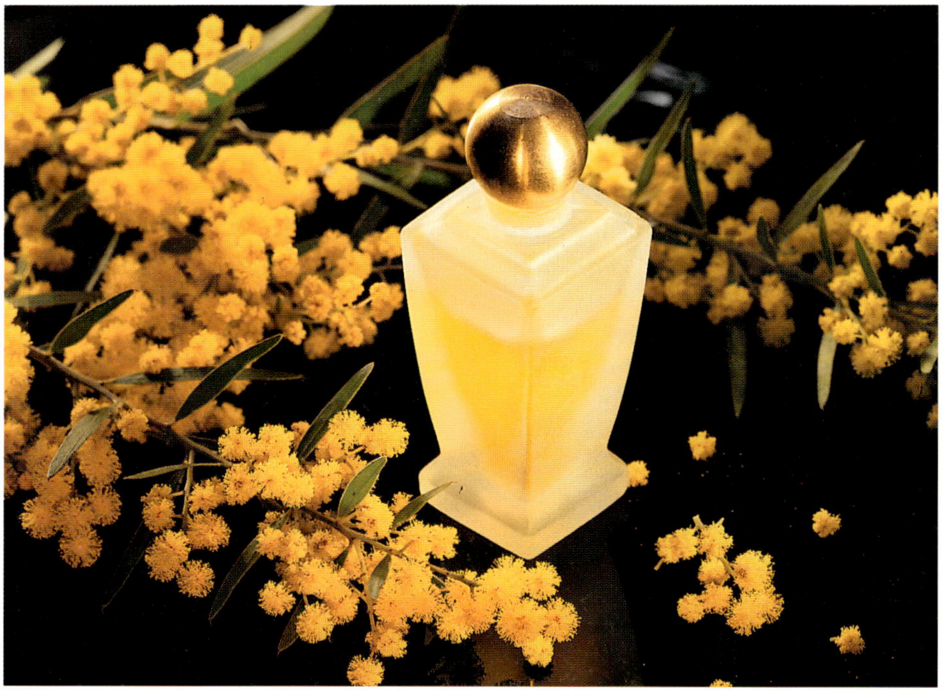

Mischung für die Riechflasche

5 Tropfen Muskatellersalbeiöl · 2 Tropfen Lavendelöl
2 Tropfen Oreganoöl
1 Tropfen Zitronenöl
1 Tropfen Kiefernöl
4 ml Sonnenblumenöl

■ Mischen Sie die ätherischen Öle mit dem Trägeröl in einem Fläschchen, das eine etwas größere Öffnung haben sollte. Verschließen Sie es mit einem Glaspfropfen oder einem Korken, und schütteln Sie die Mischung gut durch.

Melissenriechsalz bei nervösen Atembeschwerden

1 TL Hagelsalz · 1 TL Heilerde · 2 Tropfen Melissenöl · 1 Tropfen Lavendelöl · 1 Tropfen Kamillenöl

■ Mischen Sie die Erde mit dem Salz in einer kleinen Schüssel, und geben Sie anschließend die Öle hinzu. Gut umrühren und die Mischung dann in eine Flasche mit einer etwas größeren Öffnung füllen. Mit Glaspfropfen oder einem Korken verschließen. Bei Verwendung eines Korkens entströmt der Duft von selbst, den Glasverschluss müssen Sie vor der Anwendung der beruhigenden Mischung entfernen.

Soforthilfe

2 Tropfen Angelika- oder Basilikumöl auf ein Taschentuch träufeln und tief einatmen.

DEPRESSIVE VERSTIMMUNGEN

Diese ätherischen Öle eignen sich am besten zur Behandlung.

Wenden Sie jeweils 5 Tropfen des Öls in Duftlampe oder Riechfläschchen an, das Ihnen am angenehmsten ist: Bergamottöl, Galbanumöl, Geranienöl, Lavendelöl, Mimosenöl, Verbenaöl, Ylang-Ylang-Öl, Ysopöl, Zedernöl.

Depressive Verstimmungen kündigen sich an mit einem Gefühl unbestimmter Trauer, mit Mutlosigkeit und dem Glauben, nichts mehr bewältigen zu können. Viele Menschen vermeiden dann den Kontakt zur Außenwelt, einerseits aus Angst, andererseits aus Kraftlosigkeit. Oft gibt es konkrete Gründe für diese tiefe Niedergeschlagenheit, wie den Verlust eines geliebten Menschen, Probleme im Beruf oder andere schmerzvolle Ereignisse, die den Menschen von außen überrollen. Andere Depressionen allerdings sind scheinbar ursachenlos. Sie treten aus heiterem Himmel auf und äußern sich in plötzlichen Weinkrämpfen oder einem Rückzug nach innen. Hier liegen die Ursachen tiefer, gründen jedoch meist in Beziehungs- oder beruflichen Problemen. Auch kindliche Traumata können plötzlich auftretenden Depressionsschüben zugrunde liegen. Um die angegriffene Gefühlswelt zu besänftigen und den ersten Schritt aus dem seelischen Tief zu wagen, können ätherische Öle sehr hilfreich sein.

Schwere Depressionen mit einem andauernden Gefühl der Hoffnungslosigkeit gehören jedoch zu den ernsthaften psychischen Erkrankungen, die psychotherapeutischer Behandlung bedürfen.

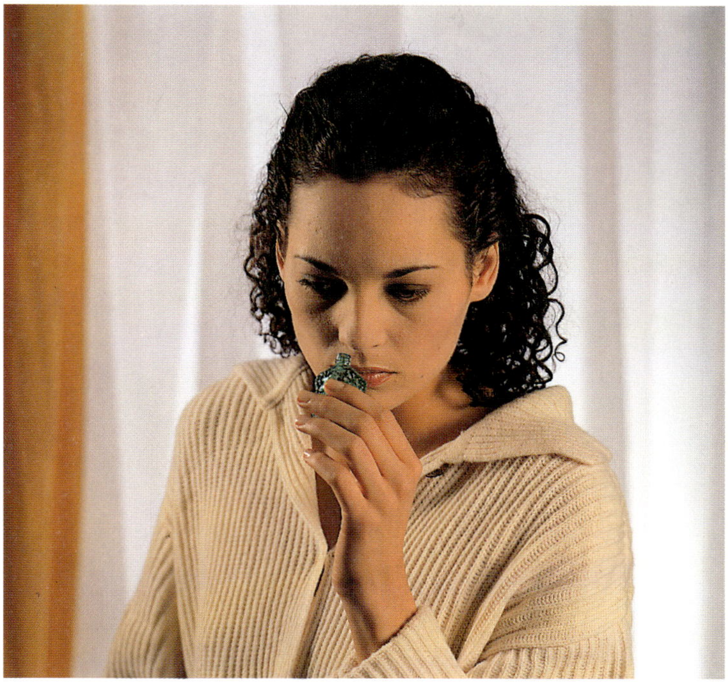

Bei depressiven Verstimmungen ist mit entspannenden und aufhellenden Ölen oft eine Zustandsverbesserung zu erreichen.

Soforthilfe

2 Tropfen Bergamottöl auf ein Taschentuch geben und tief einatmen. Hilft auch bei Schüben einer Winter- oder Frühjahrsdepression.

Riechfläschchenmischung

2 Tropfen Bergamottöl · 2 Tropfen Verbenaöl
2 Tropfen Ysopöl · 2 Tropfen Lavendelöl
1 Tropfen Geranienöl · 1 Tropfen Ylang-Ylang-Öl · 10 ml Traubenkernöl

■ Mischen Sie die ätherischen Öle mit dem Trägeröl in einer dunklen Flasche. Gut durchschütteln. Mit einem Glaspfropfen oder Korken verschließen. Entfernen Sie den Verschluss, so verströmt der Duft und entfaltet seine Wirkung.

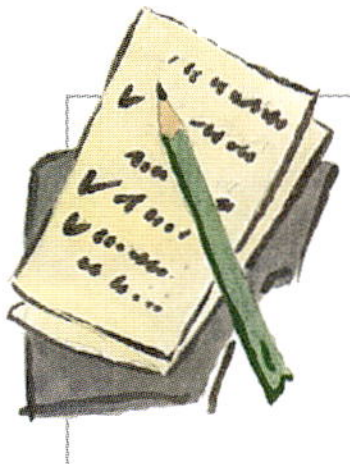

SIND SIE ANFÄLLIG FÜR NERVÖSE BESCHWERDEN?

	Ja	Nein
Sind Sie oft gereizt und angespannt?	☐	☐
Fühlen Sie sich häufig überfordert?	☐	☐
Hatten Sie in letzter Zeit schwierige private oder berufliche Situationen zu überstehen?	☐	☐
Versuchen Sie stets, Ihre Probleme allein zu bewältigen?	☐	☐
Fällt es Ihnen schwer, loszulassen und abzuschalten?	☐	☐
Sind Sie schnell erschöpft und müde?	☐	☐
Zeigen Sie Ihre Gefühle ungern oder gar nicht?	☐	☐
Sind Sie oft so niedergeschlagen, dass Sie das Gefühl haben, Ihr Leben nicht zu bewältigen?	☐	☐
Fühlen Sie sich unzufrieden mit sich und Ihrem Leben?	☐	☐

Je mehr Fragen Sie mit Ja beantwortet haben, desto angegriffener dürften Ihre Nerven sein.

Massageöl für den Körper

1 Tropfen Neroliöl · 1 Tropfen Muskatellersalbeiöl · 1 Tropfen Lavendel · 70 ml süßes Mandelöl · 30 ml Jojobaöl

■ Mischen Sie die ätherischen Öle mit dem Trägeröl in einer dunklen Flasche. Gut durchschütteln und anschließend fest verschlossen aufbewahren. Massieren Sie sich 1-mal täglich mit diesem die Stimmung aufhellenden Körperöl von den Füßen bis zu den Schultern.

Basilikumbad

4 Tropfen Basilikumöl · 2 Tropfen Rosenholzöl · 2 Tropfen Muskatellersalbeiöl
2 Tropfen Zitronenöl · 3–4 EL süße Sahne

■ Mischen Sie die ätherischen Öle mit der Sahne, und fügen Sie die Mischung dem Badewasser für ein Vollbad bei.

ERSCHÖPFUNGSZUSTÄNDE

Diese ätherischen Öle eignen sich am besten zur Behandlung.

Wenden Sie jeweils 5 Tropfen des Öls in Duftlampe oder Riechfläschchen an, das Ihnen am angenehmsten ist: Fichtennadelöl, Geranienöl, Lavendelöl, Neroliöl, Minzöl, Rosmarinöl, Salbeiöl, Vetiveröl, Zitronenöl.

Schwach, ausgelaugt, müde und am Ende seiner Kräfte fühlt man sich nach einem nervenaufreibenden Tag oder großen körperlichen Anstrengungen. Schlimmstenfalls zieht sich dieser Erschöpfungszustand bereits über eine längeren Zeitraum hin, und man hat sich an ihn schon als alltäglichen Begleiter gewöhnt. Kommen noch Selbstzweifel und Versagensängste hinzu, kann es sich bereits um eine depressive Verstimmung (siehe Seite 125f.) handeln. Bei einem akuten Schwächezustand, dem konkrete Ursachen zugrunde liegen, helfen schon einige Anwendungen mit belebenden Ölen, um wieder auf die Beine zu kommen. Auch wenn man das Gefühl hat, völlig übermüdet zu sein und nur noch schlafen zu wollen, sollte man vorher die empfohlenen Öle auf sich wirken lassen. Denn oft ist es erst nach einer gründlichen Entspannung möglich, zur Ruhe zu kommen und erholsamen Schlaf zu finden.

Soforthilfe

Träufeln Sie eines der oben empfohlenen Öle auf ein Taschentuch, und atmen Sie den Duft tief ein. Behalten Sie das Tuch auch über den Tag bei sich, so dass Sie es jederzeit verwenden können.

Entspannendes Bad

2 Tropfen Neroliöl · 2 Tropfen Bergamottöl
5 Tropfen Lavendelöl · 3–4 EL süße Sahne

■ Mischen Sie die ätherischen Öle mit der Sahne, und geben Sie die Mischung ins Vollbad.

Erfrischendes Bad

3 Tropfen Rosmarinöl · 3 Tropfen Ingweröl
3 Tropfen Wacholderöl · 1 Tropfen Minzöl
3–4 EL süße Sahne

■ Mischen Sie die ätherischen Öle mit der Sahne, und geben Sie die Mischung ins Vollbad. Verweilen Sie höchstens 10 Minuten im Bad, und nehmen Sie es am besten tagsüber und nicht vor dem Schlafengehen. Es belebt und schenkt neue Kräfte, weshalb man es idealerweise dann nehmen sollte, wenn man abends noch etwas vorhat oder trotz Müdigkeit einen Termin wahrnehmen muss.

Entspannungsmassage

2 Tropfen Neroliöl · 2 Tropfen Muskatellersalbeiöl · 5 Tropfen Lavendelöl · 50 ml Jojobaöl

■ Mischen Sie die ätherischen Öle mit dem Jojobaöl. In eine dunkle Flasche füllen, diese gut durchschütteln und anschließend fest verschlossen aufbewahren. Nehmen Sie etwas von dem Öl zwischen Ihre Handflächen und massieren täglich den ganzen Körper.

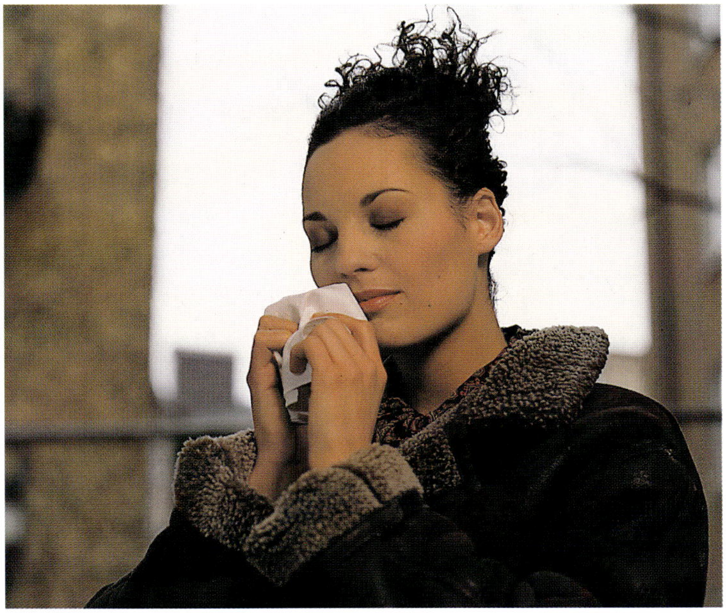

Soforthilfe für unterwegs: Ein Taschentuch, mit dem für Sie passenden Öl beträufelt, hilft über schwere Momente hinweg.

NERVOSITÄT

Eine hektische Lebensweise und die Reizüberflutung durch Radio, Fernsehen und Straßenlärm fordern ihren Tribut: Über nervös bedingte Gesundheitsstörungen, übermäßige Gereiztheit und die Unfähigkeit, zur Ruhe zu kommen, klagen immer mehr Menschen. Selbst kleine Kinder sind von nervösen Symptomen betroffen, leiden unter Schlafstörungen, haben Probleme, sich in der Schule zu konzentrieren, und reagieren immer häufiger aggressiv. Typisch für Nervosität sind eine starke emotionale Erregbarkeit, starkes Herzklopfen und Atembeschwerden, innere Unruhe, Schlaflosigkeit, Schwindelgefühle und Spannungskopfschmerzen. Auch ein Druckgefühl im Magen, Verdauungsstörungen, Zittern sowie Impotenz bei Männern sind häufige Symptome nervöser Störungen.

Riechfläschchenmischung

3 Tropfen Melissenöl · 2 Tropfen Anisöl
2 Tropfen Kamillenöl · 2 Tropfen Lavendelöl
1 Tropfen Neroliöl · 1 ml Traubenkernöl

Entspannungsmassage

4 Tropfen Lavendelöl · 4 Tropfen Kamillenöl
3 Tropfen Zimtöl · 3 Tropfen Melissenöl
30 ml Sonnenblumenöl · 20 ml süßes Mandelöl

■ Mischen Sie die ätherischen Öle gut mit den Trägerölen. Anschließend in einer dunklen Flasche fest verschlossen aufbewahren. Zur Anwendung etwas Öl zwischen den Handflächen verreiben und den ganzen Körper damit massieren.

Entspannende Saunamischung

15 Tropfen Lavendelöl · 10 Tropfen Melissenöl · 10 Tropfen Bergamottöl · 5 Tropfen Salbeiöl · 5 Tropfen Neroliöl · 2 Tropfen Kamillenöl
2 Tropfen Cajeputöl
1 Tropfen Rosenöl
50 ml Wasser

■ Mischen Sie die ätherischen Öle mit dem Wasser. Gut verschlossen in einer dunklen Flasche aufbewahren. Bei jedem Saunagang nur einige wenige Tropfen verwenden, da die Mischung sehr konzentriert ist.

Sollten Sie Kinder mit in die Sauna nehmen, achten Sie darauf, dass diese höchstens zehn Minuten in der Hitze bleiben und höchstens an zwei Gängen teilnehmen.

SCHLAFLOSIGKEIT

Diese ätherischen Öle eignen sich am besten zur Behandlung.

Wenden Sie jeweils 5 Tropfen des Öls in Duftflasche (auf dem Nachttisch) oder Riechfläschchen an, das Ihnen am angenehmsten ist: Basilikumöl, Iriswurzelöl, Lavendelöl, Neroliöl, Vetiveröl.

Ein oder zwei durchwachte Nächte, besonders während Stresssituationen in Beruf, Partnerschaft oder Familie, haben zwar noch niemandem nachhaltig geschadet, doch zehren sie gewaltig an den Nerven. Auch mitten in der Nacht aufzuwachen und nicht mehr einschlafen zu können ist an sich keine Katastrophe. Wenn sich ein solcher Zustand aber über mehrere Wochen hinzieht, kann er ernsthafte gesundheitliche Probleme nach sich ziehen, da das Immunsystem nicht mehr ausreichend funktioniert und man schnell Opfer von Infektionskrankheiten werden kann.

Zunächst sollte man den Gründen für die Schlafprobleme auf den Grund gehen. Treten die Störungen immer zu bestimmten Uhrzeiten auf, kann die Ursache organischer Natur sein. Nimmt man jedoch seine Anspannung und seinen Stress mit ins Bett, sind die Gefühls- und die geistige Ebene davon betroffen: Entspannung für die strapazierten Nerven und die Seele ist dann angezeigt.

Duftkissen für Erwachsene

2 EL Rosenblütenblätter · 2 EL Melissenblätter · 2 EL Lavendelkraut · 3 Tropfen Rosenblütenöl · 1 Tropfen Rosenholzöl · 1 Tropfen Lavendelöl

■ Mischen Sie die Zutaten in einem Topf. In ein kleines Baumwoll- oder Leinenkissen füllen, anschließend gut zunähen. Legen Sie das Kissen unter ihr Kopfkissen oder daneben. Es wirkt harmonisierend und beruhigend. Die Füllung sollte spätestens nach einem 1/2 Jahr ausgewechselt werden, oder Sie tropfen etwas von den angegebenen ätherischen Ölen zur Belebung auf den Stoff.

Duftkissen für Kinder

Wenn Kinder Probleme mit dem Einschlafen haben, kann ein kleines Duftkissen im Bett beruhigend wirken. Unter das Kopfkissen gelegt, entfalten sich durch die Wärme seine Aromen am besten.

2 EL Rosenblütenblätter · 2 EL Salbeiblätter
2 EL ganzer Sternanis · 2 EL Dillsamen
2 EL Lavendelzweige · 2 EL Lavendelblüten
2 EL Kamillenblüten · 2 Tropfen Kamillenöl
2 Tropfen Melissenöl · 1 Tropfen Salbeiöl

■ Verrühren Sie die Zutaten in einem Topf. Anschließend in ein kleines Baumwoll- oder Leinenkissen einnähen.

Duftlampe für Kinder

4 Tropfen Bergamottöl · 3 Tropfen Kamillenöl
3 Tropfen Lavendelöl · 1 Tropfen Rosenöl

■ Geben Sie diese Mischung in eine Duftlampe, und stellen Sie ins Kinderzimmer. Selbst quengelige oder aggressionsgeladene Kinder finden dadurch leichter Schlaf.

Tiefenentspannungsbad

3 Tropfen Rosenholzöl · 3 Tropfen Mandarinenöl · 1 Tropfen Jasminöl · 1 Tropfen Vetiveröl · 3–4 EL süße Sahne

■ Mischen Sie die ätherischen Öle mit der Sahne, und geben Sie die Mischung ins Vollbad. Verweilen Sie nicht länger als 15 Minuten im Bad und gehen Sie anschließend zu Bett.

Lavendel-Zedernholz-Massageöl

7 Tropfen Lavendelöl · 5 Tropfen Zedernholzöl · 2 Tropfen Melissenöl · 1 Tropfen Rosenöl · 50 ml Jojobaöl

■ Mischen Sie die ätherischen Öle mit dem Trägeröl in einer dunklen Flasche. Gut durchschütteln und fest verschlossen aufbewahren.

Zur Anwendung nehmen Sie etwas von der Mischung zwischen die Handflächen und beginnen mit einer Massage der Fußsohlen, der Füße über die Beine und die Arme bis zum Herzen hin.

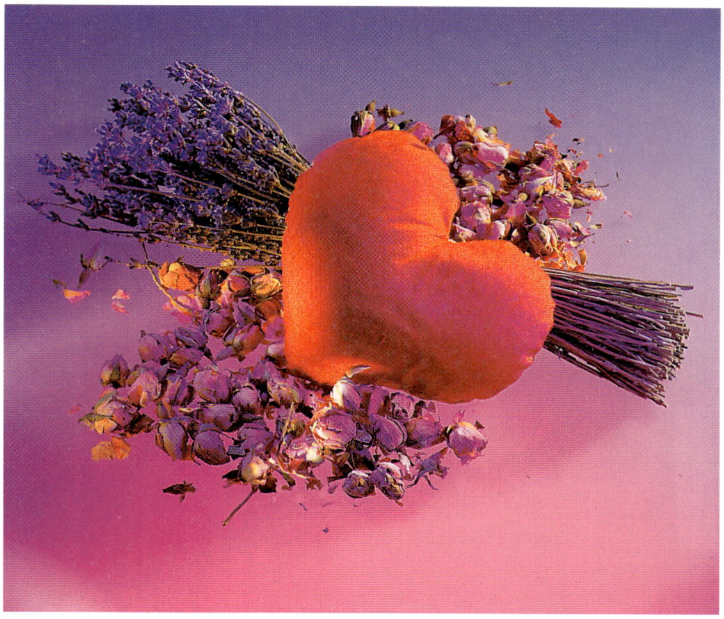

Ein Duftkissen im Bett ist die ideale Einschlafhilfe für Kinder wie Erwachsene, die an Schlafstörungen leiden.

SEXUELLE PROBLEME

Diese ätherischen Öle eignen sich am besten zur Behandlung:

Bergamottöl, Geranienöl, Grapefruitöl, Jasminöl, Kardamomöl, Korianderöl, Lavendelöl, Patschuliöl, Petitgrainöl, Rosenöl, Sandelholzöl, Schwarzer-Pfeffer-Öl, Vetiveröl, Ylang-Ylang-Öl, Zedernholzöl.

Störungen im Sexualleben sind meist seelischer Natur. Gerade Impotenz bei Männern stellt für viele der Betroffenen einen Teufelskreis dar, da der Druck, der auf den Betroffenen lastet, mit der Zeit immer größer wird und damit die Beschwerde noch verschlimmert, anstatt sie zu beheben. Gelingt es dem Mann, sich zu entspannen, seinen Gefühlen freien Lauf zu lassen und die ihn belastende Situation zu entschärfen, vergeht die Impotenz so rasch, wie sie aufgetreten ist.

Das weibliche Pendant zur männlichen Impotenz ist die Frigidität. Auch diese Problematik der Empfindungslosigkeit beim Sex, verbunden mit der

Unfähigkeit, zum Orgasmus zu kommen, wurzelt in der Seele der betroffenen Frauen. Traumatische Kindheitserlebnisse, Missbrauch oder Konflikte mit dem Partner können zur Frigidität führen.
Ziel der Selbstbehandlung sollte es erst einmal sein, den Leidensdruck zu verringern und allein oder am besten zu zweit zu versuchen, die Ursachen zu ergründen. Ätherische Öle können sehr wirksam dabei helfen, sich zu entspannen und ein neues, liebevolleres Gefühl für den eigenen Körper zu gewinnen. Empfehlenswert sind hier auch die Anwendungen für Depressionen (siehe Seite 125f.).

Bergamotte-Jasmin-Massageöl

4 Tropfen Jasminöl · 2 Tropfen Bergamottöl
2 Tropfen Lavendelöl · 2 Tropfen Petitgrainöl
25 ml Mandelöl

Die schweren, exotischen Düfte von Koriander, Ingwer und Sandelholz helfen bei Impotenz und Frigidität.

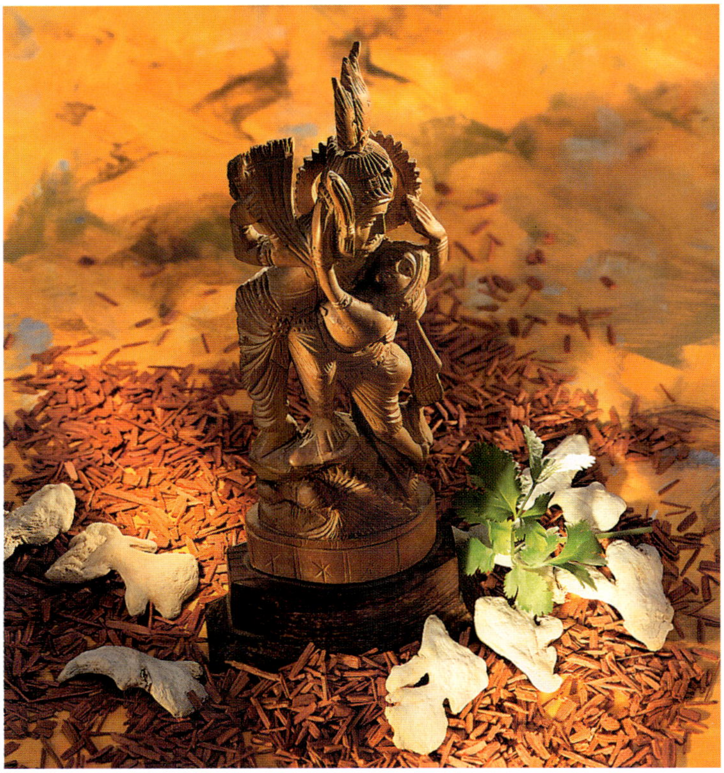

■ Mischen Sie die ätherischen Öle mit dem Trägeröl, und bewahren Sie sie in einer dunklen Flasche gut verschlossen auf. Zur Anwendung nehmen Sie etwas von der Mischung zwischen die Handflächen und beginnen mit einer Massage Ihrer Partnerin oder Ihres Partners, der bzw. die völlig entspannt ruhen und tief atmen sollte. Massieren Sie anfangs Po, Rücken und die Hinterseite der Beine, dann die Füße und Zehen, Hände und Arme und zum Schluss Gesicht, Kopf, Nacken und Schultern, Brust und Bauch.

Erotisierendes Massageöl

6 Tropfen Sandelholzöl · 3 Tropfen Korianderöl · 1 Tropfen Ingweröl · 25 ml Mandelöl

■ Mischen Sie die ätherischen Öle mit dem Trägeröl, und bewahren Sie sie in einer dunklen Flasche gut verschlossen auf. Nehmen Sie etwas von der Mischung zwischen die Handflächen, und massieren Sie Ihren Partner oder Ihre Partnerin, wie oben beschrieben.

Entspannendes Bad

3 Tropfen Rosenöl · 2 Tropfen Mandarinenöl
1 Tropfen Kamillenöl · 3–4 EL süße Sahne

■ Geben Sie die Öle in ein Vollbad (etwa 37 °C) geben. Nehmen Sie das Bad allein oder mit Ihrem Partner, und lassen Sie den Duft der Öle auf Körper und Seele wirken.

Zwei Duftmischungen

I. *2 Tropfen Neroliöl · 2 Tropfen Rosenöl*
2 Tropfen Ylang-Ylang-Öl
II. *2 Tropfen Geranienöl · 2 Tropfen Orangenöl · 2 Tropfen Ylang-Ylang-Öl*

■ Geben Sie die Öle in eine Duftlampe oder einen mit Wasser gefüllten Luftbefeuchter, die Sie im Schlafzimmer aufstellen. Der Duft wirkt erregend und weckt eine sinnliche Stimmung.

Verdauungsprobleme

BLÄHUNGEN

Diese ätherischen Öle eignen sich am besten zur Behandlung:

Anisöl, Basilikumöl, Bergamottöl, Estragonöl, Fenchelöl, Ingweröl, Kampferöl, Korianderöl, Kümmelöl, Lavendelöl, Myrrhenöl, Salbeiöl, Zimtöl

Die häufigsten Ursachen von Blähungen bei Erwachsenen sind zu hastiges und zu vieles Essen, schlechtes Kauen und zu wenig Bewegung. Die Speisen werden nicht richtig verdaut; so sammeln sich Gase im Bauchraum an, was gelegentlich sehr schmerzhaft sein kann. Auch eine Beeinträchtigung der Darmflora, beispielsweise durch regelmäßige Einnahme von Medikamenten wie Antibiotika, kann die Ursache für Blähungsschmerzen sein. Häufig treten Blähungen bei Neugeborenen auf, deren Verdauungsapparat noch nicht ganz entwickelt ist. Bei Erwachsenen und Kindern mit Magen- und Verdauungsproblemen spielt auch die aktuelle Gefühlssituation eine große Rolle. Wer durch Stress und Überforderung seelisch verspannt ist, bekommt dies häufig in Form von Magen-Darm-Störungen zu spüren. Bei Blähungspatienten sollte daher Entspannung an oberster Stelle stehen.

Massageöl

4 Tropfen Minzöl · 2 Tropfen Kreuzkümmelöl
2 Tropfen Wacholderöl · 15 ml fertige Trägerlotion (aus der Apotheke)

■ Mischen Sie die ätherischen Öle mit dem Trägeröl in einer dunklen Flasche. Gut durchschütteln und fest verschlossen aufbewahren. Zur Anwendung nehmen Sie etwas von dem Öl zwischen die Handflächen und tragen es in der Bauchgegend auf, dort, wo die Schmerzen am deutlichsten spürbar sind. Auch eine leichte Bauchmassage im Uhrzeigersinn ist möglich. Bei Bedarf 2-mal täglich anwenden.

Massageöl für Kleinkinder und Babys

1 Tropfen Korianderöl · 1 Tropfen Kümmelöl
1 Tropfen Fenchelöl · 1 Tropfen Estragonöl
50 ml Johanniskrautöl

■ Mischen Sie die ätherischen Öle mit dem Trägeröl in einer dunklen Flasche. Gut durchschütteln und anschließend fest verschlossen aufbewahren. Zur Anwendung nehmen Sie etwas von dem Öl zwischen die Handflächen und massieren es in der Nabelgegend Ihres Kindes sanft im Uhrzeigersinn ein. Bei Bedarf 2-mal täglich anwenden.

DURCHFALL

Diese ätherischen Öle eignen sich am besten zur Behandlung:

Bohnenkrautöl, Geranienöl, Eukalyptusöl, Ingweröl, Kamillenöl, Lavendelöl, Myrrhenöl, Nelkenöl, Minzöl, Salbeiöl, Sandelholzöl.

Akuter Durchfall aufgrund unverträglicher Lebensmittel, Stress, großer Aufregungen (Prüfungsangst) oder einer schlechten Gefühlslage ist ebenso wie Verstopfung keine Krankheit an sich, sondern nur ein Symptom. Ist Durchfall infektiös durch Krankheitserreger bedingt (Reisedurchfall), bestehen meist Darmkrämpfe bei zusätzlichem Erbrechen und Fieber.
Hat sich der Stuhlgang nach zwei bis drei Tagen nicht normalisiert, besteht der Verdacht auf eine Salmonelleninfektion. Verschlechtert sich der Allgemeinzustand, sollten Sie einen Arzt aufsuchen.

Massageöl

3 Tropfen Minzöl · 3 Tropfen Teebaumöl
2 Tropfen Sandelholzöl · 2 Tropfen Geranienöl · 30 ml Johanniskrautöl

Mischen Sie die ätherischen Öle mit dem Trägeröl, und bewahren Sie sie in einer dunklen Flasche gut verschlossen auf. Nehmen Sie etwas von dem Öl zwischen die Handflächen, und massieren Sie es sanft im Uhrzeigersinn in den Unterbauch sowie in die Gegend um das Kreuzbein am Rücken. Mehrmals täglich wiederholen, bis die Symptome abklingen.

Geranien-Wacholder-Bad

3 Tropfen Geranienöl · 3 Tropfen Wacholderöl · 2 Tropfen Minzöl · 3–4 EL süße Sahne

■ Geben Sie die Öle ins Badewasser. Bleiben Sie nicht länger als 10 Minuten in dem 37 °C warmen Wasser. Die Öle haben eine zusammenziehende und stabilisierende Wirkung auf den Verdauungstrakt.

Pfefferminz-Salbei-Tee

1 Tropfen Minzöl · 1 Tropfen Salbeiöl · 1 Tropfen Ingweröl · 3–4 Tassen kochendes Wasser

■ Geben Sie die Öle ins kochende Wasser. 3-mal am Tag je eine Tasse von dem Tee ungesüßt trinken.

ÜBELKEIT UND ERBRECHEN

Diese ätherischen Öle eignen sich am besten zur Behandlung:

Basilikumöl, Kardamomöl, Kümmelöl, Lavendelöl, Melissenöl, Minzöl, Rosenöl, Sandelholzöl, Schwarzer-Pfeffer-Öl

Die Ursachen von Übelkeit können verschiedenster Natur sein: zu viel Alkohol, Völlegefühl nach einer zu reichlichen Mahlzeit, nervöse Beschwerden von Magen und Darm, Ekelgefühle und Angst. In solchen Fällen lässt sich die Übelkeit mit ätherischen Ölen relativ problemlos in den Griff bekommen. Doch auch für andere Beschwerdegründe, wie Schwangerschaftsübelkeit oder Reisekrankheit, gibt es eine große Auswahl an helfenden pflanzlichen Ölen, die zur Selbstbehandlung geeignet sind. Halten Sie während der Anwendung der Öle ein bis zwei Tage Diät, um Ihren Darm zu entlasten, und ruhen Sie sich aus.
Erst wenn die Beschwerden chronisch werden, wenn sich Fieber und körperliche Schmerzen einstellen, sollten Sie Ihren Arzt zurate ziehen.

Öle für die Duftlampe

Bei Übelkeit, die auf seelischen Gründen und Überreaktionen wie Angst oder Ekel beruht, träufeln Sie 5 Tropfen Rosen-, Lavendel- oder Sandelholzöl in eine Duftlampe und stellen diese in das Zimmer, in dem Sie sich bevorzugt aufhalten oder ausruhen.

SIND SIE ANFÄLLIG FÜR VERDAUUNGS-BESCHWERDEN?

	Ja	Nein
Leiden Sie häufig an Sodbrennen, Magenschmerzen, Blähungen und Stuhlunregelmäßigkeiten?	☐	☐
Konsumieren Sie viel Kaffee, Alkohol und Nikotin?	☐	☐
Nehmen Sie Ihre Hauptmahlzeit hastig, unregelmäßig und vor allem sehr spät abends ein?	☐	☐
Haben Sie eine Schwäche für Süßigkeiten und fette Speisen?	☐	☐
Schmerzt Ihr Bauch bei sanftem Druck?	☐	☐
Haben Sie manchmal Krämpfe im Bauchbereich?	☐	☐
Leiden Sie öfter unter Verstopfung?	☐	☐
Schmerzt Ihr After nach der Stuhlentleerung?	☐	☐
Ist Ihr Bauch oft prall gebläht?	☐	☐
Leiden Sie manchmal unter Appetitlosigkeit, und bekommen Sie dann wieder Essattacken?	☐	☐

Je mehr Fragen Sie mit Ja beantwortet haben, desto größer ist Ihre Neigung zu Magen-Darm-Beschwerden.

Inhalation

Geben Sie 1 Tropfen Pfefferminz- und 2 Tropfen Lavendelöl auf ein Taschentuch, und atmen Sie den Duft ein. Die Inhalation hilft gegen jede Art von Übelkeit.

Massageöl

3 Tropfen Minzöl · 3 Tropfen Schwarzer-Pfeffer-Öl · 2 Tropfen Rosenöl · 30 ml fertige Trägerlotion (aus der Apotheke)

■ Mischen Sie die ätherischen Öle mit dem Trägeröl, und bewahren Sie sie anschließend in einer dunklen Flasche gut verschlossen auf. Nehmen Sie etwas von dem Öl zwischen die Handflächen, und massieren Sie es sanft in die Magengegend ein.

Massage bei Reisekrankheit

4 Tropfen Minzöl · 4 Tropfen Kümmelöl
30 ml Jojobaöl

■ Mischen Sie die ätherischen Öle mit dem Trägeröl, und bewahren Sie sie anschließend in einer dunklen Flasche gut verschlossen auf. Vor Reiseantritt massieren Sie etwas von dieser Ölmischung in die Gegend um das Brustbein und den Magen ein. Ebenfalls hilfreich sind 1 bis 2 Tropfen Angelikaöl auf einem Taschentuch als schnell wirkende Inhalation.

VERSTOPFUNG

Diese ätherischen Öle eignen sich am besten zur Behandlung:

Fenchelöl, Kampferöl, Kümmelöl, Majoranöl, Schwarzer-Pfeffer-Öl, Wacholderöl, Ysopöl.

Unter akuter Verstopfung versteht man die vorübergehende Unfähigkeit, den Darm zu entleeren. Darüber hinaus bestehen Völlegefühl, Blähungen und leichte Übelkeit. Bei chronischer Verstopfung kann der Darm längere Zeit nicht mehr täglich entleert werden. Hier kommen meist noch Appetitlosigkeit, Bauchschmerzen und gelegentlich Übelkeit hinzu. Die Ursachen einer Verstopfung sind in falschen Ernährungsgewohnheiten zu suchen: zu wenig frisches Obst und Gemüse und damit zu wenig Ballaststoffe sowie zu wenig Flüssigkeit. Doch auch die Psyche spielt eine große Rolle: Eine Verstopfung zeigt hier immer an, dass man sich verkrampft. Man versucht, etwas zurückzuhalten, kann nicht loslassen. Mit Hilfe ätherischer Öle können Sie sich entspannen und den Verdauungsprozess anregen. Trinken Sie ausreichend ungesüßte Getränke, und nehmen Sie während der Selbstbehandlung nur wenig Nahrung zu sich.

Entspannungsbad

5 Tropfen Fenchelöl · 5 Tropfen Majoranöl
3–4 EL Honig

■ Geben Sie die Öle in das Badewasser. Verweilen Sie höchstens 15 Minuten in dem 37 °C warmem Vollbad. Die Öle entspannen und regen die Durchblutung im Verdauungstrakt sowie die Stoffwechselfunktionen an.

Fenchel-Majoran-Massageöl

15 Tropfen Fenchelöl · 15 Tropfen Majoranöl
50 ml Johanniskrautöl

■ Mischen Sie die ätherischen Öle mit dem Trägeröl, und bewahren Sie sie in einer dunklen Flasche gut verschlossen auf. Nehmen Sie etwas von dem Öl zwischen die Handflächen, und massieren Sie es in der Nabelgegend ein. 2- bis 3-mal täglich anwenden.

Fenchel-Majoran-Tee

1 Tropfen Fenchelöl · 1 Tropfen Majoranöl
3–4 Tassen kochendes Wasser

■ Geben Sie die Öle ins kochende Wasser. 3-mal am Tag je 1 Tasse von dem Tee ungesüßt trinken.

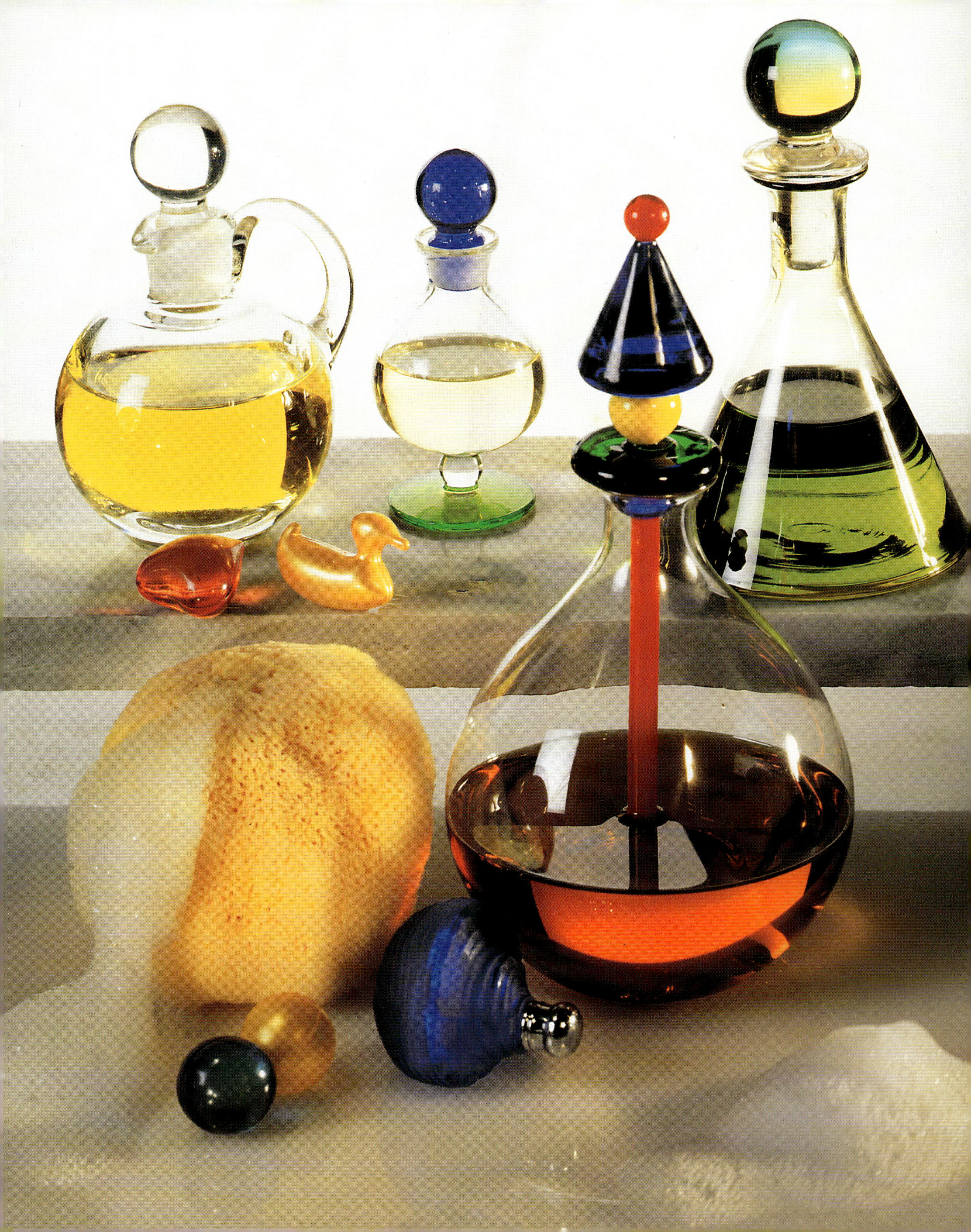

5 Schön und entspannt

Gerade unser Geruchssinn und unsere Haut mit ihren empfindsamen Sensoren zeigen uns genau, was gut für uns ist und was weniger, was oder wen wir mögen und was nicht. Denn was gut riecht und was sich gut anfühlt, ist auch immer gut für Körper und Seele. Und wenn Körper und Seele im Einklang sind, fühlen wir uns schön und unwiderstehlich. Ätherische Öle sind die idealen Helfer, um diesen uralten Mechanismus von Sinnlichkeit und Sinnenfreude, den die Natur uns geschenkt hat, wieder zu beleben und zu fördern. Sie werden schnell feststellen, welch entspannendes Ritual die tägliche Pflege mit Schönheitsmitteln aus ätherischen Ölen sein kann: Ihre pflegenden Substanzen verschönern Gesicht und Körper und stimmen die Seele positiv auf das Leben ein.

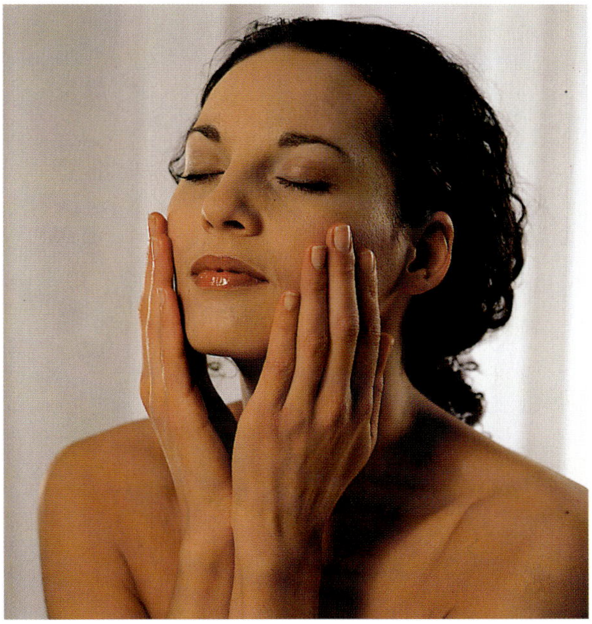

Auch die Körperpflege hat mit dem Wohlbefinden und damit mit der Gesundheit zu tun. Kleine tägliche Rituale mit pflanzlichen Produkten bringen Körper und Seele ins Gleichgewicht.

Balsam für die Sinne

Pflege für den Körper, Entspannung für den Geist

Unser sensibelstes Sinnesorgan, die Haut, ist auch unser ausdrucksvollstes. An ihrem Zustand lässt sich ablesen, in welcher Gemütslage sich ein Mensch befindet, ob er kränkelt oder vor Gesundheit strotzt. Ist das Gesicht leicht gebräunt und etwas rosig, die Haut des Körpers glatt und fest, finden wir einen Menschen schön und anziehend.

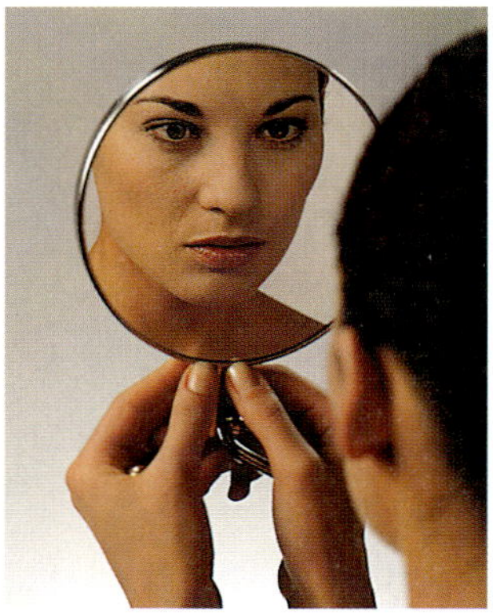

Richtige Körperpflege dient auch dem Geist.

Auch unsere seelische Verfassung spiegelt sich in der Haut wider. An der Gesichtshaut lässt sich unsere allgemeine Gemütsverfassung zweifelsfrei ablesen. Die Haut ist der Spiegel der Seele, sagt daher der Volksmund. Und tatsächlich: Je entspannter und glücklicher ein Mensch ist, desto besser wirkt er nach außen, und desto gesünder und strahlender ist sein Hautbild. Für unser Wohlbefinden und unsere Ausstrahlung können wir mit Hilfe der ätherischen Öle und Aromen eine Menge tun: Stress lässt sich Schritt für Schritt durch Meditation abbauen, begleitet von den Düften aromatisch riechender Öle, Verspannungen lösenden Massagen mit ausgesuchten Ölmischungen, Vollbädern mit harmonisierenden Badezusätzen und einem großen Pflegesortiment auf der Basis der pflanzlichen Öle für Körper, Gesicht und Haare. Verlassen Sie sich ganz auf Ihre Sinne, und lassen Sie sich von der Weisheit Ihres Körpers zu seelischem Gleichgewicht, zu mehr Schönheit und Ausdruckskraft führen.

Stimmungen zeigen sich auf der Haut – und das manchmal recht deutlich. So kann einem die Wut die Röte ins Gesicht treiben, und eine freudige Erregung erzeugt Gänsehaut auf dem Arm.

Gepflegt von Kopf bis Fuß

Für den gesunden und gut aussehenden Zustand unserer Haut können wir gerade mit Hilfe der ätherischen Öle viel tun. Denn unsere Haut nimmt unmittelbar alle Reize und Eindrücke aus der Umwelt auf. Dazu gehören Berührungen, Druck, Wärme und Kälte sowie hormonelle und pflegende Inhaltsstoffe von Schönheitspräparaten. All diese Reize werden von unzähligen Rezeptoren in der Haut registriert und über die Nerven an das Gehirn weitergeleitet.

Ein ganz bewusster Hautkontakt mit einem anderen Menschen, sei es durch zärtliche Berührungen oder wohltuende Massagen, kann daher eine äußerst wohltuende Wirkung auf Seele und Körper haben. Endorphine, sogenannte Glückshormone, werden im Körper freigesetzt, die uns in einen entspannten, meditativen oder fröhlichen bis euphorischen Zustand versetzen.

Seelischen Stress, Ängste und Unsicherheiten kann man mit intensiven und regelmäßig durchgeführten Massagen mit ätherischen Ölen einfach wegstreicheln oder ausstreichen. Die körperlich-seelischen Energien beginnen wieder zu fließen. Der Mensch ist je nach Art der Massage und der Zusammenstellung der Öle besänftigt und beruhigt oder angenehm erregt und voll konzentriert.

Was Körper und Seele gut tut, macht sich letztlich auch im Gesicht bemerkbar. Der Ausdruck ist entspannt, Sorgen- oder Kummerfältchen sind gemildert, die Augen glänzen. Gesichtsmassagen und die Pflege mit einer auf den individuellen Hauttyp abgestimmten Ölmischung verbessern zudem bei regelmäßiger Anwendung sichtbar die Hautstruktur. Durch die Massagen und die pflanzlichen Inhaltsstoffe der ätherischen Öle werden die Muskeln unter der Haut und ihre einzelnen Schichten besser durchblutet, Schlacken abtransportiert, abgestorbene Hautzellen abgestoßen, und die Regeneration der oberen Hautschichten wird angeregt. Doch nicht nur beim Abbau von Stoffwechselschlacken und zu viel Flüssigkeit leisten die Öle wertvolle Dienste, auch bei der Rückführung von pflegender Feuchtigkeit sind sie ideale Helfer. Der wohl tuende Duft der Öle tut ein Übriges, damit man sich nach der Pflege wirklich schön und anziehend fühlt.

Umwelteinflüsse, gleich welcher Art, wehrt die Haut durch ihren Säureschutzmantel ab. Wird er durch zu häufiges Waschen und Duschen angegriffen, kann er uns nicht mehr optimal schützen. Die Zubereitungen aus ätherischen Ölen sind alle pH-neutral und beeinträchtigen die Funktionen der Haut in keiner Weise.

ENTSPANNENDE KÖRPERMASSAGEN

Achten Sie bei der Auswahl der Öle besonders darauf, welches Ihnen oder Ihrem Partner vom Duft her am besten gefällt. Bei der Wirkung des Öls spielt dieser Faktor eine entscheidende Rolle. Massieren Sie sich am besten einmal täglich, und wählen Sie immer den gleichen Zeitpunkt dazu. Mit einer morgendlichen Massage nach der Dusche stimmen Sie sich positiv auf den kommenden Tag ein. Während einer abendlichen Massage, die auch Ihr Partner oder Ihre Partnerin durchführen kann, werden Anspannungen ausgestrichen, Körper und Seele beruhigen und erholen sich. Sie werden sehen: Bei regelmäßiger Anwendung der Körpermassagen verbessert sich nicht nur Ihr Hautbild, auch Ihr Gemütszustand und Ihre Geisteslage werden ausgeglichener und heiterer.

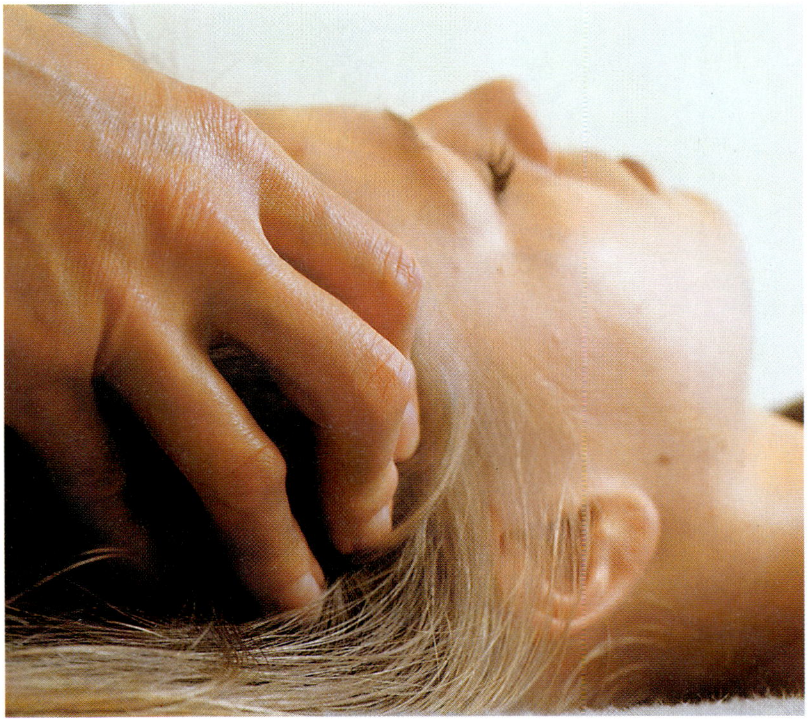

Partnermassagen tun nicht nur gut, sie fördern auch das gegenseitige Verständnis.

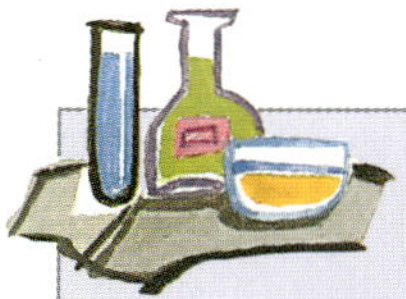

Ölmischungen für die Körperpflege

▶ **Normale Haut**
2 Tropfen Geranienöl, 2 Tropfen Lavendelöl, 1 Tropfen Kamillenöl, 15 ml Mandelöl, 10 ml Sonnenblumenöl

▶ **Trockene Haut**
3 Tropfen Lavendelöl, 2 Tropfen Neroliöl, 5 ml Olivenöl, 20 ml Pfirsichkernöl

▶ **Fettige Haut**
3 Tropfen Rosmarinöl, 2 Tropfen Bergamottöl, 10 ml Haselnussöl, 15 ml Jojobaöl

▶ **Mischhaut**
3 Tropfen Lavendelöl, 1 Tropfen Kamillenöl, 1 Tropfen Geranienöl, 10 ml Olivenöl, 15 ml Jojobaöl

▶ **Empfindliche Haut**
2 Tropfen Neroliöl, 20 ml Jojobaöl

▶ **Reifere Haut**
2 Tropfen Sandelholzöl, 1 Tropfen Weihrauchöl, 1 Tropfen Rosenöl, 2 Kapseln Passionsblumenöl , 20 ml Pfirsichkernöl

Zubereitung

▶ Vermischen Sie die ätherischen Öle mit den angegebenen Trägerölen in einer dunklen Glasflasche, und schütteln Sie diese gut durch.

▶ Pro Massage benötigen Sie höchstens 30 ml Öl (bei trockener oder stark behaarter Haut; bei normaler Haut etwas weniger).

▶ Wenn Sie sich einen Vorrat zubereiten möchten, nehmen Sie von den oben empfohlenen Mengenangaben das Drei- bis Fünffache.

Zudem wird über die Massage Ihr Blutkreislauf angeregt und das Nervensystem sensibilisiert. Der Weg zu mehr Genuss durch eine entspanntere und auf die innere Stimme ausgerichtete Lebenshaltung ist damit leicht zu ebnen.

SO MASSIEREN SIE RICHTIG

Am angenehmsten und wirkungsvollsten ist sicher die Partnermassage mit ätherischen Ölen. Sie verleiht tiefe und anhaltende Entspannung. Die Person, die Sie massieren wollen, legt sich auf den Bauch, und Sie knien sich am besten neben sie und beginnen mit der Massage. Vor der Massage sollten Schmuck und auch Kontaktlinsen entfernt werden. Insgesamt gibt es vier Massagemöglichkeiten: Streichen mit dem flachen Handteller, Kneten durch rhythmisches Drücken der Haut, Reiben mit den Daumenballen und sanftes Tippen mit den Fingerspitzen. Der »Masseur« sollte dabei intuitiv die Technik anwenden, die dem entspannt Liegenden am angenehmsten ist. Der Druck, den Sie ausüben, sollte über knochigeren Körperregionen leichter, über größeren Muskelpartien fester sein, die Bewegungen insgesamt sollten langsam und ruhig sein. Soll die Massage anregend wirken, massieren Sie in rascheren und festeren Bewegungen.

Richtig massieren – Schritt für Schritt

▶ Nehmen Sie etwas Öl zwischen die Handflächen, und verreiben Sie es, bis es Körpertemperatur hat. Sobald Sie während der Massage kein Öl mehr zwischen den Händen und der Haut des anderen spüren, nehmen Sie frisches aus dem Fläschchen.

▶ Sie beginnen an Po und Kreuzbein und arbeiten sich langsam über die Seiten (jede wird einzeln mit beiden Händen massiert) bis zu den Schultern hinauf. Kneten Sie zum Schluss sanft den Nacken, und streichen Sie dann die Haut mit dem gespreizten Ring- und Zeigefinger mehrmals vom Nacken bis zum Po aus. Dabei liegt die Wirbelsäule zwischen den gespreizten Fingern.

▶ Jetzt massieren Sie die Füße und beginnen dazu an der Sohle. Die Bewegung verläuft bis hinauf zu den Zehen, die Sie einzeln drücken und ausstreichen. Danach streichen Sie über die Vorderseite der Füße bis zu den Zehen hin.

▶ Dann massieren Sie mit streichenden Bewegungen die hintere Seite der Beine Ihres Partners oder Ihrer Partnerin. Sie beginnen dabei an den Sohlen und streichen langsam bis hoch zum Po.

▶ Ihr Partner oder Ihre Partnerin dreht sich nun um, und Sie streichen sanft von den Zehenspitzen über die vordere Seite der Beine bis hoch zu den Lenden. Massieren Sie dabei auch sanft die Fußgelenke und Knie.

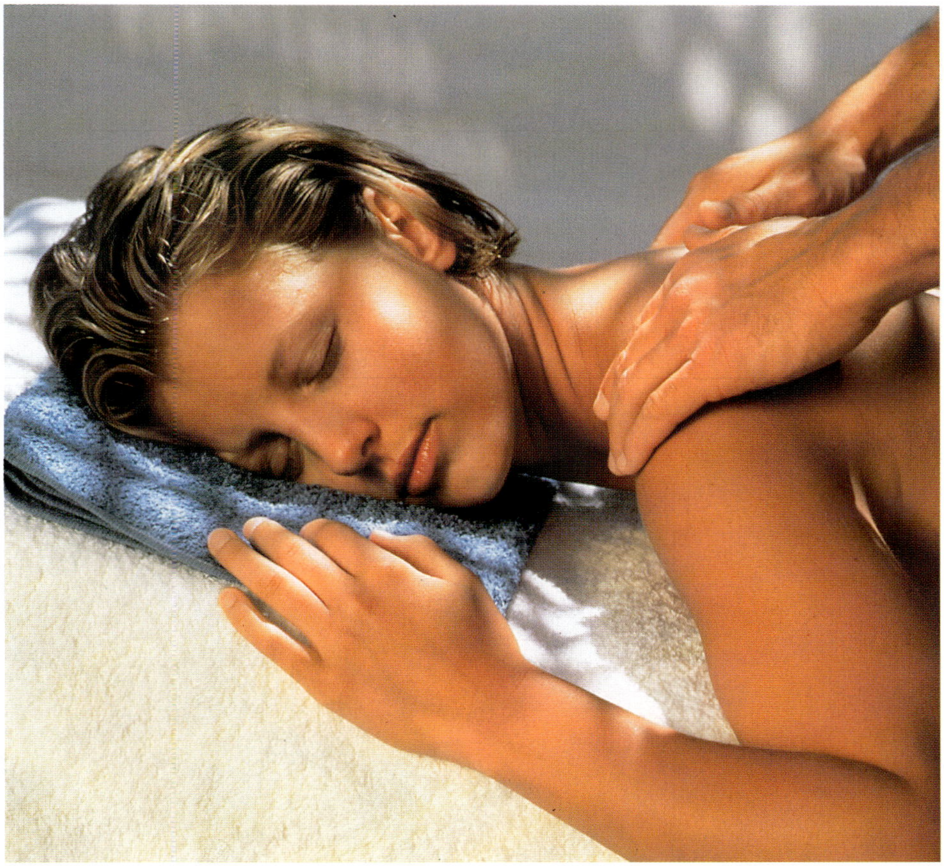

Achten Sie bei der Massage des Rückens darauf, dass Sie die Rückenwirbel nicht belasten. Die Wirbelsäule sollte zwischen den gespreizten Fingern liegen.

▶ Dann sind die Hände an der Reihe. Massieren Sie sanft die Handinnen- und -außenflächen und die einzelnen Finger.

▶ Nun massieren Sie mit streichenden Bewegungen die Arme hinauf bis zu den Schultern. Streichen Sie dabei die Haut vom Kinn über die Wangen entlang mit beiden Händen bis hinauf zum Scheitel aus. Mit den Fingerspitzen massieren Sie dann den Hinterkopf vom Nacken zum Scheitel und wenden sich schließlich Brust und Bauch zu.

▶ Massieren Sie die Brust kreisförmig im Uhrzeigersinn, und gehen Sie in denselben kreisenden Bewegungen in die Bauchgegend über. Zum Schluss streichen Sie die Haut sanft vom obersten Rippenbogen ausgehend in Richtung der Lenden aus.

Aphrodisierende Öle

Die unten aufgeführten ätherischen Öle wirken erotisierend und sind daher besonders für sinnliche Partnermassagen geeignet (siehe auch unter »Sexuelle Probleme«, Seite 129ff.):

- Anisöl
- Ingweröl
- Jasminöl
- Neroliöl
- Patschuliöl
- Rosenöl
- Sandelholzöl
- Vetiveröl
- Ylang-Ylang-Öl

Auf Körpermassagen mit ätherischen Ölen sollten Sie verzichten bei Fieber, Hautentzündung, Thrombosen, Venenentzündung, Krampfadern, Geschwüren, Hautausschlag, Verbrennungen, Knochenbrüchen, Quetschungen, Muskelfaserrissen und Verletzungen.

ÖLE UND ÖLMISCHUNGEN ZUR GESICHTSPFLEGE

Auch zur Pflege der empfindlicheren Gesichtshaut sind die ätherischen Öle bestens geeignet. Wie bei der robusteren Körperhaut sorgen regelmäßige Anwendungen und sanfte Massagen für eine bessere Durchblutung und einen angeregten Stoffwechsel. Fältchen und Falten auf Gesicht, Hals und Dekolleté können gemildert werden. Der Teint wirkt frisch und strahlend, und da viele Öle antiseptisch wirken, haben auch Unreinheiten oder Pickelchen kaum noch eine Chance. Aus diesem Grund eignen sich die ätherischen Öle auch hervorragend zur Pflege von fettiger oder Mischhaut.

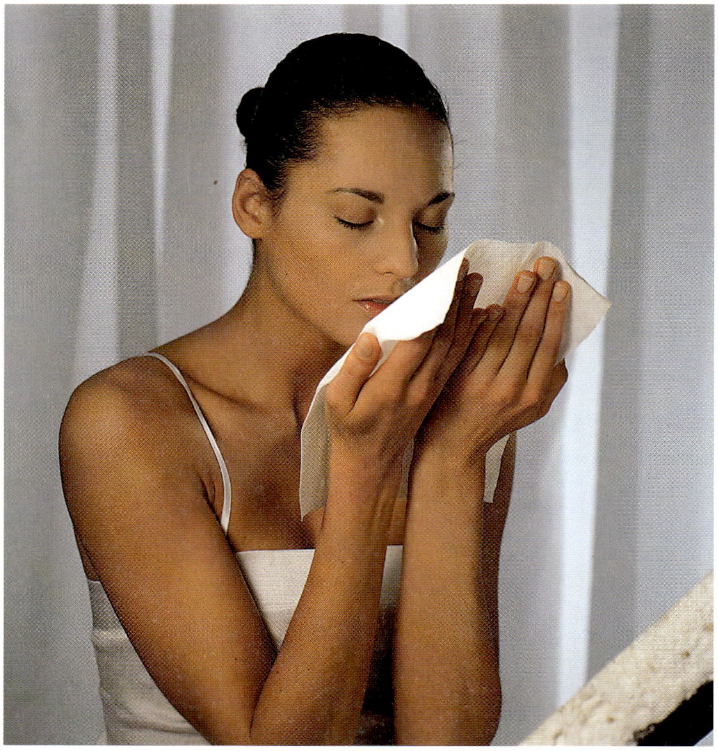

Um Ihren Hauttyp zu testen, brauchen Sie nichts weiter als ein Kosmetiktuch. Die Anwendung lesen Sie auf dieser Seite unten.

Um die Wirkung der Öle auf Ihre Haut noch zu unterstützen, sollten Sie einige Grundregeln bei Ihrer täglichen Schönheitspflege beachten. Sie sind ganz einfach: Vor der Pflege steht morgens und abends eine gründliche Gesichtsreinigung entweder mit Gesichtsmilch oder -öl. Hierzu ist reines Mandelöl besonders gut geeignet. Bei fettiger und Mischhaut empfehlen sich Reinigungsmilchpräparate aus der Apotheke oder dem Reformhaus. Nach der Reinigung mit lauwarmem Wasser tragen Sie dieses sanft auf Gesicht, Hals und Dekolleté auf und nehmen es dann mit Kosmetiktüchern ab, bis sich kein Fettfilm mehr darauf zeigt. Anschließend tragen Sie ein Gesichtswasser auf, das dabei hilft, den Säureschutzmantel der Haut zu stabilisieren. Erst dann, an dritter Stelle, kommt die eigentliche Pflege des Gesichts mit einer Ölmischung, die auf Ihren Hauttyp abgestimmt ist.

Am besten wirken die Körperöle, wenn Sie sie kurz nach dem Bad oder der Dusche auftragen. Ihre Haut ist dann noch warm und feucht – und in diesem Zustand besonders empfänglich für pflegende Substanzen.

TESTEN SIE IHREN HAUTTYP

Für diesen einfachen Test zur Bestimmung Ihres Hauttyps und Ihres Pflegeprogramms brauchen Sie ein frisches Handtuch und ein, zwei Kosmetiktücher. Gehen Sie folgendermaßen vor:

Reinigen Sie Ihr Gesicht gründlich mit warmem Wasser, und trocknen Sie es anschließend mit dem Handtuch ab. Lassen Sie Ihr Gesicht danach zwei Stunden lang vollkommen unbehandelt.

Danach legen Sie ein Kosmetiktuch über Stirn, Wangen, Nase und Kinn und drücken es sanft fest. Nach einer Minute nehmen Sie es wieder ab.

Die Intensität der Abdrücke Ihrer Haut, die auf dem Papiertuch zu sehen sind, verrät Ihnen Ihren Hauttyp.

Abdruck der Nase:	Normale Haut
Keine Abdrücke:	Trockene oder empfindliche Haut
Abdrücke von Stirn und Nase:	Mischhaut
Abdrücke von Stirn, Wangen, Nase und Kinn:	Fette Haut

Natürliche Gesichtswässer

Neben reinem Rosen-, Orangenblüten- oder Kamillenwasser (je 15 Tropfen der Essenz auf 100 ml destilliertes Wasser) können Sie auch die folgenden beiden Mischungen als Gesichtswässer ausprobieren. Die Mischungen sind für alle Hauttypen geeignet, wirken tonisierend, tiefenreinigend und durchblutungsfördernd. Mischen Sie die ätherischen Öle mit dem Wasser in einer dunklen Flasche, schütteln Sie den Inhalt gut durch, und bewahren Sie ihn nach der Anwendung fest verschlossen auf.

- 10 Tropfen Bergamottöl
- 6 Tropfen Lavendelöl
- 100 ml destilliertes Wasser

oder

- 10 Tropfen Wacholderöl
- 7 Tropfen Zypressenöl
- 100 ml destilliertes Wasser

Klärendes Gesichtsdampfbad

Im Anschluss an die Gesichtsreinigung mit Mandelöl oder Reinigungslotion können Sie hin und wieder ein Gesichtsdampfbad durchführen. Es klärt die Haut, verkleinert die Poren und ist besonders geeignet für Hauttypen, die viel der Stadtluft ausgesetzt sind. Geben Sie dazu 2 Tropfen eines ätherischen Öls, das zu Ihrem Hauttyp passt, in eine größere Schüssel mit 1/2 l kochendem Wasser, und lassen Sie den Dampf unter einem Handtuch auf Gesicht und Hals wirken. Nach 5 Minuten

Welches Öl passt zu welchem Hauttyp?

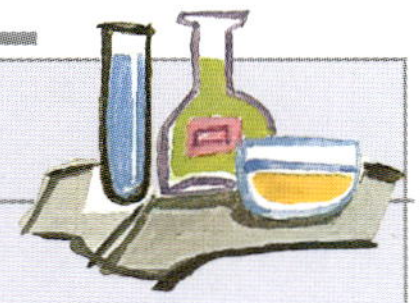

- **Normale Haut**
  Ätherische Öle: Kamillenöl, Geranienöl, Lavendelöl, Rosenöl, Neroliöl
  Trägeröle: Mandelöl, Sonnenblumenöl, Olivenöl, Aprikosenkernöl
- **Trockene Haut**
  Ätherische Öle: Sandelholzöl, Lavendelöl, Rosenöl, Neroliöl
  Trägeröle: Sonnenblumenöl, Avocadoöl, Mandelöl, Olivenöl, Pfirsichkernöl
- **Empfindliche Haut**
  Ätherische Öle: Kamillenöl, Neroliöl, Lavendelöl
  Trägeröle: Aprikosenkernöl, Jojobaöl
- **Fettige Haut**
  Ätherische Öle: Bergamottöl, Geranienöl, Kampferöl, Lavendelöl, Zitronenöl, Zypressenöl
  Trägeröle: Jojobaöl
- **Mischhaut**
  Ätherische Öle: Kamillenöl, Geranienöl, Lavendelöl, Rosenöl
  Trägeröle: Olivenöl, Jojobaöl, Pfirsichkernöl
- **Reife Haut**
  Ätherische Öle: Weihrauchöl, Geranienöl, Rosenöl, Sandelholzöl
  Trägeröle: Aprikosenkernöl, Avocadoöl, Olivenöl, Passionsblumenöl, Pfirsichkernöl, Sonnenblumenöl

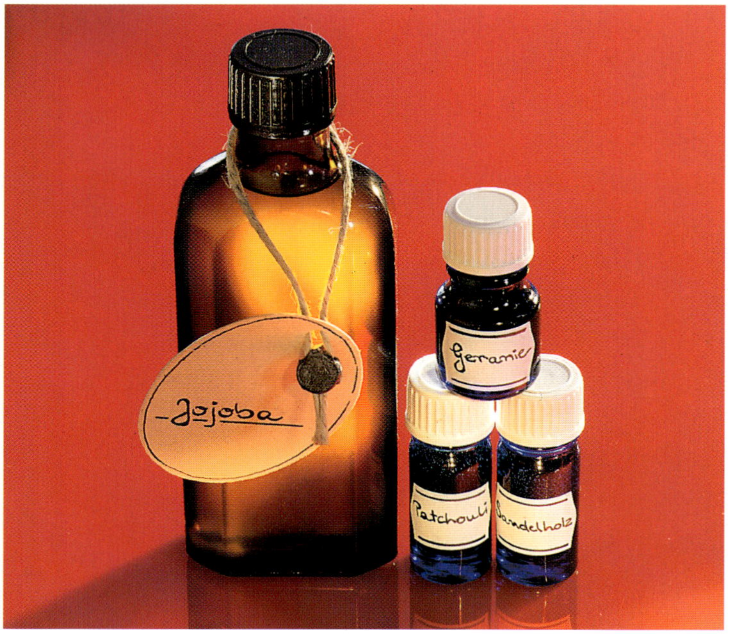

Jojobaöl sollten Sie vor allem dann als Trägeröl verwenden, wenn Sie empfindliche oder fettige Haut haben.

waschen Sie Ihr Gesicht großzügig mit kaltem Wasser ab. Lassen Sie Ihre Haut eine 1/4 Stunde lang entspannen, und beginnen Sie dann mit der Pflege.

Gesichtsöle

Vermischen Sie die für die einzelnen Hauttypen empfohlenen Öle mit dem Trägeröl in einer dunklen Flasche, und schütteln Sie sie gut durch. Nach der Anwendung verschlossen aufbewahren.

Normale Haut

- 4 Tropfen Geranienöl
- 8 Tropfen Lavendelöl
- 2 Tropfen Jasminöl
- 50 ml Aloe-vera- oder Jojobaöl

Trockene und/oder empfindliche Haut

- 10 Tropfen Sandelholzöl
- 4 Tropfen Geranienöl
- 3 Tropfen Rosenöl
- 50 ml Jojobaöl

Bei Neigung zu Entzündungen

- 5 Tropfen Kamillenöl
- 3 Tropfen Neroliöl
- 2 Tropfen Rosenöl
- 50 ml Jojobaöl

Mischhaut

- 8 Tropfen Sandelholzöl
- 6 Tropfen Patschuliöl
- 4 Tropfen Geranienöl
- 50 ml Jojobaöl

Fettige Haut

- 8 Tropfen Bergamottöl
- 4 Tropfen Wacholderöl
- 3 Tropfen Zypressenöl
- 50 ml Jojobaöl

Reife Haut

- 3 Tropfen Geranienöl
- 2 Tropfen Weihrauchöl
- 10 ml Olivenöl und 15 ml Aprikosenkernöl

SANFTE PFLEGE VON HAAR UND KOPFHAUT

Schönes Haar signalisiert unübersehbar die Anmut und Eleganz seines Trägers, aber auch Kraft und Gesundheit. Wie dieses naturgegebene Schönheitssymbol richtig gepflegt wird, machen uns die Asiatinnen – allen voran die Araberinnen und Inderinnen – bereits seit Jahrtausenden vor. An einem bestimmten Tag in der Woche wird das Haar sorgfältig eingeölt und anschließend gründlich gereinigt. Die Kopfhaut wird massiert, dabei die Durchblutung angeregt und der Haarwuchs gefördert. Eine derart gepflegte, glänzende Pracht erhöht nicht nur die Attraktivität, sondern auch das Selbstbewusstsein ihrer Träger. Bei all dem kennen diese Damen im Gegensatz zu den Frauen des westlichen Kulturkreises das Problem nicht, dass der Säureschutz-

mantel der Haut durch synthetisch im Chemielabor hergestellte Shampoos, Spülungen und Kuren angegriffen wird, was oft ärgerliche Folgen wie Haarausfall, Schuppen oder auch fettiges Haar nach sich ziehen kann. Sie verwenden nur natürliche Hilfsmittel, also pflanzliche und ätherische Öle zur Pflege und mineralische Pulver zur Haarwäsche.
Zwar erfordert die Haarpflege mit pflanzlichen und ätherischen Ölen einige Zeit, da diese mindestens eine halbe Stunde lang einwirken und sehr gründlich ausgewaschen werden sollten. Doch angesichts des guten Gefühls und der Erfolge, die eine schöne und volle Haarpracht mit sich bringt, lohnt sich der Aufwand. Wer auf ein Shampoo jedoch nicht verzichten möchte, sollte auf ein pH-neutrales zurückgreifen, das den Säureschutzmantel der Haut nicht angreift.

Pflegende Haaröle und Haarwässer für jeden Typ

Das beste Trägeröl zur Haarpflege ist kaltgepresstes Olivenöl. Es kräftigt den Haarschaft und verleiht dem Haar einen brillanten Glanz. In früheren Zeiten verwendete man auch gern Rizinusöl als stärkendes Haaröl. Auch dieses Öl schenkt Glanz und ist, obwohl dickflüssig, sehr leicht auszuwaschen. Pfirsichkernöl ist das dritte Haarpflegeöl im Bunde. Es ist deutlich leichter als Olivenöl und passt fast zu jedem Haar- und Kopfhauttyp.
Fettes Haar sollte dagegen nur mit Haarwasser gepflegt werden. Bei regelmäßiger Anwendung und bei einer Umstellung der Ernährungsgewohnheiten kann sich der Säureschutzmantel der Kopfhaut jedoch stabilisieren, und man kann schon nach einiger Zeit zu Pflegemitteln für normales Haar greifen.

Haaröle und Rezepte

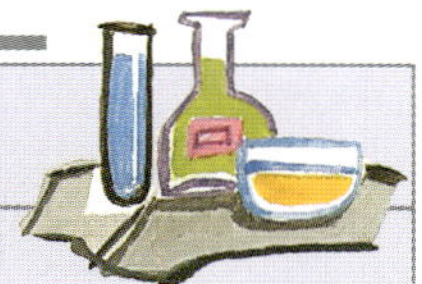

▶ **Normales Haar**
Ätherische Öle: Geranienöl, Lavendelöl, Mandarinenöl, Rosenöl
Trägeröle: 50 ml Oliven-, Jojoba- oder Pfirsichkernöl
Empfohlene Mischung: 5 Tropfen Geranienöl, 5 Tropfen Lavendelöl, 5 Tropfen Mandarinenöl
Als Trägeröl nehmen Sie eines der oben angegebenen oder eine Mischung daraus

▶ **Trockenes Haar**
Ätherische Öle: Kamillenöl, Lavendelöl, Sandelholzöl, Ylang-Ylang-Öl
Trägerölmischung: 25 ml Oliven-, 25 ml Pfirsichkernöl
Empfohlene Mischung: 15 Tropfen Sandelholzöl, 5 Tropfen Ylang-Ylang-Öl

▶ **Trockene Kopfhaut mit Schuppen**
Ätherische Öle: Kamillenöl, Geranienöl
Trägeröl: 50 ml Olivenöl
Empfohlene Mischung: 5 Tropfen Kamillenöl, 15 Tropfen Geranienöl, 50 ml Olivenöl

▶ **Gesunder Haarwuchs**
Ätherische Öle: Rosmarinöl, Patschuliöl, Ylang-Ylang-Öl
Trägerölmischung: 25 ml Rizinus-, 25 ml Olivenöl
Empfohlene Mischung: 10 Tropfen Patschuliöl, 10 Tropfen Ylang-Ylang-Öl

Bei den unten angegebenen Ölmischungen verfahren Sie folgendermaßen: Mischen Sie die ätherischen Öle mit dem Trägeröl Ihrer Wahl in einer dunklen Flasche, schütteln Sie diese gut durch, und bewahren Sie die Mischung fest verschlossen auf. Vor der Anwendung der Öle feuchten Sie Ihr Haar gut an, tragen die für Sie passende Ölmischung vom Haaransatz bis in die Spitzen auf und bedecken Ihr Haar mit einem Handtuch. Lassen Sie die Öle ein gute halbe Stunde lang einwirken, und waschen Sie sie dann mit mineralischem Haarwaschpulver oder einem pH-neutralen Shampoo aus. Diese Behandlung sollten Sie einmal die Woche durchführen. Vor der Verwendung Ihres Öls die Flasche immer gut durchschütteln.

Mineralpulver zur Haarreinigung erhalten Sie im Reformhaus und in Naturkostläden. In der Regel rührt man aus dem Pulver und etwas Wasser einen Brei an und wäscht mit diesem das Haarpflegeöl aus.

Die Haarwässer mischen Sie im Prinzip genauso wie die Haaröle und bewahren sie ebenfalls in einer dunklen Flasche auf. Massieren Sie das passende Wasser für Ihren Haar- oder Kopfhauttyp zwei- bis dreimal die Woche in die Kopfhaut ein. Dazu setzen Sie die fünf Finger Ihrer Hände fest auf die Kopfhaut und bewegen sie. Verändern Sie die Position Ihrer Hände so oft, bis Sie den ganzen Kopf durchmassiert haben. Vor der Verwendung Ihres Haarwassers sollten Sie die Flasche immer gut durchschütteln.

Das Badezimmer war schon immer mehr als ein Ort der Körperpflege: »Türkisches Bad« von Domenico Corelli (1826–1901).

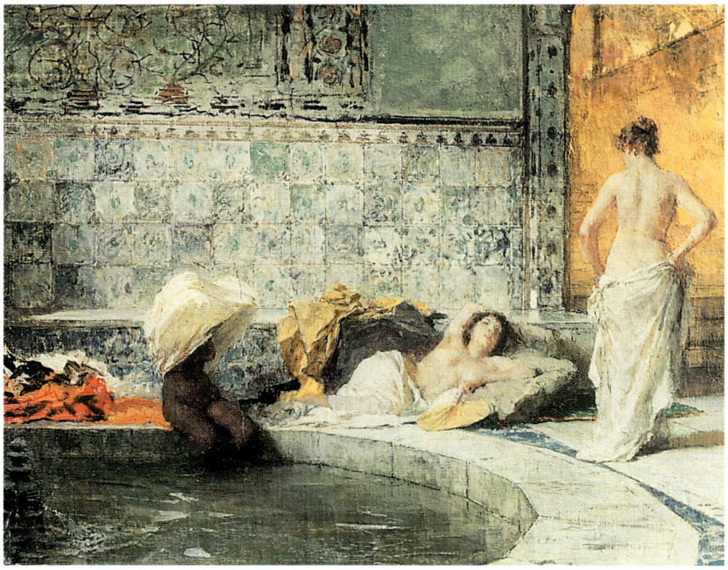

Aromatische Bäder für Körper und Seele

Zu den wohl entspannendsten Ritualen der Körperpflege gehören Bäder mit wohlig duftenden Zusätzen und Aromen (siehe Seite 20f.). Der Körper entspannt sich in der Wärme und fühlt sich im Wasser leicht und schwerelos an. Die Gedanken fliegen leichter, die Seele kann Atem holen. Eine der bekanntesten Badenden der Geschichte, die aromatische Bäder in pflegenden Substanzen zur eigenen Wonne und der ihrer Liebhaber zu schätzen wusste, war Kleopatra. Die kluge und schöne Königin wusste genau um die Verführungskraft eines gemeinsamen Bades und nahm nicht zuletzt aus diesem Grunde täglich mindestens eines. Doch ob gemeinsam oder ganz allein im Bad – ätherische Öle entfalten in der Wärme des Wassers ihr ganzes Aroma und wirken so in die Tiefe. Ihr Duft entspannt oder erfrischt Geist und Körper, erotisiert oder schläfert ein, ganz nach Belieben. Dem nassen Element entstiegen, fühlt man sich schöner, ausgeglichener und anziehender – ein Grund mehr, weshalb man sich mindestens zweimal pro Woche in die Badewanne begeben sollte. Neben dem kosmetischen und reinigenden Effekt werden Seele und Gemüt gleich mitgepflegt.

Wählen Sie als Badeöl eines oder eine Mischung derjenigen ätherischen Öle, die für Ihren Hauttyp geeignet sind (siehe Seite 141). Insgesamt nehmen Sie bis zu 10 Tropfen für ein Vollbad, die Sie, erst wenn Sie in die Wanne gestiegen sind, mit der Hand gut im Badewasser verteilen. So bildet sich an der Oberfläche ein dünner Ölfilm, der den ganzen Körper umhüllt.

SAHNE FÜR TROCKENE HAUT

Besser lösen sich die ätherischen Öle jedoch, wenn man sie mit 3–4 EL Honig oder Sahne vermischt, bevor man sie ins Wasser gibt (das kommt auch einer zur Trockenheit neigenden Haut entgegen). Die dritte Möglichkeit: Sie vermischen die duftenden Öle mit 1–2 TL Avocado- oder Mandelöl und geben dies anschließend dem Badewasser bei. Wenn Sie sich einen größeren Vorrat an einer bestimmten Badeölmischung zulegen möchten, so rechnen Sie die angegebene Tropfenmenge entsprechend hoch. Noch ein Tip: Erfrischende und anregende Vollbäder sollten Sie abends besser nicht mehr nehmen, da Sie sonst Schwierigkeiten beim Einschlafen haben könnten. Ein regnerischer Sonntagvormittag oder ein arbeitsfreier Tag wird durch ein solches Bad jedoch sicher bereichert, denn Sie fühlen sich hinterher fit und unternehmungslustig.

Nach dem Bad trocknen oder rubbeln Sie sich am besten mit vorgewärmten Handtüchern ab. Legen Sie die Handtücher über die Heizung oder über einen Handtuchwärmer. Der Duft der im Bad verwendeten Öle bleibt noch lange auf Ihrer Haut haften. Wenn Sie möchten – bei trockener Haut empfiehlt es sich sogar – ölen Sie sich jetzt mit einem zu Ihrem Hauttyp passenden Körperölein, am besten mit den Duftsubstanzen, in denen Sie auch gebadet haben.

Eine Badetemperatur von 28–34 °C wirkt entspannend und beruhigend. Von 34–39 °C wirkt das Bad belebend. Hier sollten Sie die Badedauer nicht zu sehr ausdehnen. Ein heißes Vollbad, in dem Sie mehr als zehn Minuten verbringen, macht Sie müde und schwächt den Kreislauf.

Mit Ysop bringen Sie – ähnlich wie mit Rosmarin oder Wacholder – belebende Substanzen ins Badewasser.

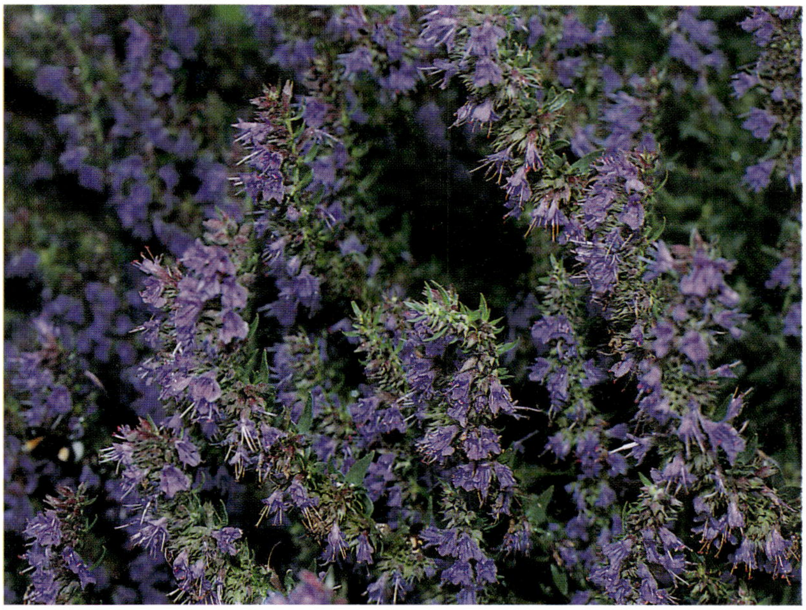

Entspannung pur

- 2 Tropfen Salbeiöl
- 2 Tropfen Lavendelöl
- 2 Tropfen Neroliöl

Beruhigungsbad

- 3 Tropfen Basilikumöl
- 5 Tropfen Lavendelöl
- 2 Tropfen Kamillenöl
- 2 Tropfen Orangenöl

Siehe auch unter »Schlaflosigkeit«, Seite 128.

Anregend, belebend

- 5 Tropfen Wacholderöl
- 5 Tropfen Rosmarinöl
- 4 Tropfen Pfefferminzöl
- 4 Tropfen Kardamomöl
- 3 Tropfen Ysopöl

Aktivierendes Badevergnügen

- 2 Tropfen Weihrauchöl
- 2 Tropfen Kiefernnadelöl
- 2 Tropfen Rosmarinöl

Kühlend und belebend

- 4 Tropfen Bergamottöl
- 3 Tropfen Pfefferminzöl
- 2 Tropfen Melissenöl

Aphrodisierendes Bad für zwei

- 8 Tropfen Sandelholzöl
- 4 Tropfen Kardamomöl
- 3 Tropfen Ylang-Ylang-Öl
- 2 Tropfen Jasminöl
- 2 Tropfen Orangenöl
- 2 Tropfen Rosenöl

Erotisierende Variante

- 8 Tropfen Sandelholzöl
- 2 Tropfen Ylang-Ylang-Öl
- 2 Tropfen Jasminöl

Eine Reihe von Düften sind der Stolz jeder Frau – und heutzutage auch der fast jeden Mannes.

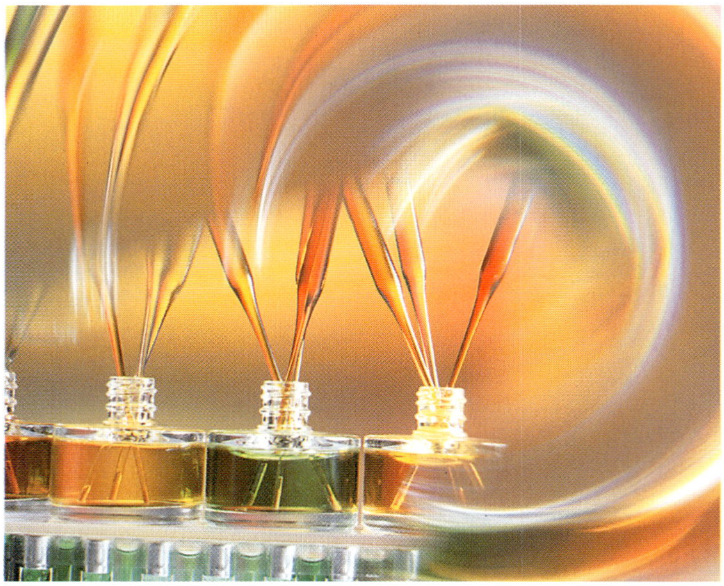

Düfte für jeden Tag

Neben der Pflege von Haut und Haar lassen sich aus ätherischen Ölen wunderbare Luxusartikel zaubern: Parfüms und Aftershaves verschaffen nicht nur ein angenehmes Wohlgefühl, sondern verleihen ihren Trägerinnen und Trägern auch eine unverwechselbare Ausstrahlung. Neben duftenden Körper-, Gesichts- und Haarölen sowie aromatischen Ölbädern, die der Haut ein wohlriechendes und lang anhaltendes Fluidum verleihen, ist die Palette an Duftmischungen aus den ätherischen Ölen unendlich breit. Wer einmal keine Zeit zu einer ausgiebigen Massage mit seinen Lieblingsölen hat, sei daher auf die nachfolgenden Rezepturen verwiesen. Auf die Schläfen, die Ohrläppchen, den Haaransatz oder das Dekolleté aufgetragen, verströmen diese Parfüms eine unwiderstehliche Wirkung. Selbstverständlich können Sie auch Ihr Gesichts- oder Ihr Körperöl untertags verwenden, um Ihren Duft etwas aufzufrischen. Die Parfüms sind jedoch konzentrierter und entfalten ihre Duftwirkung auf der Haut wesentlich intensiver.

SELBST GEMACHTE PARFÜMS – MIT DER GANZ PERSÖNLICHEN NOTE

Ebenso wie die im Handel erhältlichen Parfüms gibt es etliche Duftmischungen mit ätherischen Ölen auf der Basis von Äthylalkohol. Diese Parfüms sind leicht flüchtig und trocknen aufgrund des Alkoholgehalts die Haut leicht aus. Wenn Sie zu trockener oder empfindlicher Haut neigen, sollten Sie daher einer Duftmischung auf Öl- oder Blütenwasserbasis den Vorzug geben. Diese haften deutlich länger auf der Haut und haben nebenbei noch einen pflegenden Effekt.

Bei der Zubereitung verfahren Sie im Prinzip wie bei den bisherigen Ölmischungen auch: Mischen Sie die ätherischen Öle mit dem Alkohol und dem Wasser oder dem angegebenen Trägeröl in einer dunklen Flasche. Schütteln Sie diese gut durch, ebenso vor jeder Anwendung, und heben Sie die Flasche gut verschlossen auf. Bei der Anwendung allerdings sollten Sie mit den ölhaltigen Düften etwas sparsamer sein als mit den wasserhaltigen. Ihre Wirkung könnte sonst tatsächlich umwerfender Natur sein.

Aqua aromatica

Aus einer Quelle des 17. Jahrhunderts und damit den Anfängen der Parfümerie in Europa stammt diese eigenwillig duftende Rezeptur.

- 10 Teile Salbeiöl
- 5 Teile Lavendelöl
- 5 Teile Pfefferminzöl
- 5 Teile Rosmarinöl
- 3 Teile Fenchelöl
- 70 Teile 90%iger Alkohol
- 300 Teile destilliertes Wasser

Eau de Cologne

Ebenfalls einer der ältesten in Europa hergestellten Düfte ist das sogenannte Kölnischwasser mit seinem frischen Duft.

- 220 Teile Bergamottöl
- 75 Teile Zitronenöl
- 20 Teile Neroliöl
- 5 Teile Rosmarinöl
- 5 Teile Lavendelöl
- 5000 Teile 90%iger Alkohol

Sandelholzparfüm

- 10 Tropfen Sandelholzöl
- 5 Tropfen Ylang-Ylang-Öl
- 5 Tropfen Schwarzer-Pfeffer-Öl
- 3 Tropfen Limonenöl
- 10 ml Jojobaöl

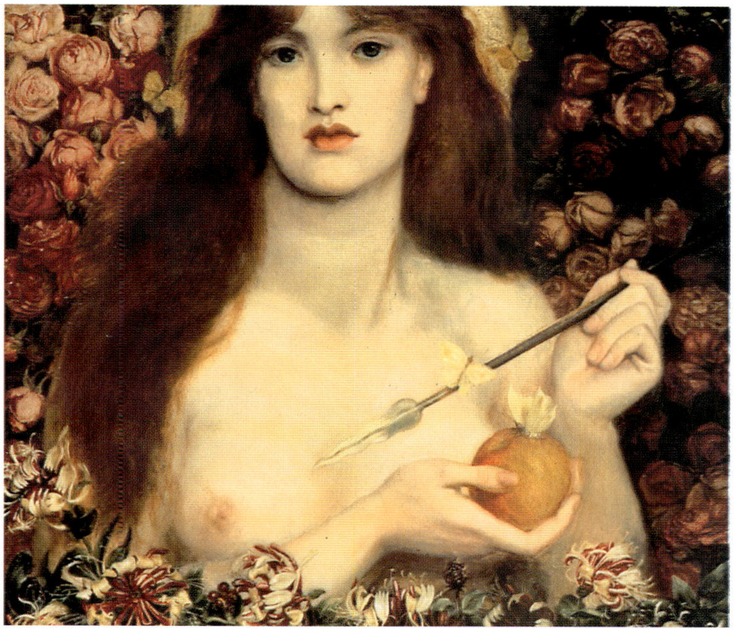

Was wäre die Liebe ohne betörende Düfte: »Venus Verticordia« von Dante Gabriel Rosetti (1828–1882).

Aphrodite

Inspiriert von den Parfüms der Antike, die allerdings auf der Basis von tierischem Fett hergestellt wurden, ist dieser verführerische Duft. Er ist in der Herstellung etwas komplizierter, da er auf der Grundlage von Bienenwachs zubereitet wird.

- 1 TL fein geraspeltes Bienenwachs
- 2 TL Jojoba- oder Kokosnussöl
- 25 Tropfen Weizenkeim- oder Sonnenblumenöl
- 10 Tropfen Jasminöl
- 5 Tropfen Bergamottöl
- 5 Tropfen Petitgrainöl

Vermischen Sie die Öle sorgfältig miteinander. Erhitzen Sie dann das Wachs in einem Wasserbad, und geben Sie es geschmolzen zu den Ölen. Anschließend rühren Sie die ätherischen Öle unter und geben die ganze Mischung in ein kleines Glasgefäß, das Sie gut verschließen. Zwei Tage ziehen lassen. Danach ist der lang anhaltende Duft jederzeit anwendbar.

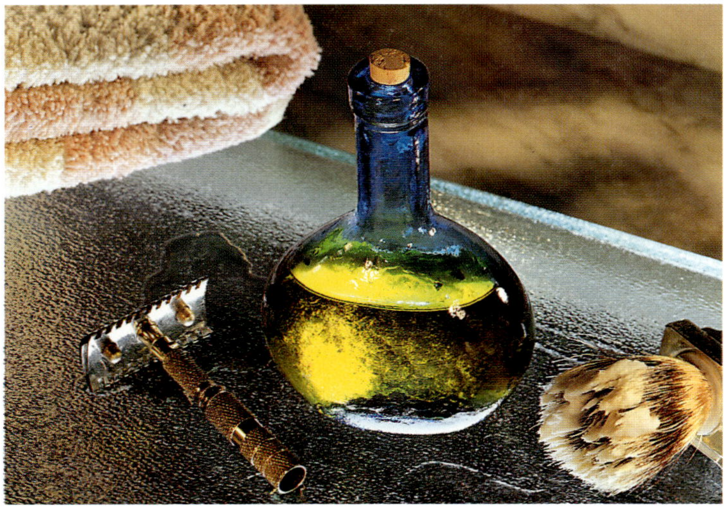

Herrendüfte zum Selbermachen: Warum kreieren Sie Ihr Aftershave nicht selbst?

Rosen-Sandelholz-Variante

Ebenfalls auf Bienenwachsbasis wird dieser Duft zubereitet. Geben Sie auf die Öl-Wachs-Mischung

- 10 Tropfen Sandelholzöl
- 5 Tropfen Rosenöl
- 5 Tropfen Ylang-Ylang-Öl

und verfahren Sie weiter, wie oben beschrieben.

Bergamotte-Lavendel-Wasser

- 35 Tropfen Bergamottöl
- 20 Tropfen Lavendelöl
- 20 Tropfen Orangenöl
- 10 Tropfen Grapefruitöl
- 8 Tropfen Rosenöl
- 2 Tropfen Kardamomöl
- 50 ml Orangenblütenwasser
- 50 ml Rosenblütenwasser

Herbes Zedernholzaftershave

- 2 Tropfen Patschuliöl
- 1 Tropfen Zedernholzöl
- 1 Tropfen Salbeiöl
- 300 ml Orangenblütenwasser
- 2 TL Apfelessig

Koriander-Sandelholz-Aftershave

Eine selbst gemachte Rasierwasservariante mit verführerischer Note ist die folgende Mischung.

- 2 Tropfen Korianderöl
- 2 Tropfen Sandelholzöl
- 1 Tropfen Vetiveröl
- 300 ml Orangenblütenwasser
- 2 TL Apfelessig

Wohltuende Öle für Ihre Umgebung

DUFT AUS STOFFEN UND LAMPEN

Jedes Zimmer gewinnt durch einen bestimmten Duft an Atmosphäre. Ob entspannend, anregend, gemütlich oder sinnlich-aphrodisisch – ätherische Öle verwandeln jeden noch so schlichten Raum in ein Ruhegemach, einen Ort der Konzentration und der geistigen Arbeit, ein Zimmer für Gäste und Freunde oder ein erotisch angehauchtes Boudoir. Welches Öl auf welche Weise auf unsere Sinne und unser Nervensystem wirkt, erfahren Sie im Kapitel »Nervlich bedingte Beschwerden«, Seite 124ff.

Die einfachste Methode, einen Raum zu beduften, ist die folgende: Geben Sie in eine Schüssel mit 140 ml Wasser 5 bis 10 Tropfen des Öls, mit dem Sie eine ganz bestimmte Wirkung erzielen wollen. Stellen Sie diese Schüssel während der kälteren Jahreszeit auf die Heizung. Durch die Wärme entfalten die Öle ihre duftende Wirkung. Bei wärmerem Wetter, wenn Sie die Heizung nicht in Betrieb heben, können Sie auch etwas von der Öl-Wasser-Mischung mit Hilfe eines Parfümzerstäubers auf Stoffe aus Naturfasern auftragen und diese im Raum verteilen. Hier halten sich die Düfte relativ lange und verteilen ihr subtiles Aroma. Das traditionelle Hilfsmittel der Duftverteilung und Raumaromatisierung ist die Duftlampe, die in vielen Farben und Formen im Handel erhältlich ist. Am beliebtesten sind Modelle aus Keramik oder aus Glas. Der Umgang mit einer Duftlampe ist sehr einfach: Füllen Sie die Duftschale mit etwa 30 ml Wasser, und träufeln Sie 5 bis 10 Tropfen reines oder gemischtes ätherisches Öl hinzu. Was Sie sonst noch berücksichtigen sollten, lesen Sie bitte auf Seite 21 nach. Probieren Sie von den nachfolgenden Aromamischungen diejenigen aus, die am meisten Ihrer Stimmung oder der Atmosphäre, mit der Sie Ihren Raum gern erfüllen möchten, entsprechen.

Entspannendes Duftöl für die Lampe

- 4 Tropfen Orangenöl
- 2 Tropfen Muskatellersalbeiöl
- 1 Tropfen Vetiveröl

Nach einem arbeitsreichen Tag

- 4 Tropfen Lavendelöl
- 2 Tropfen Rosenöl

Konzentrationsfördernde Mischung

- 6 Tropfen Ysopöl
- 2 Tropfen Melissenöl
- 1 Tropfen Pfefferminzöl
- 1 Tropfen Zitronenöl

Für die Kreativität

- 5 Tropfen Limettenöl
- 4 Tropfen Lemongrasöl
- 4 Tropfen Myrtenöl

Verträumte Stimmung

- 2 Tropfen Mandarinenöl
- 2 Tropfen Wacholderöl
- 1 Tropfen Vetiveröl

Erotische Träume

- 2 Tropfen Wacholderöl
- 2 Tropfen Mandarinenöl
- 1 Tropfen Vetiveröl

DUFTKERZEN

Eine andere attraktive Methode, um Zimmer mit Düften zu durchfluten, sind Duftkerzen. Diese sind mit verschiedenen Aromen im Handel erhältlich (immer darauf achten, dass sie mit natürlichen, nicht synthetisch hergestellten Ölen versetzt sind!), aber auch einfach selbst zu machen. Nehmen Sie dazu eine möglichst dicke Kerze, zünden Sie sie an und warten Sie, bis das Wachs in der Mitte zum Großteil geschmolzen ist und einen kleinen Teich bildet. Blasen Sie die Kerze dann aus, und geben Sie sofort danach ein bestimmtes Öl oder eine Mischung in das Wachs. Achten Sie darauf, dass die offene Flamme nicht mit dem Öl in Kontakt kommt, da Sie sonst statt des Duftes nur schwarzen Rauch erzeugen. Wenn sich das Öl mit dem Wachs vermischt hat, können Sie die Kerze vorsichtig wieder anzünden. Halten Sie den Docht dabei möglichst kurz.

Sollten Sie einmal vergessen haben, Wasser in die Duftlampe nachzufüllen, kann es beim Verbrennen der Öle zu unschönen schwarzen Flecken kommen. Diese können Sie mit etwas Apothekeralkohol (40%) problemlos entfernen.

Eine sinnliche und schöne Alternative zu Duftlampen sind Duftkerzen. Ihre Benutzung ist allerdings etwas umständlich, da öfter »nachgetankt« werden muss.

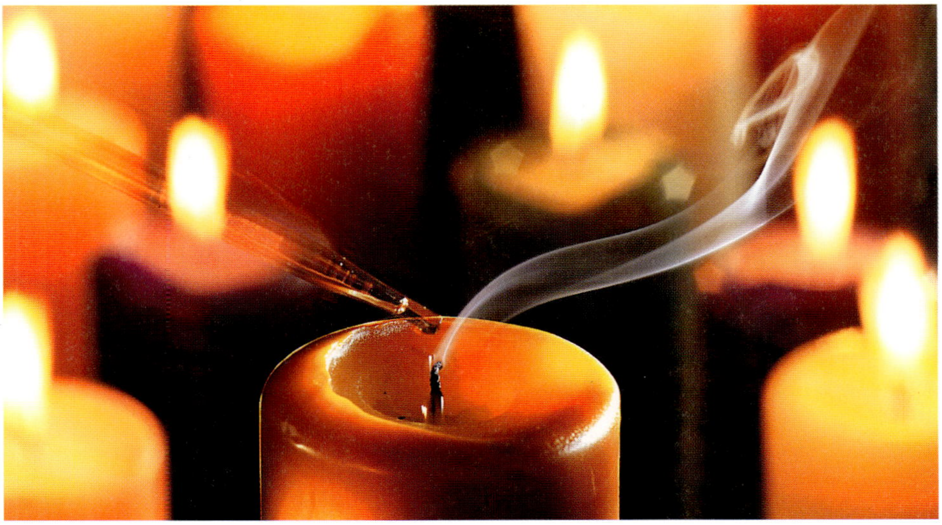

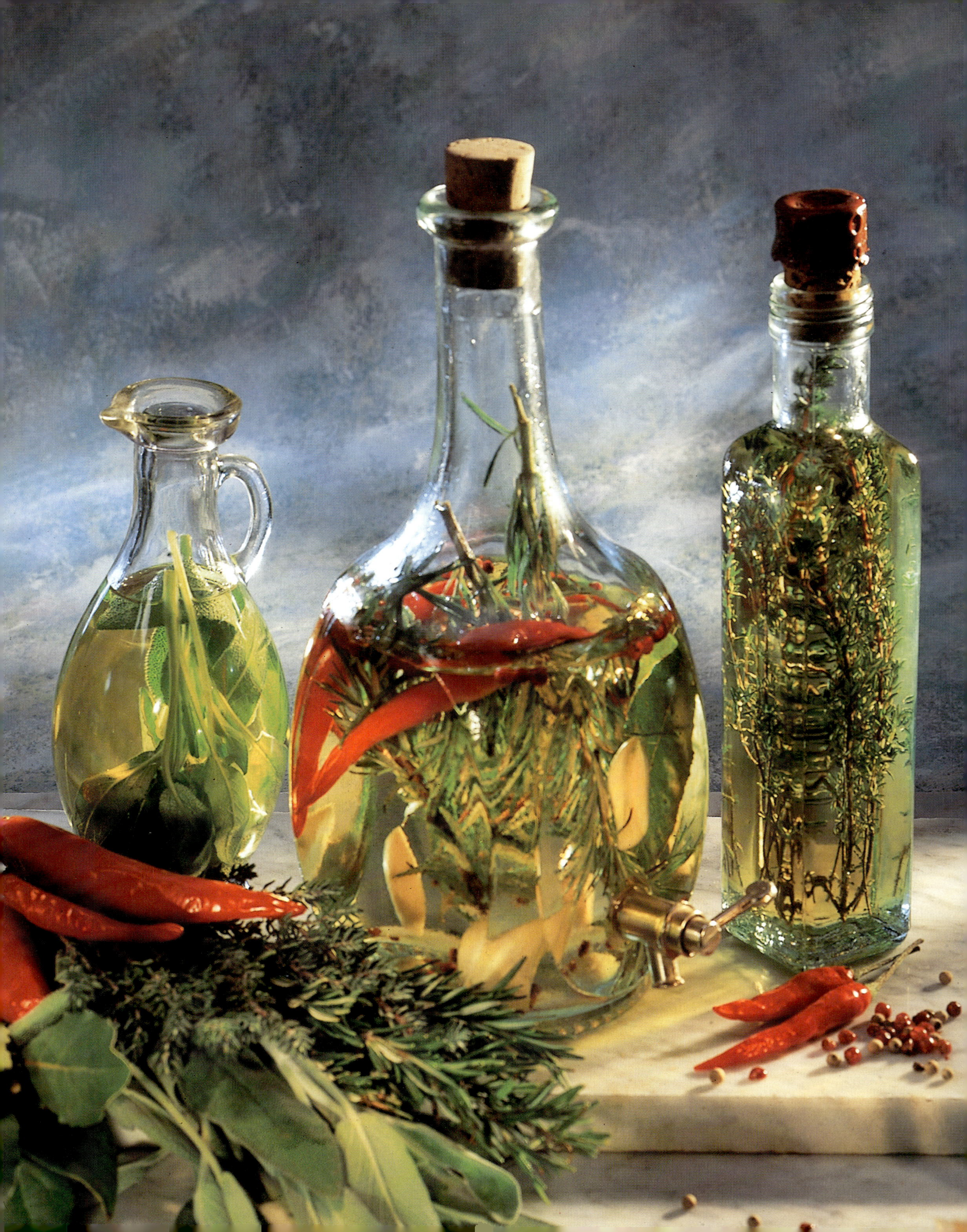

6

Für Haushalt und Küche

Wenn Sie dachten, die Anwendungsvielfalt ätherischer Öle erschöpfe sich in der Heilkunst und der Körperpflege, haben Sie diese pflanzlichen Wirkstoffe unterschätzt. Dass Öle, die aus der Rosmarin- oder der Wacholderpflanze gewonnen werden, außer ihrem Duft auch eine ähnliche Geschmacksqualität haben wie die getrockneten Beeren oder stacheligen Blätter, sollte eigentlich auf der Hand liegen. Trotzdem werden sie in unseren Küchen praktisch nicht verwendet. Lassen Sie sich inspirieren, probieren Sie ein wenig aus, und überraschen Sie dann Ihre Gäste oder Ihre Familie mit einem Festessen, das einen ganz speziellen Geschmack hat und ein betörendes Aroma verströmt. Tips zur Anwendung der Duftöle im Haushalt finden Sie in diesem Kapitel obendrein …

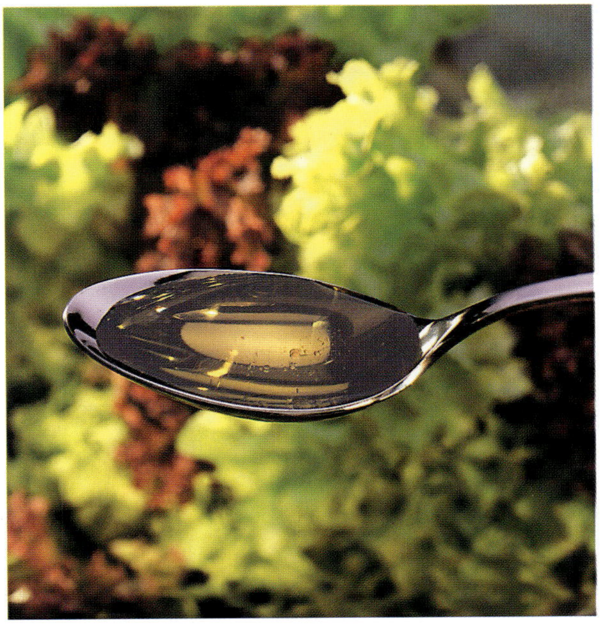

Was der Gesundheit und der Schönheit gut tut, kann auch in der Küche gebraucht werden – schließlich handelt es sich bei aromatischen Ölen um reine Naturprodukte.

Ätherische Öle in der Gourmetküche

Mit Düften kochen

Etliche der ätherischen Öle, die bereits vorgestellt wurden, sind mit Gewürzregal, Obstkorb oder Speisekammer in Verbindung zu bringen. Diese Öle – in der Regel solche, die aus Gewürzen und Früchten, die in der Küche Verwendung finden, gewonnen werden – bergen eine Fülle kulinarischer Möglichkeiten. Denn mit ätherischen Ölen haben Sie Aromaträger in konzentrierter Form zur Hand, mit denen Sie unzähligen Speisen und Getränken eine besondere Note und die letzte geschmackliche Abrundung verleihen können. Neben den bereits erwähnten Ölen finden Sie nachfolgend noch einige andere typische »Küchenöle«, die zu heilenden und kosmetischen Zwecken seltener Verwendung finden, dafür aber umso mehr zum geschmacklichen »Verzaubern«. Ihrer Kreativität beim Würzen mit ätherischen Ölen sind keine Grenzen gesetzt – im Gegenteil: Beim Experimentieren entdeckt man immer wieder neue Geschmacksvariationen, die den Speisen eine andere Note verleihen. Das Besondere an dieser Art des Verfeinerns ist, dass ätherische Öle den jeweiligen Eigengeschmack einer Speise hervorheben und besser zur Entfaltung bringen. Prinzipiell sind alle ätherischen Öle als Gewürz geeignet, außer den aus Wurzeln gewonnenen und natürlich den »Billigölen«, die mit chemischen Lösungsmitteln extrahiert oder mit synthetischen Ölen versetzt sind.

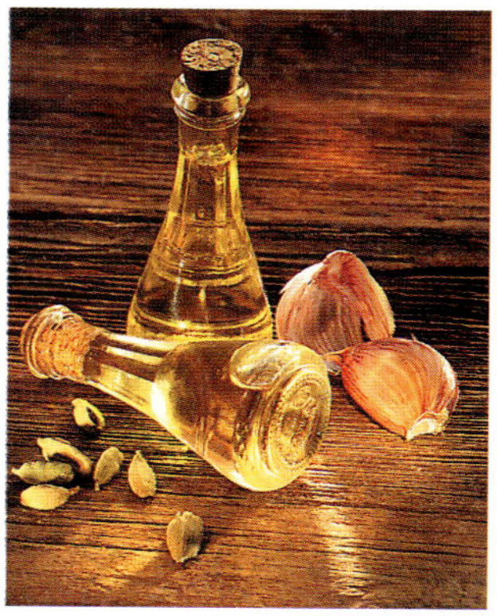

Öle und Gewürze – eine starke Verbindung.

Das Würzen mit ätherischen Ölen macht Spaß und ist eine ideale Alternative für den Winter, wenn frische Kräuter nicht erhältlich sind.

Lassen Sie sich inspirieren

EIN PAAR WORTE VORWEG

Zum Würzen mit ätherischen Ölen benötigen Sie keine großen Vorkenntnisse – ein wenig Phantasie und natürlich ein kleiner Vorrat der wichtigsten Gewürzöle genügen vollauf. Es gibt jedoch einige Dinge, die Sie beim Kochen mit Aromastoffen berücksichtigen sollten.

Dosieren Sie ätherische Öle in der Küche noch vorsichtiger als sonst, denn ein Tröpfchen zu viel der hoch konzentrierten Essenzen kann all Ihre Mühen bei der Zubereitung zunichte machen.

Geben Sie deshalb unverdünnte ätherische Öle nie direkt in Topf oder Schüssel, sondern tropfen Sie diese zuerst auf einen Löffel und von da ins Essen. Sie können die Öle auch vor der Zugabe zunächst in geeigneten Trägerölen (Seite 28f.) oder in Wasser auflösen.

Fügen Sie ätherische Öle immer erst zu, nachdem der Koch- oder Bratvorgang abgeschlossen ist, denn sie sind sehr flüchtig und könnten sich andernfalls bereits bei der Zubereitung der Speisen buchstäblich in Luft auflösen.

Denken Sie auch daran, die Speisen und Getränke kräftiger als gewohnt durchzurühren, damit sich das feine Aroma gleichmäßig verteilen kann.

Typische Küchenöle

Bei den folgenden Ölen handelt es sich überwiegend um solche Essenzen, die hauptsächlich in der Küche und weniger beim Heilen und Pflegen Verwendung finden.

- Bay
- Bergbohnenkraut
- Dill
- Estragon
- Fenchel
- Kardamom
- Knoblauch
- Muskatnuss
- Pfeffer
- Zimt

WELCHES ÖL PASST ZU WELCHEN SPEISEN?

Vor allem wenn Sie noch wenige Erfahrungen mit ätherischen Ölen in der Küche gesammelt haben, ist es hilfreich zu wissen, welche Öle sich besonders gut für bestimmte Gerichte eignen. Die Tabelle auf Seite 154 gibt Ihnen einen kleinen Überblick und vielleicht auch einige willkommene Anregungen.

REZEPTVORSCHLÄGE

Salatöl 1

Versetzen Sie 1/4 l Olivenöl mit 25 Tropfen unverdünntem Basilikumöl. Dieses Öl eignet sich nicht nur hervorragend zum Anmachen bunter Blatt- und Tomatensalate, sondern auch für Mozzarella und verschiedene Gemüsegerichte aus der mediterranen Küche.

Besonders bei Ölen, mit denen Sie Ihre Gerichte verfeinern möchten, ist es sehr wichtig, dass sie vollkommen rein und naturbelassen sind und aus kontrolliertem Anbau stammen.

Salatöl 2

Geben Sie 5 Tropfen Thymian-, 15 Tropfen Rosmarin- und 5 Tropfen Lavendelöl auf 1/4 l Sonnenblumenöl. Mit dieser Ölmischung verleihen Sie Salaten, aber auch Gemüsegerichten eine besondere Note.

Immer nur Essig und Öl? Dafür ist ein frischer Salat eigentlich zu schade. Mit Aromaölen bekommt er den letzten Pfiff.

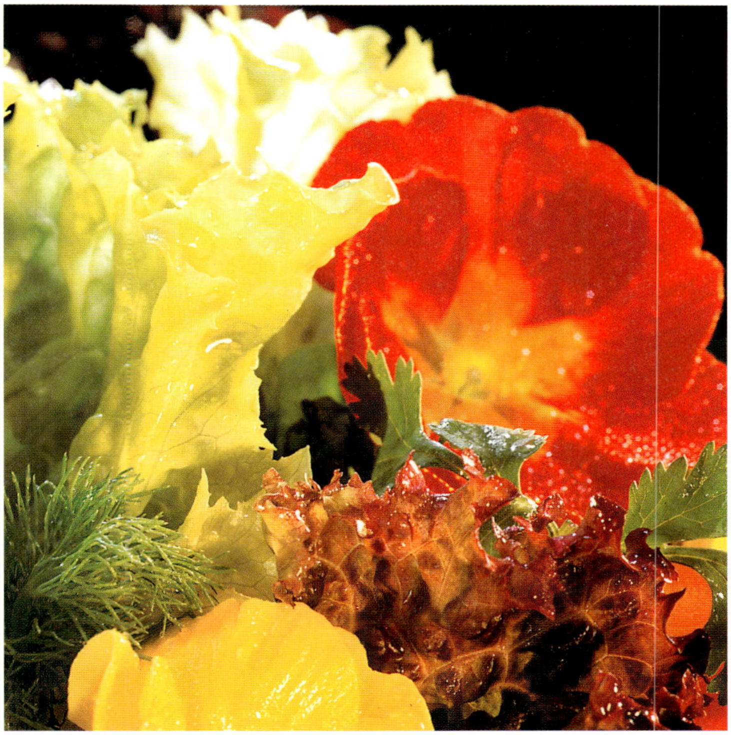

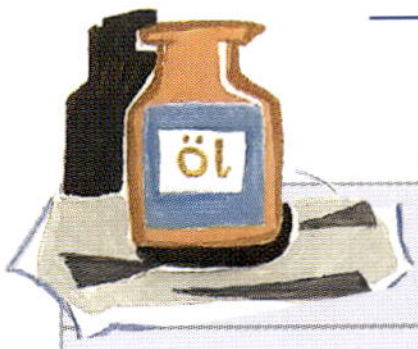

Welches Öl passt zu welchen Speisen?

Anis	Süßes Gebäck, Kuchen, Chartreuselikör, Honig
Basilikum	Italienische Gerichte (vor allem Nudeln), Salatmarinaden und -öle, Fleischgerichte, Saucen
Bay	Gemüsegerichte (vor allem Karotten), Saucen und Suppen, Soufflés
Bergamotte	Kalte Getränke, schwarzer Tee, Biskuits, Käsekuchen
Bergbohnenkraut	Fette Speisen, Fleisch- und Bohnengerichte, Kartoffeln
Dill	Gurken, Salate, Eintöpfe, Saucen, Fischgerichte
Estragon	Kräuteressig, Saucen, Suppen, Tomatengerichte, Senf
Fenchel	Gemüsegerichte (vor allem Kohl), Honig, Brot, süßes Gebäck
Ingwer	Süßes Gebäck, Desserts, asiatische Gerichte, Reis, Suppen, Saucen, Tee
Kardamom	Weihnachtsgebäck, Kuchen, indische und arabische Gerichte
Knoblauch	Saucen, Aioli (Mayonnaise), Gemüse- und Fleischgerichte, Salate, Suppen
Koriander	Reis, Gemüsegerichte (vor allem Kohl, Kraut und Hülsenfrüchte), Fleischspeisen, Eintöpfe, Suppen, Likör
Kreuzkümmel	Reis, Gemüsegerichte, Kartoffeln
Minze	Salatmarinaden und -öle, Saucen, Desserts, Likör
Muskatnuss	Eintöpfe, Saucen, Gemüsesuppen, Kartoffeln, Gemüsegerichte
Nelke	Süßes Gebäck, Kuchen, Desserts, Glühwein, Fruchtsäfte, Kompott, Gemüsegerichte (vor allem Kohl und Kraut)
Orange	Süßes Gebäck, Kuchen, Süßspeisen, Desserts, Eis, Pudding, kalte Getränke (Limonaden), Glühwein, Likör wie Grand Marnier, Honig
Pfeffer	Gemüse- und Fleischgerichte, Salate, Saucen, Suppen
Rose	Schwarzer Tee, Bowlen, Lassi, Süßspeisen, Desserts
Rosmarin	Italienische Gerichte (vor allem Nudeln), Gemüsegerichte, Salatöle, Honig
Thymian	Italienische Gerichte (vor allem Nudeln), Fleischgerichte
Tonka	Weihnachtsgebäck (Christstollen), Kuchen, Süßspeisen, Desserts
Vanille	Süßes Gebäck, Kuchen, Süßspeisen und Desserts, Eis, Getränke
Wacholder	Gemüsegerichte (vor allem Kraut), Saucen
Ysop	Saucen, Eintöpfe, Suppen, Salate, Essig, Senf, Fleisch- und Bohnengerichte
Zimt	Süßspeisen, Desserts, Kompott, Glühwein, süßes Gebäck, asiatische Gerichte
Zitrone	Süßes Gebäck, Kuchen, Desserts, Eis, Pudding, Salatmarinaden, kalte Getränke (Limonaden), Likör

Haushaltshilfe und »grüner Daumen«

Neben ihrem Einsatz in der Küche erweisen ätherische Öle auch sonst im Haushalt äußerst hilfreiche Dienste – ob zum Putzen, zur Wäschepflege oder zum Schutz vor Insekten. Darüber hinaus können Sie die umfassenden Heilwirkungen auch Ihren Haustieren und Pflanzen angedeihen lassen. Im Anschluss eine Reihe von Vorschlägen, wie Sie ätherische Öle außer zum Heilen, Pflegen und Kochen noch nutzen können.

ALLERLEI PRAKTISCHE TIPS

Duftende »Putzteufel«

- Zum Reinigen von Böden, Möbeln und Arbeitsflächen geben Sie einige Tropfen Lavendel-, Thymian- oder Zitronenöl ins Putzwasser. Das desinfiziert und riecht zudem wunderbar.
- Eine spezielle Duftmischung zum Putzen: 20 ml Kräuteressig, 15 Tropfen Lavendel- und 10 Tropfen Geranienöl sowie 1 Spritzer Spülmittel (umweltfreundliches) auf 1 Eimer Wasser.
- Ein universeller Haushaltsreiniger ist Teebaumöl: Geben Sie 50 Tropfen auf 1 Eimer Putzwasser.

Für Ihre Wäsche

- Teebaumöl eignet sich als Waschmittelzusatz zum Desinfizieren der Wäsche, und es löst auch Flecken sehr gut. Bei der Handwäsche geben Sie 20 Tropfen unverdünntes Öl auf 1/2 l warmes Wasser. Bei Maschinenwäsche ist die Dosierung etwa 50 Tropfen auf 1 Trommel Wäsche.
- Statt des chemischen Weichspülers, der zwar Ihre Wäsche gut duften lässt, Ihrer Haut hingegen oft nicht so wohlgesinnt ist, empfiehlt es sich, 4 Tropfen Lavendel-, 2 Tropfen Rosmarin- und 5 Tropfen Zitronenöl in den letzten Spülgang zu geben.
- Geben Sie vor dem Bügeln mit einem Zerstäuber oder einer Sprühflasche einige Tropfen Ihres Lieblingsduftes an die Wäsche. Falls Sie ein Dampfbügeleisen benutzen, können Sie das Öl auch gleich direkt in den Wasserbehälter träufeln. Es sollte sich dabei jedoch um einen lang anhaltenden Duft handeln, wie ihn beispielsweise Öle wie Geranie, Jasmin, Lavendel, Rose, Sandelholz, Ylang-Ylang und Zeder besitzen. Wer den Duft mag, kann auch Patschuli verwenden – dieses Bukett bleibt Ihnen mit Garantie einige Wochen erhalten und hält zudem Motten und anderes Ungeziefer von Ihrer Wäsche fern.
- Altbekannt sind Duftkissen, die der Wäsche einen feinen Duft verleihen. Wenn das Aroma nachlässt, helfen Sie mit einigen Tropfen Jasmin, Lavendel, Rose, Sandelholz oder Zeder nach.

Frische Wäsche im Schrank, ohne die Umwelt mit Duftzusätzen aus Waschmitteln zu belasten – mit Aromaölen kein Problem.

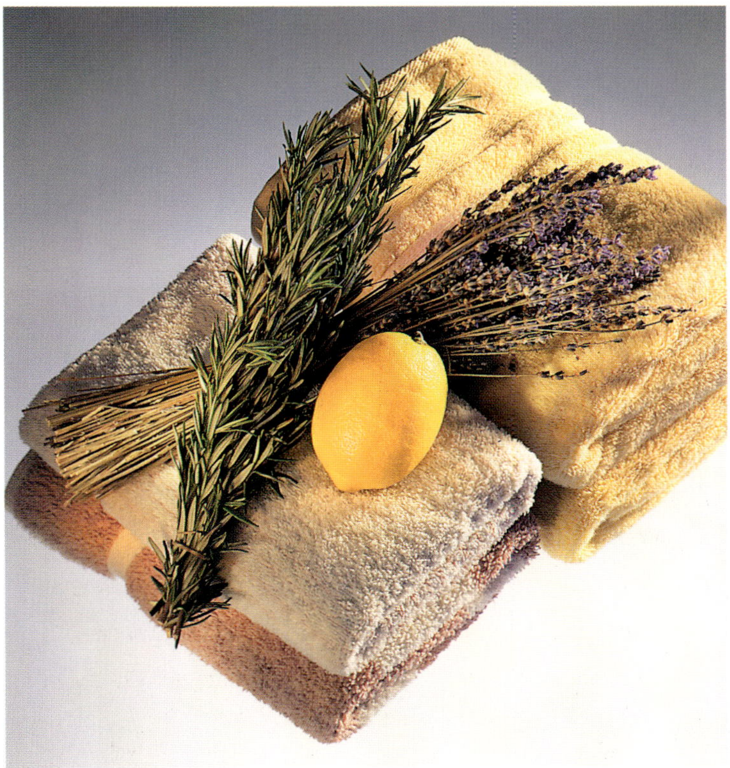

Gute Luft

Die meisten ätherischen Öle haben eine reinigende und desinfizierende Wirkung und eignen sich deshalb zur Luftverbesserung mittels Duftlampen. Besonders ratsam ist dies in Krankenzimmern, Toiletten oder Bädern.

In immer mehr Tierarztpraxen in den USA und Australien setzt man mit großem Erfolg ätherische Öle – vor allem Teebaumöl – zur Behandlung ein.

- Verräucherte Räume, in denen noch kalter Rauch und Alkoholgeruch von einer durchzechten Nacht hängen, können Sie mit Hilfe dieser Mischung beduften:

Jeweils 2 Tropfen Bergamott-, Lavendel-, Lemongras-, Teebaum- und Zitronenöl in eine Duftlampe geben und verdampfen lassen.

- Zur Desinfektion der Luft in Kranken- oder Kinderzimmern, Toiletten oder in der Küche eignet sich diese Mischung: Jeweils 3 Tropfen Eukalyptus-, Nelken-, Rosmarin-, Teebaum-, Thymian- und Zitronenöl in einer Duftlampe verströmen lassen.
- Auch zum Reinigen der Luft bewährt sich Teebaumöl: Einige Tropfen davon unverdünnt in einen Luftbefeuchter oder in die Duftlampe geben.

Der Saft der Zitrone sorgt in der Küche und der Bar für Frische, ihre ätherischen Bestandteile reinigen die Luft in der Wohnung.

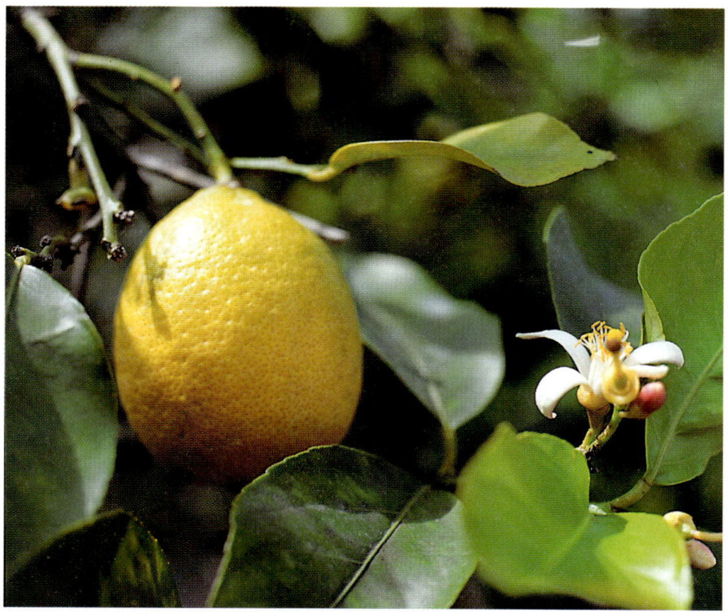

Wider Insekten und Co.

Nahezu alle ätherischen Öle haben etwas Abschreckendes für Insekten und anderes Ungetier.

- Ganz besonders unangenehm für die kleinen Plagegeister sind folgende Öle: Geranien-, Lemongras-, Melissen-, Nelken-, Patschuli- und Zedernöl. Lassen Sie für eine insektenfreie Zone einfach jeweils einige Tropfen davon in einer Duftlampe verströmen.
- Zum Schutz vor Insekten und anderem Ungeziefer können Sie auch Teebaumöl verwenden, von dem Sie einige Tropfen unverdünnt auf Kleidung und Wäsche geben.
- Oder aber Sie versuchen es damit: Jeweils 3 Tropfen Geranien-, Lavendel-, Lemongras- und Minzöl in einer Duftlampe verströmen lassen.
- Ganz speziell gegen Ameisen hilft dieses Rezept: 20 Tropfen Minz- und 10 Tropfen Lavendelöl in eine Sprühflasche mit 1/2 l kaltem Wasser geben und diese Mixtur mehrmals täglich direkt auf die Ameisenstraßen sprühen.
- Zum Vertreiben von Motten empfehlen sich vor allem Patschuli-, Teebaum-, Zedern- und Zypressenöl, indem Sie einige Tropfen davon auf ein Taschentuch geben und dieses in Ihren Schrank zwischen die Wäsche und die Kleidungsstücke legen. (Bei hängender Kleidung binden Sie das Tuch einfach um den Bügel.)

TIERPFLEGE MIT PFLANZENESSENZEN

Ätherische Öle können hervorragend zur Tierbehandlung und -pflege eingesetzt werden. Den vierbeinigen und gefiederten Freunden ist der Duft der Öle in der Regel auch angenehm, bis auf Teebaum und Eukalyptus – da scheint ihnen ihr eigener Geruch doch lieber zu sein.

Angesichts der Tatsache, dass Tiere einen wesentlich feineren Geruchssinn besitzen als wir Menschen, sollten Sie bei der Dosierung zurückhaltend sein. Generell empfiehlt es sich, die Menge an ätherischem Öl, die Sie bei sich einsetzen, um 1–2 Tropfen zu reduzieren. Dies gilt vor allem für kleine Tiere und Jungtiere.

Flöhe und Läuse

Verteilen Sie 10–20 Tropfen Teebaumöl mit einer Bürste im Fell, und bürsten Sie es gegen den Strich mit kräftigem Druck ein. Diese Behandlung führen Sie zweimal täglich durch, so lange, bis sich eine Besserung zeigt.

Hautausschläge

Hier empfiehlt es sich, einige Tropfen unverdünntes Teebaumöl auf die betroffene Stelle zu geben und sanft einzumassieren.

Insektenstiche

Auch bei Insektenstichen können Sie das Teebaumöl unverdünnt anwenden: Einige Tropfen auf die betroffene Stelle geben und einmassieren.

Wunden

Geben Sie vorsichtig 5–6 Tropfen unverdünntes Lavendel- oder Teebaumöl auf die betroffene Stelle, und massieren Sie es sanft ein. Alternativ empfiehlt sich auch eine Mischung aus 7 Tropfen Lavendelöl und 3 Tropfen Teebaumöl, die Sie in 50 ml Johanniskrautöl geben, mit dem Sie dann die Wunde vorsichtig betupfen.

Gegen Zecken

Träufeln Sie einige Tropfen Lavendel-, Teebaum- oder Thymianöl direkt auf die Zecke, lassen Sie das Öl 5 Minuten einwirken, und drehen Sie die Zecke anschließend mit einer Pinzette heraus.

Für Katzentoiletten

Zum Reinigen der stillen Örtchen für die Samtpfötchen empfiehlt es sich, 2 EL Obstessig, 1 Spritzer Spülmittel und 5 Tropfen Lavendelöl in das Putzwasser zu geben – das überdeckt den oftmals unangenehmen Geruch.

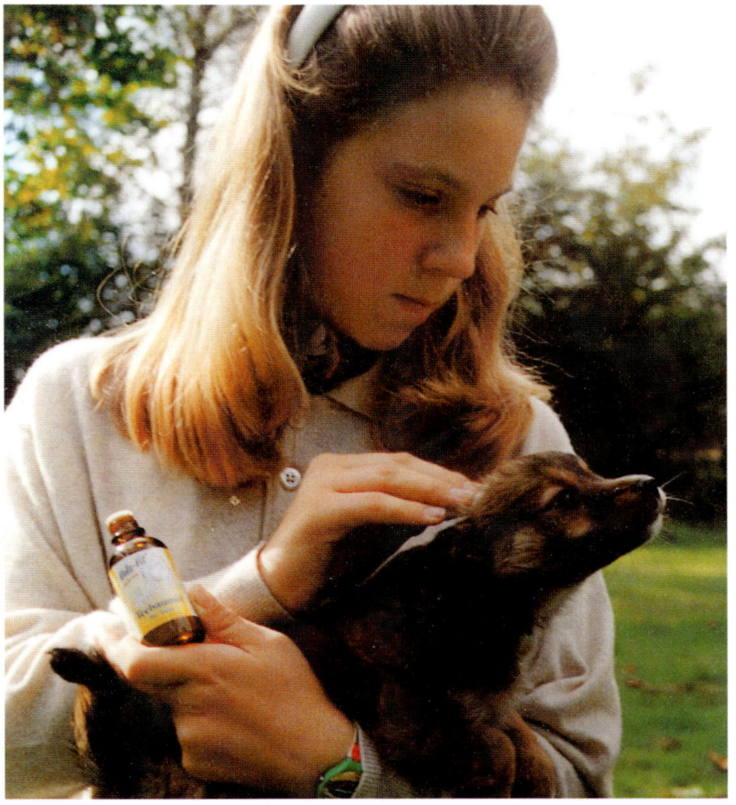

Teebaumöl ist ein Allroundmittel auch bei der Tierpflege: Es wirkt vor allem gegen Insektenstiche und Zeckenbisse.

ZU GUTER LETZT ETWAS FÜR IHRE PFLANZEN

- Gegen Ameisen, Milben und Blattläuse sowie Mehltau und Pilze bei Rosen hilft diese Mischung: 15 Tropfen Lavendelöl, 15 Tropfen Teebaumöl und 5 Tropfen Thymianöl in 1/2 l Wasser auflösen, in eine Sprühflasche füllen und die erkrankte Pflanze mehrmals täglich damit besprühen.
- Damit es gar nicht erst so weit kommt, sollten Sie Ihre Pflanzen vorbeugend regelmäßig mit Geranien-, Nelken-, Melissen-, Patschuli- oder Teebaumöl – jeweils 15 Tropfen auf 1/4 l Wasser – besprühen.

Über die Autorinnen

Birgit Frohn ist freie Journalistin mit den Schwerpunkten alternative Heilmethoden, Ethnomedizin und Naturheilkunde mit zahlreichen Publikationen in der Fach- wie in der Publikumspresse. Die Diplombiologin gilt dank ihrer guten Kontakte in der alternativen Medizinszene als Spezialistin auf diesen Gebieten.

Dr. med. Anke Joas ist Ärztin und Mutter von vier Kindern. Sie arbeitet als medizinische Beraterin und Fachautorin. Ihr besonderes Interesse gilt der Verbindung von Schulmedizin und alternativen Heilmethoden in den Bereichen Kinderheilkunde, Allgemeinmedizin und innere Medizin.

Hinweis

Das vorliegende Buch ist sorgfältig erarbeitet worden. Dennoch erfolgen alle Angaben ohne Gewähr. Weder Autorinnen noch Verlag können für eventuelle Nachteile oder Schäden, die aus den im Buch gemachten praktischen Hinweisen resultieren, eine Haftung übernehmen.

Bildnachweis

AKG, Berlin: 6, 7, 8, 9, 11, 144, 147; Bilderberg, Hamburg: 12 (Reinhart Wolf), 14, 17 (Wolfgang Volz); Botanik-Bildarchiv Laux, Biberach a.d. R.: 74, 80, 81, 83, 87, 90, 99, 105, 109, 114, 116, 145, 156; Das Fotoarchiv, Essen: 15 (Henning Christoph); Hilt Christian, München: 36, 45, 48, 50, 54, 56, 57, 58, 60, 62; Lauf Sabine, München: 35, 37, 38, 39, 40, 41, 42, 43, 44, 46, 47, 49, 51, 52, 53, 55, 59, 61, 63, 64, 65; Low Tim, Australien: 66; Mela-Vit: 157 (Beermann); Nagy Michael, München: U4, 5, 18, 24, 25, 30, 33, 34, 70, 77, 78, 79, 82, 84, 85, 88, 89, 92, 94, 96, 97, 108, 112, 113, 120, 125, 127, 135, 136, 140; Neumond, Herrsching: 67, 68; Newedel Karl, München: Titelbild (Fond, Einklinker), 19, 20, 21, 22, 28, 29, 31, 32, 71, 72, 75, 91, 93, 95, 100, 101, 103, 106, 110, 111, 115, 119, 124, 129, 130, 134, 142, 148, 149, 150, 151, 152, 153, 155; Südwest Verlag, München ©: 73 (Dominik Parzinger); The Image Bank, München: 107 (Regine M.), 139 (David de Lossy), 146 (D. Sarraute); Tony Stone, München: 4 (Dennis O'Clair), 104 (Andre Perlstein), 121 (Tony Page), 137 (Christopher Bissell); Visum, Hamburg: 10, 16 (Jörg Müller), 13 (M. v. Graffenried); Wildlife, Hamburg: 123 (Harms); Wuillemet Sascha, München. 117

Impressum

Der Cormoran Verlag ist ein Unternehmen der Verlagshaus Goethestraße GmbH & Co. KG

Die Originalausgabe erschien 1997 im Verlag Das Beste

Dieses Buch entstand in Zusammenarbeit zwischen dem Verlag Das Beste GmbH, Stuttgart, und dem Südwest Verlag, München

Umschlaggestaltung: Heinz Kraxenberger, München
Umschlagbild: Michael Nagy, München

Printed in Slowakia

Gedruckt auf chlor- und säurearmem Papier

ISBN 3-517-09040-9

BESCHWERDENREGISTER

SACHREGISTER